KONSTITUTIONSPATHOLOGIE
IN DEN MEDIZINISCHEN SPEZIALWISSENSCHAFTEN
HERAUSGEGEBEN VON JULIUS BAUER-WIEN
1. HEFT

KINDERHEILKUNDE

VON

DR. RICHARD LEDERER
PRIVATDOZENT FÜR KINDERHEILKUNDE AN DER UNIVERSITÄT WIEN

MIT 25 ABBILDUNGEN

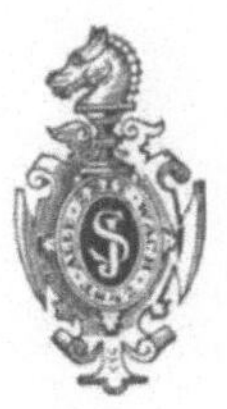

BERLIN
VERLAG VON JULIUS SPRINGER
1924

ISBN 978-3-642-47227-5   ISBN 978-3-642-47596-2 (eBook)
DOI 10.1007/978-3-642-47596-2

ALLE RECHTE, INSBESONDERE DAS DER ÜBERSETZUNG
IN FREMDE SPRACHEN, VORBEHALTEN.

COPYRIGHT 1924 BY JULIUS SPRINGER IN BERLIN.

Vorwort des Herausgebers.

Mit dem vorliegenden Hefte wird eine Sammlung von Monographien eröffnet, die die Aufgabe erfüllen sollen, die systematische Anwendung der sogenannten Konstitutionslehre auf die einzelnen medizinischen Spezialdisziplinen darzulegen. Die heute mit Recht immer mehr in den Vordergrund des allgemeinen Interesses rückende Konstitutionspathologie ist nicht so sehr ein Sonderfach der Pathologie als vielmehr die Umfassung sämtlicher Grundlagen und Voraussetzungen zu einer ätiologisch-pathogenetischen Betrachtungsweise aller krankhaften Vorgänge im Organismus vom Gesichtspunkte der im Organismus selbst enthaltenen, endogenen, anlagemäßigen Bedingungen. Die Konstitutionslehre stellt also gewissermaßen die Behelfe bereit, deren Anwendung auf die verschiedenen Krankheitsprozesse dann nicht nur der Lehre von der Konstitution selbst, sondern vor allem den betreffenden praktischen Spezialdisziplinen zugute kommt. Das Verständnis für die Bedeutung und die Rolle, welche der konstitutionellen Disposition für bestimmte Erkrankungsformen zukommt, ist auch für unser praktisch-ärztliches Handeln von unschätzbarem Werte. Es zu fördern, ist Aufgabe dieser Monographiensammlung.

Die Herren, welche sich in dankenswerter Weise auf meine Bitte zur Mitarbeit bereit erklärt haben, hatten in der Auffassung ihrer Aufgabe und in deren Durchführung freie Hand. Die allgemeinen Grundlagen für die Anwendung der Konstitutionslehre auf die verschiedenen praktischen Fächer der Heilkunde habe ich in meinen „Vorlesungen über Konstitutions- und Vererbungslehre" (2. Aufl. Berlin: Julius Springer 1923) beigestellt und ihre spezielle Anwendung auf dem Gebiete der inneren Krankheiten schon 1917 in meinem Buche „Die konstitutionelle Disposition zu inneren Krankheiten" (3. Aufl. Berlin: Julius Springer 1924) versucht. Mögen diese Hefte dazu beitragen, das Verständnis für die Bedeutung der individuellen Konstitution in der Pathologie in weitere ärztliche Kreise zu tragen!

Wien, im Mai 1924.

Julius Bauer.

Vorwort des Verfassers.

Als Kollege JULIUS BAUER vor nunmehr beinahe drei Jahren an mich mit der Aufforderung herantrat, in der von ihm herauszugebenden Reihe von Monographien zur Konstitutionspathologie in den medizinischen Spezialwissenschaften das Kapitel „Kinderheilkunde" zu bearbeiten, trug ich anfänglich Bedenken, diesem Wunsche nachzukommen. Eine Wissenschaft, in der noch alles verschwommen ist, und in der selbst über die Grundbegriffe noch weit auseinanderstrebende Meinungsverschiedenheiten herrschen, schien mir nicht reif, in monographischer Form zusammenfassend dargestellt zu werden. Dazu kam eine programmatische Schwierigkeit gerade im Kapitel „Kinderheilkunde" der gesamten Anlage. Die Pädiatrie ist kein Organspezialfach. Wir finden in ihr im großen ganzen das wieder, was der Kliniker und Konstitutionsforscher bei der Beobachtung des Erwachsenen sucht und findet. Und es lag mir nichts ferner, als eine ins Pädiatrische übersetzte Konstitutionslehre, gleichsam eine Wiederholung der schon bekannten Tatsachen der Konstitutionsforschung mit besonderer Berücksichtigung der Kinderheilkunde oder eine geistlose Kompilation der pädiatrischen Literatur, soweit sie sich auf die Konstitutionsforschung bezieht, zu schreiben.

Und trotzdem nahm ich nach einigen Tagen Bedenkzeit BAUERS Anerbieten an. Der Anreiz, in einer noch jungen Wissenschaft zu arbeiten, in einer Wissenschaft, die ihre Wiederauferstehung seinerzeit durch die Verdienste CZERNYS von der Kinderheilkunde aus gefunden hatte, die gerade für die pädiatrische Klinik von besonderer und manchmal ausschlaggebender Bedeutung ist und mit deren Ausbildung es vielleicht gelingen könnte, auch für die allgemeine Konstitutionslehre wichtige Fragen aufzuhellen, veranlaßten mich, dieses Buch in Angriff zu nehmen.

Ich bin mir wohl bewußt, in der vorliegenden Arbeit nichts Abschließendes, Fertiges zu bringen. Wenn der Leser darin mehr Anregung als abgeschlossene Resultate, manches Neue und vieles Alte in neuer Auffassung findet, so möge er es als Versuch auffassen, in die derzeit bestehende Verwirrung einige Ordnung zu bringen, auf deren Basis erst in langer mühevoller Arbeit aufgebaut werden kann. Dazu fehlt es in der Konstitutionslehre vorläufig noch an geeigneten Methoden und mir persönlich an größerem Material. Die vorliegenden Ergebnisse sind an dem Krankenmaterial eines kleinen Ambulatoriums und zum Teil auch einer bescheidenen Privatpraxis gewonnen worden. Andere Glücklichere, die über Kliniken und Hilfsarbeiter verfügen, werden vielleicht eher in der Lage sein, den großen Bau der Konstitutionslehre, dessen bescheidener Plan und Umrisse hier vorgelegt werden, auszuführen.

Wien, im Dezember 1923.

Richard Lederer.

Inhaltsverzeichnis.

Seite

Einleitung 1

Erstes Kapitel.
Allgemeines.

1. Der Konstitutionsbegriff 2
2. Vererbung 3
3. Disposition des Kindes 7
4. Nervensystem und innere Sekretion 9
5. Anhang 15

Zweites Kapitel.
Konstitution und Wachstum.

A. Physiologisches 17
  1. Definition 17
  2. Normales Wachstum 17
  3. Wachstumsgesetze 18
  4. Methoden. Indices 19
  5. Die Norm 20
B. Pathologie 21
  1. Quellen des Wachstums und der Wachstumstörungen 21
  2. Minderwuchs 23
  3. Frühgeburten. Debile 32
  4. Mehrwuchs 34
  5. Wachstum in der Kindheit 35
  6. Geschlechtsreife und Wachstum 37

Drittes Kapitel.
Konstitution und Habitus.

1. Methodisches 37
2. Die vier SIGAUDschen Typen und ihre Bedeutung nach CHAILLOU
   und MAC AULIFFE 40
3. Bedeutung des Wachstums für die Kopf- und Gesichtsform 42
4. Die vier SIGAUDschen Typen beim Säugling 44
5. Die Habitusformen des Schulalters 63
6. Habitus und innere Sekretion 64
7. Habitus und Rachitis 68
8. Habitus und Wachstum 70
9. Habitus und Ernährung 71
10. Habitus und Psyche 71
11. Habitus und Morbidität im Säuglingsalter 73
12. Der Habitus asthenicus 73
13. Die Vererbung der Habitusformen 76

Viertes Kapitel.

Konstitution und Körperbestand. Ernährung und neuroglanduläres System. Die Konstitutionsanomalien.

Seite

1. Konstitution und Inanition 83
2. Schlecht gedeihende Brustkinder 84
3. Der FINKELSTEINsche Quellungsring, der Ring der Ernährung und der Ring der Konstitution 86
   a) Wasserhaushalt und Nervensystem 87
   b) Die exsudative Diathese (Wasser, Salze, Kohlehydrate, Fett; Einfluß des Nervensystems) 93
   c) Fett und Kohlehydrate in ihren Beziehungen zur Ernährung und zu Ernährungsstörungen 103
      α) Toleranz und Intoleranz gegen Fett und Kohlehydrat. Milch- und Mehlnährschaden 104
      β) Die Erythrodermia desquamativa (LEINER) 111
   d) Die Rachitis $\left[\text{Salze}\left(\text{Quotient } \frac{Ca}{P}\right),\text{ Vitamine, Innere Sekretion; Nervensystem}\right]$ 115
   e) Der kindliche Skorbut (Vitamine) 126
   f) Die Xerophthalmie (Vitamine) 127
   g) Die Spasmophilie $\left[\text{Salze}\left(\text{Quotient } \frac{\text{Alkalien}}{\text{Erdalkalien}}\right),\text{ Innere Sekretion. Nervensystem}\right]$ 128
   h) Die Neuro- und Psychopathie in ihren Beziehungen zur Ernährung 140

Literaturverzeichnis 146
Sachverzeichnis 159

Einleitung.

Wollte man eine vollständige Konstitutionspathologie des Kindesalters schreiben, so müßte darin eigentlich alles abgehandelt werden. was bisher auf dem Gebiete der Konstitutionsforschung überhaupt bekannt ist, Fragen der Vererbungslehre müßten darin ebenso breit ausgeführt werden, wie solche der Lehre von der inneren Sekretion, Minderwertigkeiten einzelner Organe und Organsysteme ebenso wie solche des ganzen Körpers, ebenso die Mißbildungen, sóweit sie morphologischer Natur sind. Nun finden sich die erstgenannten in zahlreichen Spezialwerken in aller Ausführlichkeit, während Konstitutionsfragen einzelner Organe und Organsysteme in J. BAUERS „Konstitutioneller Disposition zu inneren Krankheiten" abgehandelt sind und zum Teil den gleichzeitig erscheinenden Werken, die sich mit den übrigen Spezialfächern der Medizin in ihren Beziehungen zur Konstitutionslehre befassen, vorbehalten bleiben sollen. Man wird daher in der vorliegenden Arbeit vergeblich etwas über Myxödem oder TAY-SACHSsche Idiotie suchen, um nur zwei Beispiele von vielen Erkrankungen herauszugreifen, die auf konstitutioneller Basis erwachsend und ausschließlich oder vorwiegend im Kindesalter vorkommend, durch die Arbeiten der Internisten, Pädiater und Erblichkeitsforscher so weit geklärt sind, daß es eines näheren Eingehens auf sie nicht bedarf.

Dagegen sollen in aller Ausführlichkeit jene Erscheinungen der Physiologie und Pathologie erörtert werden, die für das Kind, also für den sich entwickelnden Organismus charakteristisch, von der konstitutionellen Veranlagung beeinflußt werden, so daß im Vordergrund der Ausführungen Fragen des Wachstums, des Habitus und der generalisierten Konstitutionsanomalien stehen werden. Mit anderen Worten: Das Arbeitsgebiet soll nicht nach einzelnen Organen oder Organsystemen, sondern im Sinne einer allgemeinen Konstitutionspathologie abgesteckt werden.

Dementsprechend wird auch die Literatur in verschiedener Weise behandelt werden. Die Angaben über konstitutionelle Erkrankungen an einzelnen Organen werden nur so weit erwähnt, als sie allgemeine Fragen der Konstitutionsforschung berühren, oder soweit sie, meist jüngeren Datums, die Möglichkeit bieten, von ihnen ausgehend sich über die einschlägige Spezialliteratur zu orientieren. Dagegen wurde die Literatur über die Fragen der allgemeinen Konstitutionslehre im Kindesalter, hauptsächlich soweit sie neuere Forschungen betrifft, mit tunlichster Ausführlichkeit berücksichtigt.

Erstes Kapitel.

Allgemeines.

1. Der Konstitutionsbegriff.

Es ist nicht meine Absicht, im Streite um die Fassung des Begriffes „Konstitution" die herrschenden Ansichten um eine weitere zu
vermehren. Es ist bekannt, daß ein Teil der Konstitutionsforscher
unter dem Begriff der Konstitution nur diejenigen Eigenschaften zusammengefaßt wissen will, die im Momente der Befruchtung bestimmt
sind und welche durch das Keimplasma übertragen werden, d. h. der
Begriff der Konstitution wäre rein genotypisch zu fassen. Ein anderer
Teil der Autoren will unter Konstitution den Phänotypus verstehen,
also nicht nur die anlagemäßig gegebenen Eigenschaften des Organismus, sondern auch die durch Umwelteinflüsse der verschiedensten Art
bedingten Abänderungen des Organismus. Zwischen diesen beiden Extremen der Fassung des Konstitutionsbegriffes stehen eine Reihe von
Vermittlungsvorschlägen, die bald mehr dem einen, bald mehr dem
anderen Gegenpol der Auffassungen sich nähern. Eine Unzahl sprach-
licher Bezeichnungen sind im Laufe der letzten Jahre entstanden, die
diesen verschiedenen begrifflichen Fassungen Rechnung tragen sollten,
aber in ihrer Vielheit und manchmal Gleiches mit verschiedenen Namen
bezeichnend nicht gerade geeignet waren, das Studium von Konstitutionsfragen zu erleichtern. In der Kinderheilkunde war es vor allem
PFAUNDLER, welcher sich in die Reihe der an zweiter Stelle erwähnten
Autoren stellte und den Konstitutionsbegriff phänotypisch gefaßt wissen
wollte.

Aus heuristischen und didaktischen Gründen haben wir uns ent-
schlossen, in der vorliegenden Arbeit uns dieser Anschauung nicht an-
zuschließen, sondern den Begriff der Konstitution im Sinne von TANDLER
und BAUER zu umgrenzen, d. h. nur das als Konstitution zu bezeichnen, was durch das Keimplasma übertragen, also schon im Moment
der Befruchtung anlagemäßig gegeben ist, während alle die durch
intra- oder extrauterine Beeinflussung, durch Klima, Ernährung, Bewegung, Pflege, Krankheiten usw., mit einem Worte, alle durch Umwelteinflüsse (Peristase) bewirkten Eigenschaften und Änderungen des
Organismus als Kondition bezeichnet werden sollen. Die vielfachen, zum
Teil scheinbar berechtigten Einwände, die gegen diese Fassung immer
vorgebracht werden, nämlich, daß diese enge Umgrenzung des Begriffes
Konstitution denselben zu einem fiktiven, imaginären mache, mit dem
man in der Praxis nichts anfangen könnte, wurden zum Teil schon
von J. BAUER widerlegt. Wir glauben auch in dieser Arbeit dartun zu

können, daß man mit dem so gefaßten Begriff der Konstitution ganz gut arbeiten kann, wenn man sich dessen nur bewußt bleibt, daß man mit diesem Herauslösen und Einteilen jener Eigenschaften und Funktionen, die wir als genotypisch, also als konstitutionell in unserem Sinne bezeichnen wollen, der Natur nicht Gewalt antun will, sondern daß es lediglich heuristische Zwecke sind, welche uns veranlassen, möglichst scharfe Begriffe herauszuarbeiten. Wollte man sich der zweiten Auffassung im phänotypischen Sinne bedienen, so blieben die Begriffe weiter so verschwommen wie bisher. Daß in neuester Zeit neben den vielen Versuchen, gleichsam einen Gradmesser der Konstitution zu finden, unter den Kinderärzten SALGE und seine Mitarbeiter BECKER und SCHMITZ die Entwicklungsgeschwindigkeit einzelner Gewebe als Maß der Konstitution aufstellten, hat die Begriffe nicht klarer werden lassen. Im übrigen aber glauben wir, daß die Umgrenzung des Begriffes Konstitution ja nur Mittel zum Zweck der Forschung ist, deren spätere Ergebnisse erst die Richtigkeit der einen oder anderen Auffassung bestätigen sollen. In diesem Sinne schließen wir uns K. H. BAUER an, der ganz richtig sagt, daß die Umgrenzung des Begriffes Konstitution nicht erdacht werden solle, sondern erarbeitet werden müsse.

2. Vererbung.

Eine weitere Schwierigkeit, heute in der Konstitutionslehre über sichergestellte Tatsachen zu berichten, liegt darin, daß wir derzeit noch nicht in der Lage sind, über die Vererbungsgesetze beim Menschen auch nur einigermaßen Sichergestelltes zu wissen. Daß die MENDELschen Regeln auch für den Menschen Geltung haben, steht außer jedem Zweifel. Man braucht wohl nicht den Pessimismus vieler Autoren zu teilen, welche der Möglichkeit, jemals die Vererbungsgesetze beim Menschen exakt nachzuweisen, jede Wahrscheinlichkeit absprechen. Aber bei dem heutigen Stande unserer Kenntnisse, bei der Kompliziertheit der in Betracht kommenden Faktoren und Zeichen und bei der langen Dauer des menschlichen Lebens, welche die Verfolgung einer Krankheit oder eines Merkmals durch Generationen hindurch dem einzelnen Beobachter unmöglich machen und ihn auf die begreiflicherweise immer lückenhaften Stammbaumbeobachtungen verweisen, wird es natürlich noch ungeheurer Arbeit bedürfen, um hier einigermaßen klar zu sehen. Jedenfalls wäre es, wie BLEULER mit Recht hervorhebt, derzeit naiv, bei verschiedenen Merkmalen und Krankheiten einfach den Ausdruck der MENDELschen Regeln zu erwarten. Für eine ganze Reihe von Erkrankungen und Konstitutionsanomalien des Kindesalters wurde der Versuch gemacht, den Erbgang festzustellen (exsudative Diathese, Spasmophilie, Pylorospasmus usw.), aber von klarer Erkenntnis sind wir noch weit entfernt. Sehen wir doch an dem schon seit Jahrhunderten verfolgten Beispiel der Hämophilie, daß die Verhältnisse nicht so einfach liegen. K. H. BAUER ist der Meinung, daß die Erblichkeitsverhältnisse bei dieser Erkrankung nur zu erklären seien, wenn man den Hämophiliefaktor als geschlechtsgebunden-rezessiven Letalfaktor deutet. Unter den Kinderärzten hat

Peiper kürzlich in einer übersichtlichen Zusammenstellung das bisher einigermaßen bekannte Material zusammengetragen. (Ausführliche Darstellungen bei Siemens, Baur-Fischer-Lenz, J. Bauer.)

Von Mißbildungen, die dominant sind, wurden beschrieben: Kurzfingrigkeit, Verschmelzung der Phalangen, Mehrfingrigkeit, Haararmut, Spaltfuß. Doch betont Grote gelegentlich einer Studie über vererbliche Polydaktylie, daß die Verhältnisse durchaus kompliziert liegen. Die symmetrischen Fälle sind dominant erblich, die unilateralen aber unregelmäßig. Dominante Krankheiten sind nach Peiper der angeborene und der später erworbene graue Star, eine Reihe von Hautkrankheiten (Verdickung von Handflächen und Fußsohlen), Diabetes mellitus und insipidus, Zystinurie, Nervenkrankheiten usw., weiter die angeborene Nachtblindheit, für welche bisher die weitaus umfangreichsten Stammbäume aufgestellt wurden; die Farbenblindheit vererbt sich ebenso wie die Hämophilie geschlechtsgebunden. Rezessiv vererbbar sind die angeborene Taubheit, Retinitis pigmentosa, Albinismus, Alkaptonurie, nach Fetscher der angeborene Klumpfuß, letzterer aber nicht als primäre Mißbildung, sondern als Folge direkt vererblicher Anomalien des Zentralnervensystems. Daß bei der sogenannten angeborenen Hüftgelenksverrenkung hereditäre Momente eine große Rolle spielen, hat Lorenz an umfangreichem Material nachgewiesen, ebenso Roch; aber auch für eine Reihe anderer orthopädischer Erkrankungen wird neuerdings das dispositionelle Moment mehr in den Vordergrund gerückt (Osteopsathyrosis, angeborene Skoliose, Klump- und Hohlfuß, Schlattersche und Schanzsche Erkrankung, Caput obstipum congenitum [Engelmann]). Für die Hasenscharten wurde die Erblichkeit an größerem Material schon vor 20 Jahren von Haymann festgestellt und neuerdings von Tichy bestätigt. Dasselbe wird von Neurath für die Ossifikationsdefekte des Scheitelbeins angenommen. Daß auch für so schwere Mißbildungen, wie sie der Situs viscerum inversus darstellt, die Erblichkeit eine große Rolle spielt, hat Ochsenius jüngst an dem familiären Vorkommen dieses Ereignisses bei zwei Brüdern nachgewiesen. Am klarsten geht die Bedeutung der Erblichkeit hervor aus dem Auftreten identischer Mißbildungen bei eineiigen Zwillingen, wie dies Rumpel für die Hypospadie nachgewiesen hat.

Solche Beobachtungen an eineiigen Zwillingen sind aber nicht nur lehrreich für diese, immerhin seltenen und leicht erkennbaren Vorkommnisse, sie zeigen uns auch die überragende Bedeutung der Erbmasse für die gesamte Entwicklung des Organismus unter physiologischen und auch unter pathologischen Bedingungen. Die älteren Beobachtungen von Orgler sowie die Stoffwechselversuche von Heller, die beide Verschiedenheiten in der Entwicklung ihrer Zwillingspaare aufzeigten, müssen zurückgewiesen werden, da bei den beobachteten zahlreichen Zwillingspaaren nicht angegeben ist, ob es sich um eineiige oder um zweieiige Zwillinge gehandelt hat, ja aus einzelnen Krankengeschichten, wo es sich um verschiedengeschlechtliche Individuen handelte, klar ist, daß es sich um zweieiige Zwillinge gehandelt hat, die sich ja natürlich nicht ähnlicher sehen als sonst zwei Ge-

schwister. Erst in der letzten Arbeit von ORGLER gibt der Autor
selbst diesen Beobachtungsfehler zu und beschreibt ein bis zum ersten
Infekt sich vollständig gleichartig entwickelndes eineiiges Zwillingspaar. Eine diesbezügliche lehrreiche Beobachtung stammt von WIM-
BERGER, dessen Zusammenfassung hier wiedergegeben sei: „Fassen
wir die Beobachtung zusammen, so überwiegt weitaus die Zahl der
gleichartig oder fast gleichartig ablaufenden Funktionen über die relativ
geringen Verschiedenheiten. Und selbst da, wo, wie in der Ernährung,
solche, allerdings in kleinerem Maße, gesetzt werden, zeigen die Funktionen bei beiden keine auffallende Differenz. Gewichtskurve und
Wachstum gehen einander nicht nur unter physiologischen, sondern
auch unter pathologischen Verhältnissen parallel. Infektionen erfolgen
zu gleicher Zeit und diese selbst wieder beeinflussen beide Organismen
in gleicher Weise. Wüßte man nicht aus der Geburtsgeschichte, daß
die Zwillinge aus einem Ei hervorgegangen sind, so müßte die klinische Beobachtung darauf führen, eine Tatsache, die nur mit einer
vollständig homologen zellulären Zusammensetzung, hervorgegangen
aus einem primär gemeinsamen Keimplasma, zu erklären ist." Zahlreiche interessante Beobachtungen an eineiigen Zwillingen finden sich
bei J. BAUER, Vorlesungen über Konstitutions- und Vererbungslehre.
Über eigene Beobachtungen an eineiigen Zwillingen vgl. später unter
Kapitel Habitus.

Stellen solche Beobachtungen an eineiigen Zwillingen gleichsam
das Experimentum crucis für die Bedeutung der Erbanlage in der
Entwicklung des menschlichen Organismus dar, so lehren zahlreiche
Beobachtungen auch an einzelnen Kindern, daß in der Entwicklung
einzelner Organsysteme und Funktionen Einflüsse in der Konstitution
sich geltend machen, die für die Entwicklung bestimmend und ent-
scheidend sind. Daß solche Beobachtungen bisher nur selten oder
gar nicht gemacht oder falsch gedeutet wurden, liegt an dem bisherigen
Mangel einer auf das Bedeutungsvolle der Konstitution gerichteten
Denkweise. Ohne Anspruch auf Vollständigkeit zu erheben und, um
nur gleichsam Beispiele für die Notwendigkeit einer Umstellung unserer
bisherigen Betrachtungsweise zu geben, will ich kurz über einige einschlägige Beobachtungen berichten, und erinnere hier zunächst z. B.
an die Verschiedenheit der Entwicklung der statischen Funktionen.
Der Zeitpunkt der Erlernung des Gehens und Stehens wurde bisher
immer in einen untrennbaren Zusammenhang mit dem Bestehen oder
Nichtbestehen von Rachitis gebracht. In den klinischen Krankengeschichten wird der Zeitpunkt der Erlernung des Sitzens oder Gehens
geradezu als Stigma von Rachitis oder Nichtrachitis betrachtet. Ge-
naue Beobachtungen lehren aber, daß es Kinder gibt, die keine Spur
von Rachitis haben, die aber trotzdem sehr spät sitzen, gehen und
stehen lernen. Es sind dies, wie aus einem späteren Abschnitt hervorgehen wird, Kinder, die auch nach außen hin einen bestimmten Habitus aufweisen und die sich durch besondere Trägheit und Bewegungs-
armut auszeichnen. Umgekehrt gibt es Kinder auch mit Zeichen
florider Rachitis, die eine oft unglaubliche Bewegungsfreudigkeit haben

und die ihre statischen Funktionen sehr frühzeitig erlernen. Geht man solchen Beobachtungen nach, so läßt sich ein familiäres Moment oft mit ganz unerwarteter Sicherheit nachweisen.

B. Z., 1 Jahr alt, geht seit seinem 9. Monate frei, den ersten Schritt machte er an dem Tage, als er 6 Monate und 6 Tage alt war! Eine Nachfrage in der Familie ergab, daß alle Geschwister der Mutter, und zwar sieben Schwestern und vier Brüder zeitlich laufen lernten, ebenso war dies der Fall bei allen Kindern dieser Geschwister, insgesamt 14 Kindern.

Mit dieser Unabhängigkeit des Bewegungsdranges vom somatischen Zustand des Skelettes mag es zusammenhängen, daß die Reihenfolge der Entwicklung der einzelnen statischen Funktionen durchaus nicht immer in der Reihe Sitzen—Stehen—Gehen erfolgt. Es gibt Kinder, die erst stehen und dann sitzen lernen. Nach vielen Beobachtungen sind das Kinder, bei denen sich dieser Unwille (nicht Unfähigkeit), die geraden Bauchmuskeln zu kontrahieren, was ja zum Sitzen notwendig ist, schon sehr frühzeitig äußert, noch vor der Erlernung irgendeiner Bewegung, die zur Aufrichtung von der Horizontalen führt. Schon als ganz junge Säuglinge werfen sich diese Kinder mit oft unwahrscheinlicher Geschicklichkeit vom Bauch auf den Rücken und umgekehrt, und später haben viele dieser Kinder eine merkwürdige Schlafstellung; sie schlafen nämlich nicht auf dem Rücken oder auf der Seite, sondern auf dem Bauch, manchmal in Knie-Ellenbogenlage, eine Schlafstellung, die oft bis in das 2.—3. Lebensjahr hinein festgehalten wird.

Im Zusammenhang damit mag stehen, daß gewisse Bewegungsstereotypien mit großer Hartnäckigkeit festgehalten werden. Ein direkter Erbgang läßt sich auch da oft nachweisen. So kenne ich z. B. eine Familie, in der Großmutter, Mutter und Kind nur unter einer gewissen Bedingung einschlafen können, indem sie nämlich Zeige- und Mittelfinger der linken Hand an den Mund halten.

Ein Beispiel für die Bedeutung der Konstitution für die Entwicklung eines Organsystems bildet die Entwicklung der Zähne, sowie der Zeitpunkt der Zahnung. Daß die Entwicklung guter oder schlechter Zähne, die Neigung zu Karies familiär bedingt ist, ist bekannt und läßt sich an Hunderten von Fällen nachweisen, wo Kinder bald nach Entwicklung des Milchgebisses schon an zahlreichen Zähnen lokalisierte Karies bekommen, ohne daß wesentliche äußere Schädigungen dafür verantwortlich zu machen wären, und wo ein oder beide Elternteile auch unter fortwährender Zahnkaries leiden. Wichtiger ist m. E. die Beurteilung des Zeitpunktes der ersten Dentition. Auch dieses Vorkommnis wurde bisher immer als Zeichen bestehender oder nicht bestehender Rachitis erklärt. In der Literatur konnte ich nur eine einzige ältere Arbeit von ROSENHAUPT finden, die sich mit diesem Thema, und zwar vorwiegend der frühzeitigen Zahnung befaßt. HENOCH hielt eine Periostitis des Alveolarrandes für den die vorzeitige Zahnung auslösenden Vorgang, GEBERT hält Lues für die Ursache. FLEISCHMANN glaubt an folgende Ursachen der frühzeitigen Zahnung: 1. Vorzeitige Keimanlage mit nachfolgender anomaler Entwicklungszeit, 2. normale Keimanlage mit beschleunigtem Wachstum in irgendeiner späteren

Fötalperiode, 3. Oberflächenlagerung der Zahnsäckchen. „Zu dieser letzteren Kategorie dürften jene Fälle von vorzeitiger Zahnung zu zählen sein, welche bei allen Kindern einer Familie beobachtet wurden, vielleicht auch bei Eltern und Anverwandten vorkommen, demnach eine erbliche Anlage bekunden." ROSENHAUPT schließt sich der Anschauung FLEISCHMANNS an und bemerkt weiter sehr richtig: „Aber ich glaube doch, daß man aus der Tatsache des familiären Vorkommens der Dentitio praecox auf nicht pathologischer Grundlage zu dem Analogieschluß berechtigt ist, daß auch die Dentitio tarda, die man ja viel häufiger zu beobachten Gelegenheit hat, wenn sie familiär auftritt und sonst Zeichen der Rachitis fehlen, nicht ohne weiteres zur Diagnose Rachitis führen darf, sondern daß auch sie dann als familiär berechtigte Eigenart aufzufassen ist." Ich wäre in der Lage, für die Richtigkeit dieser Anschauung einige Dutzend Fälle anzuführen. Zwei Beispiele mögen genügen.

In dem oben genannten Falle B. Z., einem Knaben, der mit 9 Monaten schon laufen lernte, der im übrigen auch keinerlei Zeichen von Rachitis auch bei rigorosester Prüfung aufwies, erfolgte der erste Zahndurchbruch erst mit 1 Jahre. Mit $1^1/_2$ Jahren hatte der Junge erst sieben Zähne. Dasselbe Vorkommnis bestand in der gesamten, wie oben erwähnt, sehr zahlreichen Familie.

E. K., beobachtet im Alter von 20 Monaten. Das Kind hatte eine schwere Rachitis, Hydrocephalus, offene Fontanelle, arkuäre Kyphose, kann weder stehen noch gehen usw. Trotzdem erfolgte der erste Zahndurchbruch schon mit 5 Monaten. Derzeit hat der Junge 18 Zähne.

Hierher gehört weiter die Vererbung gewisser Geschmacksrichtungen und Begabungen. In einem extremen Falle, der mir bekannt ist, handelte es sich z. B. darum, daß die Mutter des Kindes kein Obst ißt. Dem jetzt 2jährigen Kinde ist trotz vielfacher Bemühungen, auch unter dem Einfluß eines Milieuwechsels, Obst beizubringen nicht möglich gewesen.

Daß einzelne Begabungen erblich sind und den Gesetzen der Vererbung unterliegen, wird von Tag zu Tag mehr erkannt. Ich erinnere nur an die neuen schönen Untersuchungen über die Vererbung der musikalischen Begabung von HAECKER und ZIEHEN.

3. Disposition des Kindes.

Ganz allgemein gesprochen, bezeichnet J. BAUER als Disposition, was dem Widerstand, den der Körper einer eindringenden Schädlichkeit entgegensetzt, umgekehrt proportional ist. (Die verschiedenen Definitionen des Begriffes Disposition auseinanderzusetzen ist hier nicht der Ort.) Für das Kindesalter kommen verschiedene Momente in Betracht, welche die Disposition zu Krankheiten und Anomalien der Entwicklung beeinflussen. Zunächst das Alter. PEIPER hat die einschlägigen Verhältnisse kritisch beleuchtet. Er versteht unter Altersdisposition jene Eigenschaft, welche Kinder, Erwachsene, Greise für gewisse Krankheiten verschieden empfänglich machen. Dabei ist aber nicht zu vergessen, daß die Häufigkeit, mit der ein bestimmtes Lebensalter von Krankheiten befallen wird, nicht nur von der Altersdispo-

sition abhängig ist, sondern auch von der Exposition (Blennorrhoe
der Neugeborenen, Darmparasiten). Mit diesem Umstand hängt auch
zusammen, daß die Diathesen, die als angeboren zu betrachten
sind, mit dem Alter ihre Erscheinungsform wechseln. Auch die Häufigkeit der Ernährungsstörungen im Säuglingsalter ist letzten Endes auf
eine Altersdisposition zurückzuführen, was seine Ursache darin hat,
daß die Stoffwechselarbeit beim Säugling viel größer als beim Erwachsenen ist, ebenso die Oberfläche und der Wassergehalt des Körpers.
Die Häufigkeit der Otitis media und der Pyurie, das Entstehen des
Pemphigus bei Neugeborenen (bei Übertragung auf Erwachsene Im-
petigo contagiosa) sind weitere Beispiele für die Altersdisposition.

Für die Disposition zu Erkrankungen spielt weiter das Geschlecht
eine Rolle, was GROSSER in größeren Beobachtungsreihen nachgewiesen
hat. Es gehen wesentlich mehr Knaben als Mädchen an Ernährungsstörungen zugrunde, HIRSCHSPRUNGsche Krankheit, Pylorusstenose, exsudative Diathese, im späteren Alter Asthma, Heufieber und Gicht
zeigen deutlich die Übersterblichkeit des männlichen Geschlechts, dem
daher GROSSER eine gewisse konstitutionelle Minderwertigkeit zuschreibt.
Diese Übersterblichkeit der Knaben hat neuerdings LENZ an dem Tat-
sachenmaterial aller Länder, die statistische Angaben machen, bestätigt
gefunden und kann sie mit der modernen Erblichkeitslehre zwanglos
erklären. Da nämlich das weibliche Geschlecht homogametisch, das
männliche heterogametisch in bezug auf seine Erbanlagen ist, kann
angenommen werden, daß damit ein Teil der rezessiven krankhaften
Erbanlagen in der Regel nur im männlichen Geschlecht zur Auswirkung
kommt.

Daß es sich bei der erhöhten Morbidität und Mortalität nicht nur
um konstitutionelle Minderwertigkeiten im engeren Sinne, also um
echte Vererbung, sondern auch um andere Momente handelt, zeigt
die Polyletalität in gewissen Familien, wie sie STOLTE nachgewiesen
hat. Hier scheinen doch eher neben rein äußeren Ursachen (Ernährungsstörungen, Infektionen) auch Momente der Keimschädigung
die Hauptrolle zu spielen. Als fast sicher ist dies anzunehmen bei
der Minderwertigkeit der Kinder alter Eltern, wie aus einer Arbeit
von PEIPER hervorgeht. Von 71 Kindern alter Eltern waren 25 körper-
lich oder geistig minderwertig, und zwar handelte es sich um 6 Mongoloide, 1 Myxödem, 11 zerebrale Anomalien verschiedenen Grades,
2 Spasmophilien, in 2 Fällen bestand mongoloide Augenstellung ohne
Intelligenzmangel, 2 mal Strabismus convergens und 1 mal starke Verzögerung der Entwicklung. Aus der Statistik ergibt sich, daß mit
zunehmendem Geburtsalter der Eltern die Minderwertigkeit der Kinder
stark zunimmt. Auch PEIPER nimmt hauptsächlich Blastophthorie,
vorwiegend durch Alkohol, als Ursache in Anspruch. Übrigens haben
auch BLÜHDORN und OHLEMANN an einer größeren Statistik von mehr
als 300 Fällen nachgewiesen, daß von allen Verstorbenen ungefähr
ein Drittel unter Mitwirkung ihrer konstitutionellen Minderwertigkeit
sterben.

Dagegen scheint es mir nicht berechtigt, mit REITER von einer

„Konstitution des unehelichen Kindes" zu sprechen. Abgesehen davon, daß die Kriterien, die REITER für eine Minderwertigkeit der unehelichen Kinder annimmt (hauptsächlich niedriges Geburtsgewicht), einer Prüfung nicht standhalten (VOGEL), kann in der unehelichen Geburt, bzw. in allen Schädigungen, denen diese auch heute noch sozial so stiefmütterlich behandelten Kinder unterliegen, höchstens ein peristatisches, konditionelles Moment gesehen werden, das die schlechtere Entwicklung und die höhere Morbidität und Mortalität dieser Kinder bedingt.

4. Nervensystem und innere Sekretion.

Wir sehen in den eben zitierten Vorkommnissen Beispiele für die Bedeutung der Konstitution für die Entwicklung des Gesamtorganismus oder einzelner Organsysteme oder Funktionen. Für die Tätigkeit jedes Organs machen sich noch zwei weitere mächtige Einflüsse geltend, die für den Endeffekt bestimmend sind, das ist das Nervensystem in seiner Gesamtheit oder in einzelnen Teilen und das endokrine System. Aus dem wechselnden Spiel dieser drei Faktoren ergibt sich die bunte Mannigfaltigkeit physiologischer und pathologischer Bilder, die uns die Klinik täglich bietet.

Nervensystem. Die übergeordnete Stellung, welche das Nervensystem im Organismus einnimmt, die große Verschiedenheit seiner Ansprechbarkeit und Erregbarkeit hat von jeher auch seine Bedeutung in Fragen der Konstitution bestimmt. Und auf diesem Gebiete spielt sich meist auch das ab, was bisher unter einer „Konstitutionspathologie" des Kindes verstanden wurde. In einem sehr geistvollen Fortbildungsvortrage hat jüngst MORO alle die blassen, hochaufgeschossenen, mageren, schlechtessenden und schlechtschlafenden Kinder, wie sie die Sprechstunde eines Kinderarztes mit lähmender Monotonie füllen, vor unseren Augen passieren lassen. Da diese Dinge ja zur Genüge bekannt sind, so mögen sie hier nur ganz kurz registriert werden, einerseits um Interessenten die Einsicht in die neuere Literatur zu ermöglichen, andererseits um den überragenden Einfluß der Partialkonstitution des Nervensystems auf den Ablauf der Entwicklung des kindlichen Organismus und seiner Funktionen darzutun.

Schon die Neigung des kindlichen Organismus zu Krampfzuständen der verschiedensten Art bedeutet eine konstitutionelle Eigentümlichkeit. Eine restlose Erklärung dafür läßt sich wohl heute noch nicht geben, trotzdem Versuche gemacht wurden, in anatomischen und chemischen Besonderheiten des Zentralorgans diese Krampfneigung zu begründen. Das vielfach bei unter Krämpfen verstorbenen Kindern gefundene Piaödem, sowie die manchmal aufgedeckte „Hirnschwellung" bieten wohl keine greifbaren Anhaltspunkte. In letzter Zeit haben SCHIFF und STRANSKY chemische Besonderheiten des Säuglingsgehirns nachgewiesen im Sinne einer Erhöhung des Wasser- und Eiweiß-, bei gleichzeitiger Verminderung des Lipoidgehaltes des kindlichen Gehirns, Eigenschaften, welche eine vermehrte Quellungsfähigkeit bedeuten und immerhin eine exaktere Basis zur Erklärung der kindlichen Krampf-

neigung abgeben können. Dagegen steht eine Erklärung für die dem
Kindesalter charakteristischen Krampfformen der sogenannten „Stäupchen" bei Neugeborenen (ZIPPERLING), sowie der unter den verschiedensten
Namen bekannten kleinen gehäuften Anfälle bei Kindern (Pyknolepsie)
noch aus (STARGARDTER, M. MEYER, KOCHMANN). Daß familiärkonstitutionelle Momente aber bei den Erkrankungen des Zentralnervensystems
eine bisher vielleicht unterschätzte Rolle spielen, zeigen sowohl das Beispiel der Epilepsie (BINSWANGER, ALIKHAN), als vor allem gut bekannte
organische Erkrankungen des Zentralnervensystems, die familiär vorkommen [chronischer angeborener Hydrocephalus bei Geschwistern
(EITEL), Hypoplasie des Kleinhirns bei Geschwistern (FRENKEL und
LANGSTEIN), multiple Sklerose (CURSCHMANN), diffuse Hirnsklerose bei
drei Geschwistern (eigene Beobachtung), vor allem die familiäre amaurotische Idiotie (neuere Literatur bei TH. SAVINI-CASTANO und E. SAVINI,
DOLLINGER, H. VOGT)].

Durch zahlreiche Arbeiten der letzten Jahre wurde mit Erfolg der
Versuch gemacht, in die vielgestaltigen klinischen Erscheinungen, die
kurzerhand immer in den großen Sammeltopf der „Neuro- und Psychopathie des Kindesalters" geworfen wurden, etwas Ordnung zu bringen.
Um nur ein Beispiel herauszugreifen, ist es das Verdienst der CZERNYschen Schule, unter Heranziehung zahlreicher Mitarbeiter die Scheinanämie der Kinder des Schulalters geklärt zu haben. Zuerst machte
SCHIFF darauf aufmerksam, daß man bei diesen blassen Kindern ohne
Anämie zwei Gruppen, die vasolabilen und die nicht vasolabilen, unterscheiden müsse, die sich durch ihre Reaktion auf Adrenalin voneinander unterscheiden. Der fehlenden Adrenalinreaktion liege eine
funktionelle Minderwertigkeit des Gefäßsystems zugrunde, wobei auch
eine mangelhafte sympathische Innervation aller Wahrscheinlichkeit
nach mitspielt. W. HAGEN hat durch Untersuchung des Kapillarbildes
am Nagelfalz hier bedeutende Unterschiede gefunden, bei denen allerdings auch Ernährungsverhältnisse eine große Rolle spielen (HOCH
SCHILD). Die seinerzeit von F. KRAUS zuerst beschriebene Hypoplasie
des Herzens muß dabei nicht immer vorkommen. Auch die von
WENCKEBACH gegebene Deutung des Tropfenherzens als Cor pendulum,
also als Kunstprodukt, hervorgerufen durch Zwerchfelltiefstand, trifft
nicht immer zu. DOXIADES und HAMBURGER wollen sogar strikte in
Neuropathen mit peripherer Übererregbarkeit und in vagolabile unterscheiden, letztere mit positivem ASCHNER-, CZERMAK-, ERBEN-Reflex.
Doch hat schon seinerzeit JENNY darauf hingewiesen, daß mit dem
ASCHNER-Reflex, als dem Kindesalter physiologisch, nicht viel anzufangen sei, besonders seine Verwertung zur Diagnose der „Vagotonie"
müsse mit großer Vorsicht geschehen. Meines Erachtens hat BEN
JAMIN mit seiner Deutung der sogenannten Scheinanämie und Kreislaufschwäche nicht nur als vasomotorische Erscheinung, sondern auch
durch Heranziehung des wichtigen Faktors des einseitigen Längenwachstums das Richtige getroffen. „Konstitutionelle Kreislaufschwäche
besteht sonach in einer Übererregbarkeit der nervösen Kreislaufregulation ohne Erkrankung oder Minderwertigkeit der Kreislauforgane.

Sie äußert sich in verfrühtem Eintritt der Erschöpfungsreaktion der Blutverteilung, einer vorzeitigen Einschränkung der kreisenden Blutmenge durch Blutanhäufung im Splanchnikusgebiete" (gesperrt!). Diese Kreislaufstörungen beruhen auf zwei Momenten, einem begünstigenden: der Übererregbarkeit des autonomen Nervensystems, und einem auslösenden: dem einseitigen Längenwachstum bei verhältnismäßig geringer Dickenzunahme. Daher wird die Scheinanämie vom Autor als „Wachstumsblässe" bezeichnet.

Daß auch das kranial-sympathische System isoliert sich bei Erkrankungen beteiligen kann und daß diese Neigung zur A- oder Hypotonie dieses Systems hauptsächlich bei Frühgeburten besteht, hat seinerzeit Tezner erwähnt.

Wir finden weiter eine größere Zahl klinischer Erscheinungen, die auf Über- oder Untererregbarkeit einzelner Systeme des zentralen oder peripheren Nervensystems zurückzuführen in der letzten Zeit mehr und mehr gelingt. Wenn auch zahlreiche dieser Bilder mitunter an einem und demselben Individuum vereint vorkommen, so erscheint es doch im Interesse des weiteren Fortschrittes geboten, vorläufig noch alle diese Teilerscheinungen getrennt zu betrachten. Ich erwähne hier nur kurz die Migräne der Kinder mit allen ihren Teilerscheinungen, den Bauchschmerzen, Nausea, Erbrechen, Speichelfluß, Herzklopfen und Herzschmerzen, Angstgefühl, Dyspnoe, Blässe, Cyanose, Schweiße, zirkumskripten Ödemen (Curschmann, Reuss), Erscheinungen, für die sich der Beweis der Heredität in den meisten Fällen erbringen läßt. Ich erwähne die Labilität des Temperaturzentrums, das selbst unter dem Einfluß normaler Bewegungen zur habituellen Hyperthermie führen kann (Moro), seine verschiedene Ansprechbarkeit im Fieber durch seine verschiedene Reaktion auf Antipyretica kundgibt (Dajĉeva, eigene Beobachtungen). Dagegen sind die Versuche, das Fazialisphänomen der älteren Kinder als Ausdruck einer latenten Spasmophilie aufzufassen (A. Schultze), wohl als gescheitert anzusehen (Mosse, Bálint, Glejzor, Handovsky), Erblichkeit des Vorkommens dagegen scheint sichergestellt (Raudnitz, Glejzor). Daß eine allgemeine vasomotorische Labilität, die von der Mutter vererbt ist, bei Fehlen jeder anderen Ursache sogar den plötzlichen Tod eines anscheinend gesunden Brustkindes hervorrufen könne (Kässmann), wird auch vom Berichterstatter dieses Ereignisses für unwahrscheinlich gehalten.

Die konstitutionell bedingten Störungen auf psychischem Gebiete betreffen vor allem diejenigen des Essens und des Schlafens. Erstere erwähnen wir an anderer Stelle, die Schlafstörungen mit ihren Äquivalenten, Pavor nocturnus, Somnambulismus, Jactatio capitis nocturna, nächtlichem Zähneknirschen, nächtlichen Krampfanfällen, nächtlichem Husten, Bauchschmerzen, Erbrechen, wurden von Zappert und Hamburger als psychogen bedingte Reflexe erkannt. Karger glaubt ihre Entstehung bedingt durch Ermüdung oder sonstige Funktionsschwäche der Hemmungsmechanismen („Hypokolasie"). Den neuen Namen wählt er hauptsächlich aus Gründen der Therapie, bei der es sich nicht darum handeln soll, die ermüdeten Nerven zu schonen,

sondern die gestörten Hemmungen zu kräftigen, im frühesten Alter
auf dem Wege der Bedingungsreflexe. „Erziehen heißt: durch Hemmen
fördern," Dinge, die vor vielen Jahren schon CZERNY in seinem
klassischen Aufsatz „Das schwererziehbare Kind" in großen Zügen dargestellt hat.

Die Bedeutung der konstitutionellen Veranlagung eines Teiles oder
des gesamten Nervensystems einschließlich der Psyche, und zwar nicht
nur im Sinne einer Übererregbarkeit, sondern auch im Sinne einer
verminderten Ansprechbarkeit, zeigen die Beobachtungen an infektions-
kranken Kindern (LEDERER), neuestens auch für die Pneumonie der
Säuglinge bestätigt (BERGMANN und KOCHMANN), ebenso das Beispiel
der Enuresis, deren Abhängigkeit von der Myelodysplasie (FUCHS)
heute wohl endgültig widerlegt ist (ZAPPERT, HOLMDAHL, PESE, WODAK,
BONSMANN, O. SCHWARZ).

Innere Sekretion. Der dritte Hauptfaktor, der bestimmend wirkt
für die Entwicklung des Organismus und für den Ablauf seiner Funktionen, ist das endokrine System. Es ist hier nicht der Ort, die
ganze Lehre von der inneren Sekretion aufzurollen. Doch erfordern es
die besonderen Verhältnisse des Kindesalters, besonders die Faktoren des
Wachstums und des regen Stoffwechsels, kurz auf jene Verhältnisse einzugehen, welche hier von Bedeutung sind. Hier ist weniger an jene
klinischen Bilder zu denken, welche durch die Hyper- oder Hypofunktion
oder durch den gänzlichen Ausfall einzelner inkretorischer Drüsen zustande kommen. Denn hier decken sich die Bilder vielfach mit denen bei
Erwachsenen. Eine Sonderstellung nimmt hier vor allem die Schilddrüse ein, da wir es unter Umständen mit einem angeborenen vollständigen Mangel des Organs und seiner Funktion zu tun haben
(Thyreoaplasie). PINELES bezweifelt geradezu das Vorkommen von erworbener Athyreose (Myxödem) vor dem fünften Lebensjahr. In diesen
Fällen handelt es sich um ein Vitium primae formationis, ein ange-
borenes Fehlen der Schilddrüse, während sich WIELAND veranlaßt sieht,
von einer „hypothyreotischen Konstitution" zu sprechen. Übrigens
kennen wir ja das Vorkommen des angeborenen Myxödems aus den
älteren Arbeiten von HOCHSINGER und FRIEDJUNG. Nicht ganz geklärt ist aber die Frage der Erblichkeit des Kropfes. Nach der Ansicht eines Teiles der Autoren ist der Kropf, auch der sogenannt
endemische, eine ausgesprochen vererbbare Krankheit. Dagegen unterscheidet SIEMENS den endemischen Kropf als nicht vererbbar vom
sporadischen, der in gewissen Fällen echte Erblichkeit zeigt, eine Ansicht, die durch einen Kropfstammbaum von vier Generationen, den
BLUHM beschreibt, und einen Stammbaum von sechs Generationen, den
BARRETT vor kurzem veröffentlicht, anscheinend Bestätigung findet.
Die sehr interessanten Befunde, die jüngst von FEER am endemischen
Kropf der Neugeborenen und Säuglinge und seinen Beziehungen zum
Herzen erhoben wurden, können für diese Frage leider nicht verwertet
werden. (Neuere Arbeiten über die Beeinflussung des Stoffwechsels
durch die Schilddrüse bei SIEGERT, BENJAMIN und V. REUSS, ISEKE,
SCHUCANY, über Schilddrüse und Längenwachstum bei SCHLESINGER,

Hunziker, über Beziehungen der Schilddrüse zu anderen inkretorischen Drüsen bei Roggen, Kear.)

Die klinischen Bilder, welche durch Hyper- oder Hypofunktion der Hypophyse im Kindesalter entstehen, unterscheiden sich nur insofern von denen bei Erwachsenen, als Wachstumsstörungen am Erwachsenen selbstverständlich nicht mehr zur Hemmung des Wachstums führen können. (Neuere Literatur bei Biedl, Peritz, Himmelreich, Lissner, Weygandt, Münzer, Boydkay, K. Gottlieb.) Lediglich die Akromegalie erfordert eine gesonderte Betrachtung insofern, als das jüngste Lebensalter, in dem Akromegalie auftreten kann, mit dem 14. bis 15. Lebensjahr anzunehmen wäre. Neurath und in Anschluß an ihn Kundratitz glauben, daß ein Teil der jugendlichen Akromegalen Individuen mit infantilem Riesenwuchs mit primärer Unterfunktion der Keimdrüsen sind. Auch Thomas leugnet das Vorkommen von echter Akromegalie im Kindesalter. Nur Petényi und Jankovich glauben in einem einschlägigen Fall bei einem zehnjährigen Knaben wirkliche Akromegalie erkennen zu können. Auch bei Falta findet sich eine derartige Beobachtung. Dagegen kommt für die angeborene Arachnodaktylie eine Ätiologie, die in einer Störung irgendwelcher innersekretorischer Drüsenfunktion liegen würde, nicht in Betracht (Thomas, Börger, Dupérié, Dubourg und Guénard, ausführlich bei J. Bauer).

Fälle vorzeitiger Geschlechtsentwicklung durch Erkrankungen der Nebennieren und der Zirbeldrüse (Makrogenitosomia praecox) wurden in letzter Zeit in größerer Zahl beschrieben (Ambrožič und Baar, H. Baar, Gabschuss, Schiff).

Über den Einfluß der innersekretorischen Tätigkeit der Geschlechtsdrüsen auf die Entwicklung des kindlichen Organismus wird an anderer Stelle dieser Arbeit ausführlicher gesprochen werden.

Eine kurze gesonderte Besprechung erfordert lediglich, als für das Kindesalter ganz vorzugsweise in Betracht kommend, die Thymus. Die vielfachen ungeklärten Beziehungen dieses Organs zum Wachstum, zur Knochenbildung, zur Psyche sind auch bis heute noch nicht klargestellt. Besonders die Verquickung der genuinen Thymushyperplasie mit dem sogenannten Status thymolymphaticus hat viel Verwirrung und Zusammenwerfen verschiedener Dinge hervorgerufen, eine Verwirrung, die durch die Einbeziehung des letzteren in die hypoplastische Konstitution (Bartel), durch die Aufdeckung der Unterentwicklung des ganzen Adrenalsystems (Wiesel) nicht geringer geworden ist. Mit Birk werden wir anzunehmen haben, daß Status thymolymphaticus und einfache Thymushyperplasie grundsätzlich verschiedene Dinge sind. Bei dem ersteren handelt es sich um eine Systemerkrankung, bei der auch die Milz, die Zungengrund- und Darmfollikel hyperplastisch sind, und die außerdem in engen Beziehungen zur Ernährung steht. Wie wir übrigens aus neueren Arbeiten wissen, betrifft die Wucherung des lymphatischen Gewebes manchmal auch Herz und Gehirn (Löwenthal, Riesenfeld, Rieder, Fahr), wo sie durch ihre Lokalisation zu einer selbständigen Krankheit werden kann. Bei der einfachen Thymushyperplasie hat man es dagegen mit einer isolierten, immer

schon im fötalen Leben entstandenen, daher also angeborenen Vergrößerung der Thymus zu tun. Der plötzliche Tod ist hier immer
ein Erstickungstod. Ähnliches spricht SSOKOLOW aus. Nicht geklärt
sind aber bis jetzt die plötzlichen Todesfälle beim Status thymolymphaticus. In sehr ausgedehnten anatomischen Untersuchungen hat
HAMMAR festgestellt, daß die Vergrößerung der Thymus bei plötzlichen
Todesfällen vollständig der Ernährung parallel geht, d. h. daß die
Thymen, die wir gewöhnlich auf dem Obduktionstisch zu sehen bekommen, atrophierte Organe sind, während die bei plötzlichen Todesfällen gefundenen großen Organe eben die Norm bei günstigem Ernährungszustand darstellen, eine Ansicht, die auch HART und LÖWENTHAL
teilen. KEILMANN sagt, daß dieses Parallelgehen von Thymusgewicht
und Ernährungszustand durchaus kein so zwangsläufiges sei und daß
die in der Literatur angegebenen Thymusgewichte zu hoch sind. Da
wir mit CZERNY den Status lymphaticus nur für ein Extrem einer
anderen Konstitutionsanomalie, der exsudativen Diathese halten, so
glauben wir uns der Ansicht der Autoren anschließen zu sollen, welche
die Hyperplasie der Thymus im Bereich der Hyperplasie des übrigen
lymphatischen Systems als wohl zum Teil durch die Ernährung bedingt erklären, möchten dem aber hinzufügen, daß dabei wohl eine
konstitutionelle Neigung des lymphatischen Apparates zur Wucherung
vorhanden sein müsse, was wohl schon aus der kolossalen Häufigkeit
der exsudativen Diathese hervorgeht, der gegenüber Fälle von Thymushyperplasie doch immerhin selten sind.

Daß die Thymus eine besonders bedeutungsvolle Wirkung auf das
Wachstum ausübt, wissen wir aus den klassischen Versuchen von
BASCH, KLOSE u. a., doch ist diese Wirkung der Thymus wohl nicht
so einfach zu erklären, wie es anfänglich in den Exstirpationsversuchen
den Anschein hatte, jedenfalls scheint die Wachstumswirkung der
Thymus nicht isoliert zu sein, sondern in engster Wechselbeziehung
mit den anderen inkretorischen Drüsen zu stehen. LEUPOLD faßt vor
allem die männlichen Keimdrüsen ins Auge und glaubt, daß die
Thymus in der Kindheit den normalen Ablauf der langsamen aber
stetigen Entwicklung der Hoden ermöglicht und die Reifung in der
Pubertät fördert. Viel klarer geht aber das Zusammenwirken der
Thymus mit anderen innersekretorischen Organen in bezug auf das
Wachstum aus den Versuchen an Kaulquappen hervor (GUDERNATSCH,
ROMEIS, STETTNER, SCHULZE, WEGELIN und ABELIN, KAHN und POTT-
HOFF), Versuche, auf die nur in Kürze hingewiesen werden kann, die
aber für die weitere Forschung außerordentlich vielversprechend sind,
wenn auch ihre Resultate bisher noch nicht so weit gediehen sind,
um sie auf die menschliche Klinik anzuwenden, wie es jüngst in etwas voreiliger Weise MORO mit seiner Auffassung des Myxödems als
einer Art Neotenie versucht hat.

So können wir erwarten, daß der Ausbau der Lehre von der inneren Sekretion besonders für die Kinderheilkunde fruchtbringend sein
wird. Beschäftigte sich die Forschung bisher meist nur mit denjenigen klinischen Bildern, welche durch den Ausfall einer oder mehrerer

inkretorischer Drüsen zustande kommen, so fangen wir doch jetzt
schon an, mehr positive Arbeit zu leisten und die Bedeutung der
innersekretorischen Organe bzw. deren Produkte für weite Gebiete der
Physiologie zu erkennen. In der Konstitutionslehre ist es hier vor
allem die Frage der Vererbung erworbener Eigenschaften, in der die
Drüsen mit innerer Sekretion anscheinend eine große Rolle spielen
(TANDLER, HART), und weiter die Einwirkung äußerer Faktoren
(Nahrung, Domestikation, Licht, Bewegung, jahreszeitliche Einflüsse)
auf die Konstitution (HART, VOLLMER), so daß vielleicht einmal hier
der Angelpunkt gegeben sein wird, von dem aus die eingangs gestellte
Frage nach dem Konstitutionsbegriff wird gelöst werden können. Zumindest für die Rachitis und Tetanie mit ihrer ausgesprochenen Abhängigkeit von der Jahreszeit (MORO) zeigen sich jetzt schon Anhaltspunkte für diesen Teil der Wirksamkeit der innersekretorischen Apparate.

5. Anhang.

An dieser Stelle seien noch kurz einige Momente hervorgehoben,
die später zu besprechen keine Gelegenheit mehr sein wird, das ist
zunächst die Bedeutung der Konstitution für die Erkrankungen
des Zirkulationsapparates und seiner Anhänge. Finden wir
schon in den Herzgrößenverhältnissen der Neugeborenen und
Säuglinge normalerweise Unterschiede, die sich nur durch konstitutionelle Momente erklären lassen (LANGE und FELDMANN), weiter einen
ausgesprochen konstitutionellen Einfluß bei der Entstehung angeborener Herzfehler (EICHHORST, D. GERHARDT, MOHR, H. SACHS),
konstitutionell bedingte, abnorme Schwäche oder Durchlässigkeit der
Nabelgefäße (NASSAUER) und der Nierengefäße (LINDIG), so wissen
wir vor allem nach neueren Untersuchungen, daß bei einer großen
Reihe von Erkrankungen der blutbereitenden Parenchyme (Chlorose,
perniziöse Anämie, hämolytischer Ikterus, Anämien des
frühen Kindesalters) konstitutionelle Anomalien mitwirken oder
manchmal sogar im Vordergrund stehen (BENJAMIN, ZAHN, MEULEN-
GRACHT, SCHAUMANN, J. BAUER, MORAWITZ, BLÜHDORN, MARQUARD).
Ob allerdings die Versuche von SCHUSTROW an der Nachkommenschaft
von mit Phenylhydrazin anämisierten Meerschweinchen für diese Frage
schon eine experimentelle Stütze abgeben können, bleibe dahingestellt.
Das von CHVOSTEK für die Pathogenese der Lebercirrhose beim Erwachsenen geforderte konstitutionelle Moment erfährt durch die Beobachtungen von LINDEMANN (biliäre Cirrhose bei einem fünfmonatlichen
Säugling) und von SCHUSCIK (kindliche Lebercirrhose bei drei Geschwistern) eine wertvolle Stütze. Die Beobachtung von DE LANGE
und SCHIPPERS über familiäre Splenomegalie bei vier von sieben
Geschwistern schließen sich diesen Arbeiten an. (Die angeführten Arbeiten betreffen nur die Ergebnisse der letzten Jahre; ausführliche
Literatur bei J. BAUER.)

Und am Schlusse dieses einleitenden und referierenden Kapitels
sei noch der Einfluß der Konstitution auf Entstehung und Verlauf
einzelner Infektionskrankheiten bzw. verschiedener Teilerschei-

nungen derselben berührt. Es ist begreiflich, daß gerade auf diesem Gebiete der „exogene Faktor", die Infektion immer im Vordergrund der Betrachtung stand, das konstitutionelle Moment meist vernachlässigt wurde. Aber immer mehr macht sich auch hier das „konstitutionelle Denken" bemerkbar, da dem aufmerksamen Beobachter die Unterschiede in der Entstehung und im Verlauf von Infektionskrankheiten nicht entgingen, Unterschiede, die bei gleichbleibender äußerer Einwirkung schließlich doch nur auf die Unterschiede in der Konstitution der befallenen Individuen zurückgeführt werden konnten. Wir sehen das bei der Angina (DEUSSING, BAAR) mit „lymphatischer" Reaktion, wir sehen es bei der Poliomyelitis (PAULIS), wir sehen es beim Scharlach (CZERNY, SZONTAGH), bei letzterem wieder die Verschiedenartigkeit der Schuppung bei vorhandener Ichthyosis (LEINER), die verschiedene Häufigkeit der Erkrankung an Scharlachnephritis (SPIELER, MATHIES, BODE), wir sehen auch bei der Grippe eine gewisse Altersdisposition im Verlaufe der Erkrankung (JAMIN und STETTNER, HUEBNER), und auch die Pyurie der Säuglinge ist von gewissen endogenen Faktoren abhängig, die in einem Falle das Krankheitsbild zustande kommen lassen oder schwerer gestalten, im anderen milde verlaufen lassen (KLEINSCHMIDT).

Lediglich in der Frage der Tuberkulose hat das Moment der „Disposition" schon seit langem eine dominierende Rolle gespielt (ältere Literatur ausführlich bei SCHLÜTER). Die Frage der Heredität stand immer im Mittelpunkt der Diskussion und nach den ersten vagen Vorstellungen beginnen wir heute doch etwas klarere Kenntnisse darüber zu gewinnen, wie wir uns den „endogenen" Faktor bei der Entstehung der Tuberkulose vorzustellen haben (W. KRAUSE, W. SCHULTZ). Hauptsächlich hat hier die Betrachtung der Säuglingstuberkulose dazu beigetragen, daß wir heute vielleicht am Anfange neuer Kenntnisse stehen. Nachdem einmal erkannt war, daß beim Säugling nicht jede Tuberkuloseinfektion ein Todesurteil bedeute (LEDERER, SCHLOSS u. a.), wurden die diesbezüglichen Beobachtungen in neuerer Zeit vervielfältigt und verfeinert. LANGER konnte zeigen, daß die Säuglinge tuberkulöser Eltern eine ausgesprochene Widerstandsfähigkeit gegen akute Tuberkulose haben. Gerade die Kinder derjenigen Mütter, die erst wenige Wochen oder Monate vor der Geburt tuberkulös infiziert wurden, bekommen in der Mehrzahl der Fälle keine akute Tuberkulose, sondern ausgesprochen chronische Formen, d. h. „es führt die elterliche Erkrankung in der Fötalperiode zu einer Umstimmung der Empfänglichkeit des Säuglings im Sinne einer Erhöhung der Widerstandsfähigkeit". Ob es sich dabei um aktive oder passive Immunität handelt, ob humoral oder zellulär, läßt sich derzeit nicht entscheiden. LANGER glaubt sogar, daß auch die väterliche Erkrankung auf dem Umwege über die Mutter zu einer Allergisierung der Nachkommenschaft führen könne, Anschauungen, die vielleicht eine Bestätigung finden in den sehr interessanten neueren Untersuchungen von OTTO über die Übertragung der Überempfindlichkeit gegen Ricin und Abrin bei immunisierten Mäusen. Nicht immer wird es sich bei dieser Übertragung der Immunität gegen Tuberkulose von der Mutter auf die Nachkommenschaft um echte Vererbung handeln. Denn gerade bei dem Falle, den LANGER ins Auge faßt, nämlich, daß die Tuberkuloseinfektion der Mutter erst wenige Wochen vor der Geburt erfolgt, könnte man nur von intrauteriner Konditionsveränderung sprechen. Wohl aber kennen wir einen zum Teil in der Konstitution begründeten Faktor, der Beziehungen zu der Tuberkuloseinfektion hat, das ist die Tätigkeit der Geschlechtsdrüsen. Schon J. BAUER hat betont, daß eine Insuffizienz der innersekretorischen Geschlechtsdrüsenanteile einen relativ günstigen Verlauf der Tuberkulose mit beträchtlicher Tendenz zur fibrösen Induration bedingt. H. MAUTNER hat in Versuchen an kastrierten Meerschweinchen, die nachher mit Tuberkulose infiziert wurden, gezeigt, daß die operierten Tiere nur eine lokalisierte Tuberkulose bekamen und in gutem Ernährungszustande blieben, während die Kontrollen eine generalisierte Erkrankung erfahren und rasch abmagern.

Zweites Kapitel.

Konstitution und Wachstum.

A. Physiologisches.

Durch das Wachstum unterscheidet sich der jugendliche Organismus vom erwachsenen. Deswegen stellen wir die Betrachtungen über den Einfluß der Konstitution auf das Wachstum an die Spitze unserer Ausführungen.

1. Definition.

VERWORN definierte als Wachstum Vermehrung der lebendigen Substanz, FRIEDENTHAL als Vermehrung der zellteilungsfähigen Substanz, SCHLOSS, der nicht nur den morphologischen Aufbau des Körpers, sondern auch die chemische Zusammensetzung desselben ins Auge faßte, als „artspezifische, korrelative Vermehrung der Körpermasse in bestimmten Zeitabschnitten." ARON bezeichnet als Wachstum im weitesten Sinne „die unter Zellteilung vor sich gehende Massenvermehrung, die Längenzunahme, eine Umbildung der äußeren Form- und Körperproportionen, eine Veränderung der Gewebe und Organe meistens im Sinne der Entwicklung, hie und da auch der Rückbildung." In diesem „weitesten Sinne" des Begriffes wollen die folgenden Ausführungen verstanden sein.

2. Normales Wachstum.

Die Erreichung einer bestimmten Körperlänge (und in gewissem Sinne auch der Körpermasse) ist exquisit eine Funktion der Konstitution. Sie ist erblich, sie ist familiär, ja sie ist Rassenmerkmal. Die tägliche ärztliche Erfahrung lehrt, daß von langen Eltern vorwiegend auch lange Kinder abstammen, und umgekehrt von kleinen Personen auch Kinder geringer Körperlänge zu erwarten sind, eine banale Tatsache, auf die bei der Aufzucht „normaler" Neugeborener und Säuglinge bei den naturgemäß geringen zahlenmäßigen Abweichungen von den in den meisten Lehrbüchern angegebenen Durchschnittswerten m. E. viel zu wenig Rücksicht genommen wird (vgl. 4. Kapitel). In scharfe Beleuchtung werden diese Dinge gerückt, wenn wir die doch gewiß „normalen" Körperlängen Neugeborener bei Zwergvölkern auf der einen, Rassen mit großer Körperlänge auf der anderen Seite uns vergegenwärtigen. BABANASSJANZ (zit. nach GUNDOBIN) vermerkt es als eine Rasseneigentümlichkeit der Grusinier, daß bei denselben neugeborene Knaben gar nicht selten eine Körperlänge von 69 cm und Mädchen eine solche von 56 cm aufweisen.

3. Wachstumsgesetze.

Dieselben können auf zweierlei Weise aufgestellt werden, entweder durch die generalisierende Methode, indem man eine möglichst große Zahl gleichartiger Kinder in denselben Lebensaltern mißt und wägt und Durchschnittszahlen berechnet, oder indem man einzelne Individuen von der Geburt bis zur Beendigung des Wachstums verfolgt (individualisierende Methode). Der ersteren bedienten sich QUETELET, BORODITCH, AXEL KEY, LOREY, SCHMID-MONNARD (zit. nach HEUBNER), der letzteren CAMERER und LANDSBERGER. Auf der Arbeit dieser Forscher beruhen im wesentlichen auch heute noch unsere Kenntnisse über das „normale" Längen- und Massenwachstum. Sie finden sich als Mittelwert bei HEUBNER zusammengestellt, außerdem hat PIRQUET aus den CAMERERschen Werten seine bekannte, heute fast überall verwendete handliche Tabelle zusammengestellt.

Wir wissen weiter aus diesen älteren Arbeiten, daß Längen- und Massenwachstum einander nicht parallel laufen, daß vielmehr die Zeiträume rascheren Wachstums immer mit einem gesteigerten Längenwachstum beginnen, denen das Massenwachstum nachfolgt, ein Gesetz, das nicht nur für die kurzen Perioden des gesteigerten Wachstums nach Ernährungs- oder Infektionskrankheiten, sondern auch für die ganze Zeit des Wachstums gilt, was STRATZ zu folgender Formulierung führte:

Periode der ersten Fülle	. . . . . .	von	1—4	Jahren
„ „ „ Streckung	. . . . .	„	5—7	„
„ „ zweiten Fülle	. . . . .	„	8—10	„
„ „ „ Streckung	. . . .	„	11—15	„
„ „ dritten Fülle oder Reifung	.	„	15—20	„

Wir wissen weiter, daß sich dieses Gesetz in den jahreszeitlichen Schwankungen des Wachstums kundgibt, indem im Winter das Längenwachstum dem Massenwachstum vorauseilt, um im Frühjahr ganz besonders intensiv zu werden. Von August ab bis zum Herbst findet die stärkste Gewichtszunahme statt, während die Längenzunahme sehr gering ist oder gänzlich ausbleibt.

Es wurde behauptet, daß die Kurve der physiologischen Längenzunahme beim Menschen einer Parabel gleiche. PFAUNDLER hat gezeigt, daß dies nicht zutrifft. Hingegen ergab sich Übereinstimmung zwischen der menschlichen Wachstumskurve in ihrem extrauterinen Verlauf bis zur Vollendung des Wachstums mit einem anderen einfachen Kurventypus, der im Gegensatz zum Parabeltyp einer biologischen Deutung zugänglich ist. Das Konzeptionsalter ist proportional der Körperlänge in dritter Potenz. „Daraus leitet sich bei gleichbleibender Statur und konstanter Körperdichte Proportionalität zwischen dem Körpergewicht des Menschen in der Wachstumsperiode und seinem Konzeptionsalter ab. Man gewinnt den Eindruck, als läge hier eine denkbar einfache Regel für das Massenwachstum zutage: Konstanz der Massenzunahme in der Zeiteinheit. Sofern die physiologische Körpergewichtskurve von der Geraden abweicht, sind . . . Veränderungen der Körperdichte oder der Körperproportionen zu erwarten."

In ähnlichen Gedankengängen bewegen sich die wichtigen Feststellungen FRIEDENTHALS, der uns gelehrt hat, den Prozeß des Wachstums nicht von der Geburt, sondern vom Moment der Befruchtung der Eizelle an zu verfolgen. Die prozentische Zunahmsgeschwindigkeit der Säugetiere ist vor allem eine Funktion des absoluten Lebensalters. Eine scheinbare Wachstumshemmung zur Zeit der Erlernung des Gehens und Stehens (8.—10. Monat) läßt sich auf die dadurch bedingte Krümmungsveränderung der Wirbelsäule, auf die Kompression der Zwischenwirbelknorpelscheiben und der Gelenke zurückführen; der im folgenden Monat fast regelmäßig erfolgende Anstieg der Längenkurve auf das durch den Reiz der aktiven Bewegungen ausgelöste vermehrte Wachstum (WASER).

4. Methoden. Indices.

Selbstverständlich fehlte es nie an Versuchen, über die individuelle Körperverfassung zahlenmäßig ausdrückbare Werturteile abzugeben. Ich verweise bezüglich der schon beinahe unübersehbaren Zahl der Indices, die alle möglichen Körperproportionen zum Ausgangspunkt der Berechnung machen, auf die ausführliche Zusammenstellung bei J. BAUER. Der Krieg und die Nachkriegszeit mit ihren deletären Folgen im Ernährungszustand der mitteleuropäischen Kinder hat die breiteste Anwendung dieser Indices, hauptsächlich des PIRQUETschen Pelidisi und des ROHRERschen Index an Hunderttausenden von Kindern geboten erscheinen lassen, um einen zahlenmäßigen Anhaltspunkt für den Grad der „Unterernährung" zu gewinnen. So wertvoll eine Auffütterung der wirklich unterernährten Kinder war oder vielleicht noch ist, und so notwendig es war, eine zahlenmäßige und leicht feststellbare Unterlage für die Auswahl der auszuspeisenden Kinder zu gewinnen, so darf man sich doch darüber nicht im Unklaren sein, daß da viel nicht Zusammengehöriges vereinigt wurde, und daß es wohl kaum angeht, die auf diese Weise gewonnenen Zahlen zu wissenschaftlicher Verarbeitung auch von Fragen der Konstitutionslehre zu verwenden, wie es vielfach geschehen ist. PFAUNDLER war vielleicht der Einzige, der darauf hinwies, zu welchen unstimmigen Resultaten die rein zahlenmäßige Betrachtung der Kinder führt, sei es, nach welchem der Indices immer. Auch hier sei nicht nur individualisierende Betrachtung, sondern auch eine funktionelle Prüfung am Platze. Trotzdem werden auch noch in jüngster Zeit immer wieder Versuche gemacht, Habitus und Konstitution in Zahlen einzufangen und neue Indices aufzustellen. In Ergänzung der BAUERschen Zusammenstellung sei hier nur kurz auf die beiden neuen Indices von HÄBERLIN und SCHWEND hingewiesen, die neben dem ROHRERschen Index der Körperfülle und mit ihm zusammen ein Bild des Habitus und der Konstitution und Leistungsfähigkeit geben sollen, den Index respiratorius $= \dfrac{R \cdot L}{B}$ (R = Respirationsbreite, L = Körperlänge, B = Brustumfang), und den Index muscularis $= \dfrac{100 \cdot Dy}{O}$ (Dy = Dynamometerwert in kg, O = Oberarmumfang).

HELMREICH und KASSOWITZ stellten einen Körperfüllenindex als Funktion der gesammten Körperbeschaffenheit auf. Dieser stellt die Summe der konstitutionellen Eigentümlichkeiten des Körperbaues und des konditionell bedingten Ernährungszustandes dar. Abweichungen des Index sind nur dann der Ausdruck des jeweiligen Ernährungszustandes, „wenn der Körperbau sich nicht in wesentlichen Komponenten von dem konstitutionellen Durchschnittstypus unterscheidet". Abgesehen davon, daß uns dieser Index natürlich kein Maß der Konstitution gibt, war er auch in mehr als $^1/_4$ der untersuchten Fälle mit dem Ernährungszustand der Kinder nicht in Übereinstimmung. EDERER führt noch einen neuen Index des spezifischen Volumens ein.

5. Die „Norm".

Es muß leider konstatiert werden, daß wir Untersuchungen über die Norm im Kindesalter nur in sehr mangelhaftem Maße besitzen. Die oben genannten Arbeiten älterer Autoren beziehen sich im wesentlichen nur auf Längen- und Gewichtszunahme von der Geburt bis zur Beendigung des Wachstums, und je nachdem, ob die betreffenden Zahlen nach der individualisierenden oder nach der generalisierenden Methode gewonnen wurden, kommt in ihnen der konstitutionelle Faktor zu viel oder zu wenig zum Ausdruck. Die nach dem ersteren Verfahren erhobenen Daten betreffen meist Familienbeobachtungen. Es ist klar, daß, wenn die Mitglieder dieser Familien nicht zufällig den gewöhnlich angenommenen Durchschnittsmaßen an Körperlänge und -massen entsprechen, sondern vielleicht vorwiegend hochwüchsige oder besonders kleine Menschen sind, auch die Kinder dieser Familien diese Eigenschaften teilen werden, daß daher die betreffenden Zahlen infolge Dominierens des konstitutionellen Merkmals überdurchschnittlicher oder unterdurchschnittlicher Körperlänge und Masse zu hoch oder zu niedrig ausfallen werden. Andererseits sind die durch die generalisierende Methode gewonnenen Befunde meist am Menschenmaterial von Großstädten gewonnen mit einer durch Zuwanderung aus den verschiedensten Landes- oder Erdteilen zusammengewürfelten gemischten Population, wo sich im Rahmen der mehr oder minder großen Zahl der untersuchten Individuen die konstitutionellen Einflüsse oder Rassenmerkmale und unter diesen vorwiegend auch der Körpergröße und Masse verwischen und in den Durchschnittszahlen nicht zum Ausdruck kommen. Daher kommt es auch, daß in einer der Beobachtungsreihen CAMERERS die Zahlen für das Längenwachstum der Mädchen bis zum sechsten Lebensjahr außergewöhnlich groß sind, weil sie an einer Familie mit übermittelgroßen Kindern gewonnen wurden, während die Angaben LANDSBERGERS durchschnittlich wohl an kleineren Individuen gewonnen sind. Zukünftige Forschungen auf diesem Gebiete werden wohl mehr als bisher die Bedeutung des konstitutionellen Faktors in Betracht zu ziehen haben.

Dazu kommt noch Eines. Auch bei der Betrachtung des Einflusses der Konstitution auf das Wachstum bzw. auf Abweichungen des Wachstums von der Norm darf nicht nur die morphologische Seite des Problems ins Auge gefaßt werden, sondern auch die funktionelle verdient weitgehende Berücksichtigung. Gerade beim Neugeborenen und jungen Säugling würden wir die größten Fehler begehen, wollten wir als Gradmesser der „Normalität" lediglich bestimmte Körpergewichte und Körperlängen annehmen. Das haben vor mehr als 20 Jahren schon CZERNY-KELLER erkannt, als sie zur Definition des gesunden, id est normalen Neugeborenen nicht Körperlänge und Gewicht verwendeten, sondern nur Momente der Abstammung und gewisser Funktionen des Körpers einführten. „Wir bezeichnen ein neugeborenes Kind als gesund, wenn es von gesunden Eltern in mittleren Lebensjahren abstammt, ausgetragen und frei von wesentlichen Mißbildungen zur Welt kommt und imstande ist, unter dem Schutze schlechter Wärmeleiter sich auf normaler Körpertemperatur zu erhalten." SALGE und seine Schüler haben dann später versucht, diese funktionellen Momente der Konstitution biologisch nachzuweisen.

B. Pathologie.

1. Quellen des Wachstums und der Wachstumsstörungen.

Dieselben sind vierfacher Art:

1. Der autochthone, in der Keimanlage begründete Wachstumstrieb.
2. Keimschädigung.
3. Die Tätigkeit einiger innersekretorischer Drüsen.
4. Äußere Faktoren [1]).

Aus diesen scheiden in diesem Buche die äußeren Faktoren: Ernährung (hauptsächlich Unterernährung quantitativer oder qualitativer Art), Krankheit, Jahreszeit, Klima, soziales Milieu, Lebensführung, Körperpflege, Sport usw. als nicht hierhergehörig aus der Besprechung aus. Weiter wollen wir jene Störungen des Wachstums, von denen wir heute mit Sicherheit wissen, daß sie auf Störungen innersekretorischer Funktionen beruhen, den eunuchoiden und hypophysären Hochwuchs, weiter die myxödematöse Wachstums-

---

[1]) Eine ähnliche Einteilung trifft jüngst RÖSSLE: Wachstum und Altern. Lubarsch-Ostertag 1923.

störung, den hypophysären und thymogenen Zwergwuchs, da alle diese Bilder in den einschlägigen Büchern über Konstitutionslehre oder über innere Sekretion breit abgehandelt sind, nur registrieren, ebenso alle jene Versuche an Kaulquappen und anderen Amphibien, welche durch Fütterung mit den entsprechenden Drüsen mit innerer Sekretion im Tierexperiment in geistvoller Weise den Einfluß inkretorischer Drüsen auf das Wachstum darzutun versuchen (GUDERNATSCH, ROMEIS, ABDERHALDEN, STETTNER, HART, ADLER, SCHULZE). Als erfreuliches Zeichen mag vermerkt werden, daß wir in neuester Zeit doch schon in die Lage gekommen sind, von diesen scheinbar recht weit voneinander liegenden Arbeitsgebieten, welche die Probleme des Wachstums von so verschiedenen Seiten in Angriff genommen haben, wie es die. klinische Beobachtung relativ selten vorkommender, gleichsam von der Natur angestellter Experimente und die systematischen Laboratoriumsversuche an den dem Menschen so weit entfernten Amphibienlarven sind, zueinander Brücken zu schlagen, welche die eingangs erwähnten Quellen des Wachstums und der Wachstumsstörungen miteinander verbinden und ihre gegenseitige Abhängigkeit aufweisen. E. MÜLLER hat angenommen, daß die Vitamine den endokrinen Drüsen die Rohstoffe liefern, aus denen sie die fertige Ware, die Hormone, bereiten. GLANZMANN geht in einer jüngst erschienenen Arbeit dieser Frage des Wachstums in seiner Beeinflussung durch die verschiedenen Blutdrüsen nach. Die Steuerung des Wachstums durch die endokrinen Drüsen erfolgt durch die Schilddrüse, Hypophyse, Nebennieren, Keimdrüsen, vor allem durch die Thymus. Daß Beziehungen zwischen Thymus und Vitaminen bestehen, geht aus den Versuchen von MC CARRISON hervor, der bei Polyneuritis der Tauben, sowie bei der entsprechenden Avitaminose der Affen eine extreme Atrophie der Thymus fand. Dagegen litt die Schilddrüse verhältnismäßig wenig unter der Defektnahrung. Aus den Versuchen von MC CARRISON geht im großen ganzen hervor, daß eine vitaminfreie Ernährung auf der einen Seite eine mehr weniger hochgradige Atrophie, ja einen vollständigen Schwund hervorruft bei Thymus, Keimdrüsen und Schilddrüse. Andererseits zeigen eine vielleicht vikariierende Hypertrophie: Epithelkörperchen, Hypophyse, Nebennieren. Umgekehrt wirkt die Fütterung von endokrinen Drüsen ebenso verschieden. Fütterung von Schilddrüse wirkt wachstumsfördernd nur bei a- oder hypothyreotischen Organismen. Bei normaler Schilddrüsenfunktion und bei besonders schilddrüsenempfindlichen Tieren, wie bei den Ratten, wirkt sie wachstumshemmend, aber metamorphose- und differenzierungsfördernd. GLANZMANN untersuchte nun die Wirkung von Schilddrüsen- und Thymusfütterung auf vitaminfrei ernährte Ratten, um Beziehungen zwischen Ernährung und Hormonbildung zu studieren. Er fand nun, daß die Vitamine, soweit es sich um Wachstumsstoffe handelt, keinerlei Beziehung zur Hormonbildung der Schilddrüse haben. Offenbar hat das wirksame Prinzip der Schilddrüse eine andere Vorstufe (Tryptophan). In ähnlicher Weise wird als Vorstufe des Adrenalins Phenylalanin und Tyrosin angenommen, Verbindungen, die nicht als Vitamine anzusehen sind. Dagegen konnten einwandfreie Beziehungen der Wachstumsstoffe (Vitamin A und B) zur Thymus festgestellt werden. Fütterte er vitaminfrei ernährte Ratten mit Thymus, so setzte sofort Wachstums- und Gewichtszunahme ein, ließ er die Thymuszulage weg, so blieb das Wachstum sofort wieder stehen usw.

Sollten diese Versuche Bestätigung finden, so wäre damit ein weiterer Schritt in der Erkenntnis der Rolle der endokrinen Drüsen als Mittler zwischen exogenen und endogenen Wachstumsfaktoren getan, in ähnlicher Weise, wie sie HART, allerdings vorläufig nur auf Grund mehr theoretischer Überlegungen, als Vermittler der Vererbung erworbener Eigenschaften betrachtet.

Kehren wir zu den rein endogen bedingten Wachstumsstörungen zurück, so blieben hier noch die mongoloide Wachstumsstörung, die Chondrodystrophie, das ist die mangelhafte Fähigkeit des Knorpels, die für das Knochenwachstum notwendigen Zellreihen zu formen, ferner die Osteogenesis imperfecta in ihren beiden zeitlich getrennten Formen, und einzelne Formen der Mikromelie zu erwähnen, deren detaillierte Besprechung aber, da sie an anderer Stelle ebenfalls vielfach gegeben wurde, hier unterbleiben möge.

Dagegen mögen der Riesen- und Zwergwuchs, soweit sie nicht Krankheitssymptome, d. h. Folge einer Störung des Wachstums durch Erkrankung einer oder mehrerer endokriner Drüsen sind, sondern wirklich endogen, konstitutionell, durch innere Veranlagung bedingt sind, sowie der Infantilismus, gleichsam als Extreme der auch „normalerweise" auftretenden Störungen des Wachstums in beiden Richtungen der Vermehrung und Verminderung, ihre gesonderte Besprechung finden.

2. Minderwuchs.

Herrscht schon unter den Internisten und Konstitutionsforschern über die Abgrenzung der Begriffe Minder-, Zwergwuchs, Infantilismus nicht geringe Verwirrung, so ist dieselbe bei den Pädiatern durch Hineintragen der Begriffe Hypoplasie, Hypotrophie, Debilität, Frühgeburt zu einem wahren Chaos gesteigert worden. Es ist klar, daß Definitionen und Beschreibungen scheitern müssen, wenn dieselben Erscheinungen einmal vom morphologischen, das andere Mal vom funktionellen, das dritte Mal vom ätiologischen, das vierte Mal vom entwicklungsgeschichtlichen Standpunkt aus betrachtet werden, daß unter diesen Umständen dieselbe Erscheinung mit verschiedenen Namen belegt und demgemäß auch verschieden verstanden und aufgefaßt wird. In der Pädiatrie kommt noch eine Schwierigkeit dazu. Handelt es sich um Betrachtung von Individuen in der ersten oder gar in der zweiten Kindheit, so hat man Menschen vor sich, deren Organismen auf dem Wege zur vollentwickelten Reife sich im Aussehen und Verhalten den Erwachsenen schon sehr nähern und dementsprechend auch in Anlehnung an die von den Internisten aufgestellten Leitsätze betrachtet werden. Beim Neugeborenen und Säugling sind die Verhältnisse viel verwischter, absolute und relative Proportionen viel weniger sinnfällig und vor allem, es fehlt die Möglichkeit retrospektiver Betrachtung der bisherigen Entwicklung. Daher kommt es auch, daß, wie leider auf so vielen Gebieten der kindlichen Physiologie und Pathologie, auch in der Behandlung der konstitutionellen Wachstumsstörungen eine separatistische Betrachtungsweise des Neugeborenen- und Säuglingsalters Platz gegriffen hat, was sich in der Aufstellung neuer Namen schon nach außen hin kundgibt.

Betrachten wir zunächst einmal die Verhältnisse beim größeren Kind, so werden wir vorerst scharf die Begriffe Infantilismus und Zwergwuchs auseinanderzuhalten haben, den ersteren als entwicklungsgeschichtlichen, den zweiten als morphologischen Begriff. Wir werden mit BAUER unter universellem Infantilismus eine Entwicklungshemmung allgemeiner Natur des gesamten Organismus zu verstehen haben, wobei die Unterentwicklung, besser gesagt, das Stehenbleiben der Entwicklung, sowohl des Skeletts, als der Geschlechtsorgane, des Zirkulations- und Nervensystems, der Blutdrüsen, des lympathischen Apparates und des Seelenlebens einander koordinierte Erscheinungen darstellen. Beim partiellen Infantilismus ist nur eines oder mehrere der genannten Organsysteme betroffen. Wenn ein großer Teil der Verwirrung dadurch angerichtet wurde, daß bei Ausfall der einen oder anderen oder mehrerer Blutdrüsenfunktionen Wachstumshemmungen auftraten, und man den Infantilismus universalis als ausschließlich vom inkretorischen Apparat abhängige Störung erklären wollte, so ist daran festzuhalten, daß Infantilismus durch inkretorische Störungen nur einen Partialinfantilismus darstellt, während der universelle Infantilismus eine allgemeine Wachstumshemmung darstellt, die sämtliche Organe betrifft. Dieser universelle Infantilismus kann rein konstitutionell bedingt sein, das was MATHES als „germinativ determinierte Wachstumshemmung" bezeichnet, er kann aber auch konditionell erworben sein durch frühzeitige Hirnerkrankungen, Tuberkulose, Lues und die anderen bekannten chronischen Infektionen und Intoxikationen. Wir haben uns hier vorläufig nur mit dem ersteren zu befassen.

Was verstehen wir unter Zwergwuchs? Mit v. HANSEMANN unterscheiden wir eine Nanosomia primordialis und eine Nanosomia infantilis. Von ersterer sprechen wir dann, wenn ein Mensch schon mit kleiner Körperlänge und kleinerem Geburtsgewicht zur Welt kommt, dauernd kleinere Porportionen beibehält, sich aber im übrigen vollständig normal entwickelt, d. h. also rechtzeitige Entwicklung und Verknöcherung des Skeletts, rechtzeitiger Eintritt der Geschlechtsreife und der psychischen und geistigen Entwicklung, der „Miniaturtyp" ROSENSTERNS. Im Gegensatz dazu bezeichnen wir als Nanosomia infantilis ein anomales Stehenbleiben der Entwicklung bei vorher normalem Wachstum auf einer bestimmten Stufe, so daß der entsprechende Abschluß der Entwicklung nicht zeitgerecht erreicht wird, und ein Entwicklungsstadium, das normalerweise nur vorübergehend ist, dauernd bestehen bleibt. Beide Formen der Nanosomia können sich kombinieren, so daß Mischformen entstehen. Die Entscheidung, ob Nanosomia primordialis oder infantilis vorliegt, kann demgemäß erst bei vollendeter Pubertät gefällt werden, wie dies auch an dem jüngst publizierten Falle von C. DE LANGE zutrifft, einen 7jährigen Zwerg von 70 cm Länge, 5 kg Gewicht betreffend, dessen Intelligenz ungefähr der eines 3jährigen Kindes entsprach. Für Nanosomia primordialis spräche in diesem Falle das Geburtsgewicht von 1250 g.

Wie liegen nun die Verhältnisse beim Neugeborenen und Säugling? Hier ist nun die Verwirrung durch die Aufstellung der Begriffe der Hypoplasie und Hypotrophie, die außerdem von den verschiedenen Autoren verschieden ausgelegt werden, ferner durch die Schwierigkeit, Frühgeburten, Zwillinge und Debile irgendwie einreihen zu müssen oder zu wollen, besonders groß. Wenn man zunächst Nachschau hält, was die einzelnen Forscher unter diesen Begriff subsumieren, so ergibt sich folgendes:

Den Begriff der Hypotrophie hat VARIOT aufgestellt, um eine gewisse Gruppe von Säuglingen zu charakterisieren, die meist im Anschluß an Inanition oder sich oft wiederholende Ernährungsstörungen oder Infektionen im Längen- und Gewichtswachstum und auch in der übrigen körperlichen und geistigen Entwicklung zurückbleiben, ein Zustand, der monate- und jahrelang bestehen bleiben kann, um sich dann bei Wegfall der entsprechenden Schädlichkeiten wieder auszugleichen. KLOTZ hat diesen Begriff übernommen, aber in Gruppen unterteilt. Die eben geschilderten Zustände bezeichnet er als „sekundäre, symptomatische, temporäre Hypotrophie", wo er neben den genannten ursächlichen Faktoren noch schwere Rachitis, exsudative Diathese, Neuropathie als Momente der „Dysgenität" aufgefaßt wissen will. Zu dieser Gruppe rechnet er ferner zwei Gruppen von Säuglingen, „die sich bisher in kein System fügen ließen", die Debilen und die kranken Frühgeborenen. Im Gegensatz dazu stehe die „echte genuine Hpotrophie", bei der jedes der eben genannten ätiologischen Momente fehlt, wo sich der Zustand entweder spontan auf noch ganz unbekannte Weise oder im Anschluß an banale Gelegenheitsursachen entwickelt, jeder Behandlung Widerstand leistet und jedenfalls sehr lange andauert.

Bei dieser Einteilung scheinen mir Momente der Konstitution und der Kondition, hauptsächlich der Ernährung, zu wenig scharf getrennt und durch Bezeichnung mit demselben Namen auch nach außen zu wenig scharf gekennzeichnet. Das haben auch schon TOBLER-BESSAU erkannt, indem sie die Hypotrophie scharf von der Hypoplasie trennten. Nach TOBLER-BESSAU „gibt es zweifellos untergewichtig und abnorm klein geborene und weiterhin rückständig bleibende Kinder, bei denen irgendwie typische, greifbare Krankheitszeichen dauernd ausbleiben. Für diese Form kongenitaler Konstitutionsanomalie möchten wir den Namen Hypoplasie im engeren Sinne reserviert wissen". Wir werden gleich sehen, daß auch diese Fassung des Begriffes noch zu weit ist, da darin verschiedene Gruppen untergewichtig und zu klein geborener Kinder aufgehen.

FINKELSTEIN spricht von hypoplastischer Konstitution und unterscheidet drei Gruppen derselben. „Ein beträchtlicher Teil der Neugeborenen, die untergewichtig und unterlang zur Welt kommen,

erreicht und überschreitet sogar noch im ersten Jahr die Durchschnitts-
maße; das Wachstum eines anderen Teiles erfolgt in normaler Weise,
so daß der Unterschied zur Norm sich nicht verkleinert, aber auch
nicht vergrößert. Eigentliche Hypoplastiker sind nur die Angehörigen
einer dritten Gruppe, bei denen das Zurückbleiben mit zunehmendem
Alter immer deutlicher wird. Es entstehen dann ‚Miniaturausgaben‘
von Kindern, die auf den ersten Blick als etwas Besonderes auffallen;
Drei- und Vierjährige, die die Maße normaler Ein- oder Anderthalb-
jähriger aufweisen, wird man nicht selten antreffen. Auch weiter kann
ein entsprechendes Mißverhältnis bestehen bleiben; manches noch im
zweiten oder dritten Lebensjahr stark zurückgebliebene Kind kann das
Versäumte aber auch später bis zu einem gewissen Grade nachholen,
freilich wohl niemals bis zur wirklichen Vollwertigkeit. Als Hypoplastiker sind auch jene Kinder anzusprechen, die bei annähernd normaler Länge eine dürftige und durch keine Ernährungsweise zu
bessernde Entwicklung der Weichteile, namentlich der Muskulatur aufweisen.“ Als Ursachen der hypoplastischen Konstitution spricht FINKEL-
STEIN Lues, Tuberkulose und Alkoholismus der Eltern nur in geringem Maße an. „Größer ist wohl die Bedeutung der allgemeinen
‚Degeneration‘ der Erzeuger.“

Auch in dieser Fassung des Begriffes läßt sich viel nicht Zusammengehöriges und nicht auf demselben Boden Entstandenes subsumieren,
was schon darin zum Ausdruck kommt, daß FINKELSTEIN selbst eine
Unterteilung in die drei Gruppen vorgenommen hat.

Dagegen hat ROSENSTERN in einer jüngst erschienenen Arbeit über
„temporären Zwergwuchs“ durch Aufstellung neuer Namen und durch
Subsumierung der heterogensten Zustände in drei Gruppen, die er einfach nach der Körperlänge in Normosomie, Hyper- und Hyposomie
einteilt, die bestehende Verwirrung nur noch gesteigert. Wenn er zur
Hyposomie mit frühinfantilen Proportionen den echten Zwergwuchs,
die Nanosomia primordialis und infantilis, den Infantilismus universalis
und die Frühgeburten, zur Hyposomie mit normalen Proportionen
den reinen Miniaturtyp, die Hypotrophie und die Hypoplasie, zur Hyposomie mit Dysproportionen die Rachitis, die Mikromelie und die
Chondrodystrophie rechnet, so bedeutet das ein Zusammenwerfen der
verschiedensten, in jahrelanger emsiger Forscherarbeit mühselig voneinander getrennten Begriffe und daher einen Rückschritt.

Wenn wir nun in dieses Chaos etwas Ordnung bringen wollen, so
müssen wir uns an das erinnern, was oben über die Quellen des
Wachstums bzw. der Wachstumsstörungen gesagt wurde. Dieselben
sind vierfacher Art, und zwar: 1. der autochthone, in der Keimanlage
begründete Wachstumstrieb, 2. die Keimschädigung, bzw. Keimänderung,
3. die Tätigkeit der inkretorischen Drüsen und 4. äußere Faktoren,
wie Ernährung, Pflege, Klima, Krankheiten usw.

Ich möchte hier nicht in den Fehler verfallen, zu den bereits
aufgestellten Namen noch einen oder mehrere andere erfinden zu
wollen, ich möchte auch weiter nicht den Fehler machen, die uns
von der Natur dargebotenen Erscheinungen in das Prokrustesbett

eines Systems oder einer gewaltsamen Einteilung zu spannen, besonders, da wir es ja am Krankenbett nur selten mit reinen Formen zu tun haben, sondern meist mit Kombinationen der verschiedensten Erscheinungen und fließenden Übergängen von einer zur anderen. Es erscheint mir aber aus heuristischen Gründen unbedingt angezeigt, sich über diese Dinge möglichste Klarheit zu verschaffen, wenn sie auch für den Anfang etwas theoretisch aussehen. Wenn einmal unsere Kenntnisse in der Konstitutionsforschung weitere und tiefere sein werden als bisher, dann ist es immer noch Zeit, das aus forscherischen Gründen vielleicht etwas künstlich Getrennte, in der Natur tatsächlich gleichzeitig Auftretende und Sichtbare wieder zu vereinigen, ähnlich wie es ja jetzt in der Diathesenlehre wieder zu sein scheint.

Gehen wir also daran, die oben genannten vier Quellen des Wachstums darauf hin zu untersuchen, wie weit für eine konstitutionelle Wachstumsstörung eine dieser vier Ursachen für sich allein oder in Kombination mit einer oder der anderen in Betracht kommen kann und welche Bilder daraus resultieren: Gibt es eine Wachstumsstörung, die lediglich durch Störung des endogenen Wachstumstriebes allein zustande kommt? Die Frage ist gewiß mit Ja zu beantworten. Das sind zunächst die Kinder aus kleinen Familien.

Beispiel. L. D., ♀, geboren 12. VII. 1921. Geburtsgewicht 2600 g. Im Alter von 2 Monaten, wo ich das Kind das erste Mal sah, wog es 3200 g, war 53 cm lang, mit 5 Monaten 5400 g, 60 cm, mit 1 Jahre 8500 g, 68 cm, mit 15 Monaten 10 kg, 73 cm lang. Vollständig normale Entwicklung, die durch keinerlei ernstere Krankheiten unterbrochen wurde, rechtzeitige Zahnung, Erlernung der statischen Funktionen. Gute geistige Entwicklung. Der Vater ist 148 cm lang, die Mutter 149. Die Mutter des Vaters soll noch kleiner sein.

In diesem Falle besteht also eine ausschließlich durch die Konstitution erbanlagemäßig bedingte Herabsetzung des Wachstums. Wir haben in solchen Fällen meines Erachtens nicht das Recht, von einer „Hypoplasie" oder von „hypoplastischer" Konstitution zu sprechen, da wir mit diesen Worten ein Werturteil im Sinne einer „Minderwertigkeit" abgeben, was für diesen Fall doch nicht zutrifft. Diese Kinder zeigen eben ein in der Konstitution bedingtes, familiär bestimmtes Minderwachstum und sind ebenfalls einfach als „klein" zu bezeichnen. Übrigens werden solche Kinder nach PINARD auch mit einer abnorm kleinen Plazenta geboren. Ebenso wenig kann natürlich davon die Rede sein, bei diesen Kindern den Ausdruck Infantilismus zu gebrauchen, da wir es ja mit keinerlei Verzögerung und mit keinem Stehenbleiben der Entwicklung zu tun haben, und die Kinder ja sich vollständig normal entwickeln, nur daß sie eben niemals das bei den Durchschnittskindern gewohnte Maß des Wuchses erreichen.

Das alles mag vielleicht etwas banal erscheinen, gewinnt aber sofort an Bedeutung, wenn wir uns vorstellen, daß dieses Zurückbleiben des Wachstums, das, immerhin noch in den Bereich des „Normalen" oder Gewohnten fallend, reichlich oft vorkommt, einmal exzessivere Grade annimmt, daß so ein Kind am Ende des ersten Lebensjahres nicht 68 cm, wie das oben genannte, sondern vielleicht nur 55 cm mißt, daß es mit 10 Jahren nur 100 cm lang ist, also an Länge einem Vierjährigen gleichkommt und auch das entsprechende Mindergewicht hat — und wir haben den Zwerg vor uns, einen „Miniaturtyp", aber durchaus nicht den Miniaturtyp, denn wir werden sehen, daß das, was mit diesem Namen bezeichnet wurde, auch auf andere Weise entstehen kann. Wir finden dann ein zwerghaft kleines Individuum mit normalen Proportionen, mit normaler Entwicklung des Skeletts und der übrigen Organsysteme und mit normaler geistiger und seelischer Entwicklung, mit einem Wort, das ist dann die Nanosomia primordialis. Nicht dagegen haben wir in diesem Falle von Infantilismus zu sprechen, da keinerlei Stehenbleiben der Entwicklung weder des gesamten noch eines Teiles des Organismus statthat.

An dieser Stelle mag auch kurz die Frage der Erblichkeit der Körperlänge gestreift werden. Ich glaube sie, trotz mancher zweifelnder Bemerkungen in der Literatur (vgl. PEIPER) als gesichert bejahen zu sollen. Allerdings dürfte ich erst in einigen Jahren, bis die einschlägigen Beobachtungen abgeschlossen sein werden, in der Lage sein, dies zahlenmäßig nachweisen zu können. Zumindest sprechen auch einige Beobachtungen beim Gegenstück des verminderten Wachstums, beim Gigantismus (vgl. später) dafür, daß es sich in manchen Fällen um echte Vererbung handelt.

So klar die Verhältnisse bei den vorhin genannten Fällen liegen, so unklar sind sie in jenen, wo Kinder zu irgendeiner Zeit der intra- oder extrauterinen Entwicklung ohne erkennbare äußere oder innere Ursachen im Wachstum gehemmt werden und für die wir die Bezeichnung der Hypoplasie oder hypoplastischen Konstitution reserviert wissen möchten. Die diesbezüglichen Feststellungen gründen sich eigentlich nur auf eine einzige Arbeit von OPITZ. Derselbe stellte Untersuchungen an 73 reifen Kindern an, die mit Untergewicht zur Welt kamen. Die Untersuchungen nach Jahren ergaben nun die Ergebnisse, auf Grund deren FINKELSTEIN die oben zitierte Einteilung in drei Gruppen trifft, in solche, die ihr Gewichts- und Längendefizit in meist kurzen Zeiträumen einbrachten oder den Durchschnitt sogar überschritten, in solche, wo die Distanz zwischen den Durchschnittsmaßen und den beobachteten so ziemlich gleich blieb, und in solche, die dauernd hinter dem Durchschnitt zurückblieben.

Meines Erachtens liegt überhaupt kein Grund vor, die erste Gruppe von Kindern zur konstitutionellen Hypoplasie zu rechnen. Da viele der Kinder ihr Gewichts- und Längendefizit in relativ kurzer Zeit eingebracht, bzw. überschritten haben (viele schon innerhalb des ersten Jahres), im übrigen aber sich gerade bei diesen Kindern die Dissoziation von Längen- und Gewichtswachstum besonders auch darin zeigt, daß die Länge hinter dem Durchschnittswert fast kaum merklich zurückbleibt, so daß es sich tatsächlich also fast nur um ein Untergewicht bei der Geburt handelt, so kann man wohl eher annehmen, daß es sich in diesen Fällen entweder um ein konditionell bedingtes Zurückbleiben des Massenwachstums in der intrauterinen Periode gehandelt hat, oder daß Faktoren im Spiele waren, über die wir weiter unten noch sprechen wollen. Wirkliche konstitutionelle Hypoplastiker sind nur die Angehörigen der dritten Gruppe.

Wir werden also als Hypoplasie jene Konstitutionsanomalie zu bezeichnen haben, bei der ohne erkennbare äußere Ursache das Wachstum der Länge und des Gewichts in irgendeinem Punkte der intra- oder extrauterinen Entwicklung verlangsamt und gehemmt oder unter Umständen sogar ganz zum Stillstande gebracht wird. Wir haben also in diesem Falle von einem Infantilismus, bzw. Fötalismus zu sprechen. Wir finden in diesen Fällen im Gegensatz zu der ersten Gruppe außer den genannten Erscheinungen Verspätung der Erlernung der statischen Funktionen, Verspätung der geistigen und seelischen Entwicklung, gesteigerte Empfänglichkeit für Infektionen aller Art, Auftreten anderer Konstitutionsanomalien, hauptsächlich Rachitis und Spasmophilie und vor allem Rückständigkeit der Magendarmfunktion und des Stoffwechsels (vgl. später).

Dabei ist meines Erachtens bei der Beurteilung, ob es sich um Hypoplasie handelt oder nicht, das Geburtsgewicht nicht von ausschlaggebender Bedeutung. Gewiß dürften die meisten der hierhergehörigen Fälle schon mit Untergewicht zur Welt kommen, ich verfüge aber über eine ganze Reihe von Fällen, in denen das Geburtsgewicht entweder normal war oder sich nur wenig unter dem Durchschnitt hielt, und die späterhin doch alle Zeichen der Hypoplasie darboten.

Beispiel: F. K., ♂, geboren 11. IV. 1916 mit einem Geburtsgewicht von 3100 g. Ernährung an der Brust, mit 5 Monaten Zufütterung. Nimmt nur sehr langsam zu, entwickelt sich aber ganz ungestört. Zahnung erst mit 10 Monaten, Erlernung des Gehens mit 18 Monaten, des Sprechens mit 2 Jahren. Gewicht am Ende des 1. Jahres 8400 g, Länge 69 cm. Derzeit ist der Knabe, der immer zart und mager war, aber frei von irgendwelchen Krankheitszeichen ernster oder dauernder Art, über 7 Jahre alt, wiegt knapp 20 kg und ist 108 cm lang. Geistige Entwicklung tadellos. Seine derzeit 5jährige Schwester hat eine ganz ähnliche Entwicklung genommen.

Hier hat sich also das Zurückbleiben der Längen- und Gewichtszunahme erst im extrauterinen Leben geltend gemacht. Wird die Hypoplasie schon intrauterin „manifest", so ergeben sich die bekannten Bilder von Unterlänge und Untergewicht bei der Geburt, wo dann die Differenz gegenüber dem Durchschnitt im Verlauf der Entwicklung immer größer wird, wie das z. B. bei der Cousine der beiden eben genannten Kinder der Fall ist.

G. T., die Mutter des Kindes, ist die Schwester des Vaters der beiden eben genannten. Geburtsgewicht 2400 g, Länge 45 cm. Gewicht im Alter von 6 Monaten 5800, von 12 Monaten 7080, von 18 Monaten 9800 g, Länge 78 cm. Dentition rechtzeitig, Verspätung der Erlernung der statischen Funktionen, normale geistige Entwicklung.

Fragen wir bei diesen Fällen nach den Quellen der Konstitutionsstörung, so müssen wir wohl annehmen, daß es sich in der Mehrzahl der Fälle nicht um eine Störung des endogenen Wachstums allein handelt, denn nur in einer kleinen Zahl solcher Fälle hören wir, daß ein oder beide Elternteile auch Hypoplastiker sind, sondern um eine Keimschädigung oder um eine Kombination beider Faktoren. Hierher gehören die bekannten Schädigungen durch die chronischen Infektionen (Tuberkulose, Lues, Malaria, Pellagra usw.) und Intoxikationen (Alkohol, Blei, Quecksilber usw.), ferner besonders hohes Alter der Eltern (vgl. PFIPER, Die Minderwertigkeit der Kinder alter Eltern);. nach meinen Erfahrungen zeigen oft Kinder von Eltern, hauptsächlich von Müttern mit ausgesprochenem schweren Habitus asthenicus (vgl. später) die Zeichen von Hypoplasie. Im übrigen spricht FINKELSTEIN auch jene Kinder als Hypoplastiker an, „die bei annähernd normaler Länge eine überaus dürftige und durch keine Ernährungsweise zu bessernde Entwicklung der Weichteile, namentlich der Muskulatur aufweisen." Daß mit Wahrscheinlichkeit Keimschädigungen in erster Linie für das Zustandekommen der Hypoplasie verantwortlich zu machen sind, zeigen die unfreiwilligen Experimente einer Keimschädigung durch Röntgenstrahlen (ASCHENHEIM, STETTNER), von denen mir besonders der letztere Fall beweisend erscheint, da die erhebliche Wachstumshemmung zwar mit verschiedenen Mißbildungen und Störungen des Zentralnervensystems verbunden war, letztere aber doch nicht so hochgradig waren wie in dem Falle von ASCHENHEIM, wo die Mikrocephalie allein hätte die Wachstumsstörung bedingen können. Es ist klar, daß solche Fälle natürlich nur Extreme darstellen, aber sie erscheinen wichtig zur Beurteilung der alltäglichen Vorkommnisse der Klinik.

Bisher haben wir uns bei dem Versuche, das Wesen der hypoplastischen Konstitution zu erklären, lediglich mit den autochthon chromosomalen Einflüssen beschäftigt[1]. Es ist aber noch die dritte Quelle konstitutioneller Veränderungen für die Entstehung des fertigen Bildes in Erwägung zu ziehen, und das ist die Tätigkeit der Blutdrüsen. Daß die Mehrzahl der inkretorischen Drüsen ihre Tätigkeit schon intrauterin entfaltet, steht außer Zweifel und wird durch jene angeborenen Krankheitsbilder bestätigt, die durch einen Ausfall der betreffenden innersekretorischen Drüsen zustande kommen [angeborenes Myxödem (HOCHSINGER, FRIEDJUNG, WIELAND, ABELS, SIEGERT, neuestens besonders schöne Beobachtungen von FEER), angeborene Thymusstörungen usw.]. Es ist jedenfalls anzunehmen, daß die Blutdrüsen ihren das Wachstum regulierenden, teils protektiven, teils hemmenden Einfluß auch schon intrauterin und beim Neugeborenen und jungen Säugling geltend machen und daß ein ja durchaus möglicher Ausfall dieses Einflusses einer oder mehrerer innersekretorischer Drüsen sich in Störungen des Wachstums und der Organisation des jungen Körpers äußert, daß also mit einem Wort neben den autochthon chromosomalen Einflüssen bei der Entstehung der Hypoplasie auch hormonale, sei es direkt, sei es indirekt auf dem Umwege über die Beeinflussung eben des Wachstumstriebes mit im Spiele sind. So wäre es bei der oben genannten

---

[1] Es muß betont werden, daß das, was wir beim Säugling als hypoplastische Konstitution bezeichnen, sich keineswegs mit BARTELS Status hypoplasticus deckt und daher nicht verwechselt werden darf.

ersten Gruppe der Hypoplastiker (nach FINKELSTEIN), Kinder betreffend, die zwar reif, aber mit Untergewicht und Unterlänge zur Welt kommen, das Versäumte aber in kürzester Zeit wieder einholen, durchaus vorstellbar, daß die chromosomale Störung des Wachstumstriebes nur von untergeordneter Bedeutung wäre, denn sonst würde das Zurückbleiben des Wachstums doch dauernd sein, und daß nur ein zeitweiliges Nachlassen der hormonalen Beeinflussung des Wachstums stattgefunden hat, das später wieder ausgeglichen wurde. Wir werden ähnliches später bei der Besprechung gewisser Habitusformen sehen. Natürlich bin ich mir vollkommen bewußt, damit nur eine Arbeitshypothese durchaus theoretischer Natur gegeben zu haben, aber unsere derzeitigen Kenntnisse bzw. Methoden gestatten es uns vorläufig noch nicht, für solche Anschauungen exakte Nachweise zu bringen. Die wenigen Versuche, die gemacht wurden, Störungen sicher inkretorischer Art im Kindesalter mittels des ABDERHALDENschen Dialysierverfahrens nachzuweisen (SINGER, BEUMER, ROMINGER), stehen noch auf durchaus schwachen Füßen oder haben kein greifbares Resultat ergeben. Wie in so vielen Kapiteln dieser jungen Wissenschaft der Konstitutionsforschung ist es bei dem derzeitigen Stand unseres methodischen Könnens leichter möglich, aber vielleicht auch wichtiger, Anregungen zu geben, die weite und wichtige Arbeitsgebiete umfassen, als fertige Resultate auf einem beschränkten Arbeitsterrain zu bringen.

Und somit wäre nur noch die Frage der Hypotrophie zu erledigen. Wir haben oben die Definition des von VARIOT aufgestellten Begriffes gegeben. Darüber sind sich alle Autoren einig, daß die Hypotrophie nur unter dem Einfluß von Ernährungsschäden, die meist sich häufig wiederholen, nach TOBLER-BESSAU auch unter dem Einfluß von sich wiederholenden Infekten zustande kommt. In dieser Umgrenzung des Begriffes kommt aber der konstitutionelle Faktor nicht gebührend zur Geltung. Denn das Bild des Zurückbleibens im Wachstum, der Abmagerung, der Herabsetzung der Immunität usw., das lediglich unter dem Einfluß sich wiederholender Ernährungsstörungen oder Infekte resultiert, das aber in absehbarer Zeit rückbildungsfähig ist und normalem Wachstum Platz macht, nennen wir nach CZERNY-KELLER Atrophie, nach FINKELSTEIN Dekomposition. Daß bei diesen Zuständen auch Störungen des Längenwachstums statthaben, daß das Zurückbleiben nach Ausheilung der Erkrankung wieder eingeholt wird, hat seinerzeit STOLTE gezeigt. Hypotrophisch dagegen wird nur ein Säugling mit konstitutioneller Hypoplasie. Dieses oft jahrelange Zurückbleiben an Länge und Masse zu einer Zeit noch, wo von einer Ernährungsstörung keine Rede mehr ist, wo Körperzusammensetzung und Toleranz längst wieder normal geworden sind, kann nur auf konstitutioneller Basis erwachsen, kann nur dann zustande kommen, wenn eine Verminderung des Wachstumstriebes schon vor der akuten oder chronischen Erkrankung sich in einem Zurückbleiben der Körperproportionen äußerte oder wo eventuell die Konstitutionsanomalie durch die Ernährungserkrankung erst ausgelöst und manifest wurde. Damit wäre der Begriff der Hypotrophie eigentlich überflüssig geworden, man könnte ein solches Kind eben einen Hypoplasten nennen, der akut oder chronisch ernährungskrank war oder noch ist, oder man könnte das fertige Zustandsbild Hypoplasie + Atrophie benennen. Aber da sich der Name der Hypotrophie einmal eingebürgert hat, so ist nichts dagegen einzuwenden, ihn zu belassen, sofern man sich darüber klar ist, was darunter zu verstehen ist, und ihn nicht durch Unterteilung und Hineinbeziehen der eigentlichen Hypoplasie verwischt oder verwässert. Im Sinne der Konstitutionslehre muß jedenfalls die Hypoplasie der übergeordnete Begriff bleiben.

3. Frühgeburten, Debile.

Nach dem Gesagten wird es nicht schwer sein, die Begriffe der Frühgeburt und der Debilität, die vielfach mit Hypoplasie und Hypotrophie zusammengeworfen wurden, von diesen beiden loszulösen. Der Begriff der Frühgeburt, des Zufrühgeborenseins, ist ein rein zeitlicher Begriff und eine Funktion der Reife bzw. Unreife. Der Begriff der Debilität ist ein rein funktioneller, der Fähigkeit oder Unfähigkeit eines Neu- oder Frühgeborenen, sich den Anforderungen des extrauterinen Lebens anzupassen. Die Debilität kann natürlich auch konstitutionell begründet sein. Mit Wachstumsstörungen an sich brauchen diese beiden Begriffe nichts zu tun zu haben. Nehmen wir an, daß ein Fötus sich vollständig normal entwickelt und daß es infolge eines äußeren Ereignisses (Trauma, schwerer psychischer Affekt der Mutter) zur vorzeitigen Geburt kommt, so ist das betreffende frühgeborene Kind natürlich kleiner und leichter als ein normal geborenes, es zeigt Abweichungen in seiner Körperzusammensetzung, da wir wissen, daß gewisse Stoffe (hauptsächlich Salze) erst in den letzten Wochen der Schwangerschaft im kindlichen Körper als „Depot" eingelagert werden, und wird eben infolge dieser Defekte, so dieselben nicht postnatal zu decken sind, gewisse Erscheinungen darbieten, die auf diese Defekte zurückzuführen sind (Anämie, Weichschädel usw.), es wird, rein äußerlich betrachtet, auch einige Monate nach der Geburt kleiner und kürzer sein als ein zur normalen Zeit geborenes Kind, aber von einer konstitutionellen Wachstumsstörung kann dabei natürlich nicht die Rede sein. Wenn wir mit FRIEDENTHAL und PFAUNDLER das Wachstum vom Moment der Konzeption aus betrachten, verläuft bei diesen Kindern der Wachstumszuwachs durch die vorzeitige Geburt ebensowenig unterbrochen wie bei einem rechtzeitig geborenen Kinde.

Anders natürlich, wenn die Frühgeburt nicht infolge eines äußeren Ereignisses, sondern infolge einer konstitutionellen Abweichung von der Norm bei einem oder bei beiden Eltern erfolgte. Dabei ist es natürlich durchaus möglich, daß infolge konstitutioneller Abartung oder infolge von Keimschädigung bei einem oder beiden Eltern auch eine konstitutionelle Wachstumsstörung beim Fötus, eine konstitutionelle Hypoplasie vorhanden ist oder daß eine anderweitige konstitutionelle Störung vorliegt, die ihrerseits wieder zur Wachstumsstörung beim Kinde führt. Ja die Neigung zur Frühgeburt an sich kann, wie wir aus der alltäglichen Erfahrung wissen, konstitutionell begründet sein.

Da, wie wir weiter wissen, Frühgeburten viel häufiger infolge Keim-schädigung der Eltern oder durch konstitutionelle Abartung derselben erfolgen als infolge äußerer Ereignisse, so werden naturgemäß Früh-geborene mit Wachstumsstörung öfter zur Beobachtung kommen als Frühgeborene ohne solche. Wir werden also in diesen Fällen von Frühgeburten + Hypoplasie zu sprechen haben.

Die Debilität ist wiederum ein funktioneller Begriff, die mangelnde Fähigkeit des Neugeborenen, sich dem extrauterinen Leben anzupassen; hierunter ist vor allem die Unfähigkeit, „unter dem Schutze schlechter Wärmeleiter sich auf normaler Körpertemperatur zu erhalten", die mangelhafte Nahrungstoleranz, die Herabsetzung der Respirations- und Zirkulationstätigkeit, mit einem Worte die Herabsetzung der Körper-funktionen zu verstehen. Dementsprechend braucht ein debiles Kind weder frühgeboren noch hypoplastisch zu sein.

Beispiel. L. E., ♂, geboren 11. XII. 1919 mit einem Geburtsgewicht von 3000 g, Körperlänge 50 cm. Vater 52, Mutter 23 Jahre alt. Vater soll einmal Lues gehabt haben, ist aber seit Jahren Wassermann-Negativ. Mutter gesund. Am Kind ist keinerlei pathologischer Befund zu erheben. Sehr mangelhafte Trinklust trotz ausreichender Menge bei der Mutter, kann ohne Wärmeflasche seine Körpertemperatur nicht halten, atmet sehr oberflächlich. Wiederholt An-fälle von „Herzschwäche", die mit Campher und Coffein bekämpft werden müssen. Dieser Zustand hält durch viele Wochen an, ohne daß jemals irgend-ein organischer Befund an dem Kinde hätte erhoben werden können. Perioden besseren Trinkens und ganz guter Zunahme, in denen auch zeitweilig die Wärmeflaschen entfernt werden konnten, wechselten mit solchen, wo das Kind ängstlich überwacht und gefüttert werden mußte, wo sogar zeitweilig zur Sonden-fütterung gegriffen werden mußte. Wassermannreaktion zweimal negativ, Pirquet negativ. Im Alter von 4 Monaten starb das Kind, ohne daß irgendeine akute Todesursache hätte festgestellt werden können, wie die Pflegerin sagte, „es schlummerte langsam hinüber".

Daß umgekehrt nicht jede Frühgeburt debil ist, wissen wir aus der täglichen Erfahrung, selbst Kinder mit starkem Untergewicht halten ihre Temperatur ohne künstliche Nachhilfe, zeigen sich sehr saug-kräftig und trinklustig und haben niemals üble Zufälligkeiten von Seite der Respiration oder Zirkulation, zeigen nicht den, auch durch Hunger nicht zu störenden Schlaf, schreien kräftig usw. Daß dasselbe von wirklichen Hypoplastikern gelten kann, ergibt sich von selbst. In einem bemerkenswerten Artikel „Schwachgeburt und ärztliche Praxis" hat kürzlich SCHOEDEL auf diese Verhältnisse aufmerksam gemacht, wenn auch einzelnen Details seiner Einteilung nicht ganz zugestimmt werden kann.

Unter diesen Umständen erscheint es müßig, die Lebensfähigkeit eines Kindes nach gewissen Körpermaßen zu beurteilen, wie es seiner-zeit REICHE getan hat. Viel wichtiger erscheint es zu beurteilen, ob ein untergewichtig geborenes Kind eine Frühgeburt, ein debiles Kind, ein Hypoplast oder einfach ein kleines Kind kleiner Eltern ist.

Es ist weiters selbstverständlich und wird ja gewiß für eine große Zahl von Fällen zutreffen, daß Hypoplasten oder Frühgeburten debil sind, oder daß ein hypoplastisches Kind frühgeboren wird oder gleichzeitig debil ist. Hier hat es sich nur darum gehandelt, einmal eine reinliche Scheidung der Begriffe vorzunehmen, was nicht nur von theoretischem, sondern auch von eminent praktischem Interesse ist.

4. Mehrwuchs.

Von erheblich geringerem Interesse, weil weitaus seltener vorkommend, sind die Fälle von gesteigertem Wachstumstrieb. Sie werden gewöhnlich als Gigantismus bezeichnet. Es wäre vielleicht besser, sie im Gegensatz zur Hypoplasie, da sie ja, wie wir gleich sehen werden, das gerade Gegenstück zu dieser darstellen, als Hyperplasie bzw. als hyperplastische Konstitution zu benennen. Dagegen möchte ich den von KLOTZ gebrauchten Ausdruck Hypertrophie ablehnen, da mit diesem Namen zum Ausdruck gebracht würde, daß diese Zustände Folgen der Ernährung wären, was ja sicher nicht zutrifft.

Es sind das Kinder, die schon mit erheblich größerem Geburtsgewicht und größerer Körperlänge, als es dem Durchschnitt entspricht, geboren werden, zumindest im ersten Lebensjahr einen gesteigerten Wachstumstrieb (und dementsprechend auch gesteigerten Nahrungsbedarf) aufweisen, im Laufe der Kindheit aber gleicht sich der Vorsprung mehr und mehr aus, so daß nur in wenigen Fällen bei Beendigung des Wachstums erhebliche Differenzen gegenüber der Norm bestehen. Immerhin werden dabei diese Kinder späterhin überdurchschnittlich groß. Beeinträchtigt wird das Wachstum späterhin vielleicht dadurch, daß, wie KLOTZ hervorhebt, bei dem enormen Bedarf an Ca im ersten Lebensjahr, den zu rasch wachsende Organismen haben und der in der Frauenmilch nicht gedeckt erscheint, wenn nicht sehr rechtzeitig sachgemäß beigefüttert wird, solche Kinder rachitisch werden, was natürlich dem gesteigerten Wachstumstrieb entgegenwirkt (vgl. später).

Wir wollen hier von den durch Erkrankungen der Blutdrüsen hervorgerufenen Formen des eunuchoiden und hypophysären Hochwuchses absehen, weiter den partiellen Riesenwuchs in seinen verschiedenen Formen, die Arachnodaktylie und die Akromegalie, welch letztere im frühen Kindesalter überhaupt nicht vorzukommen scheint (THOMAS usw.), aus der Betrachtung ausschalten. Erinnern wir uns wieder an das, was oben über die Quellen des Wachstums und der Wachstumsstörungen gesagt wurde, so kommen als Ursache für die Hyperplasie lediglich die Störung, in diesem Falle die Steigerung des endogenen Wachstumstriebes, allenfalls Keimveränderungen in Betracht. Veränderungen der Blutdrüsen für diese Fälle anzunehmen, wie es FALTA tut, lehnen sowohl BAUER als THOMAS ab. Daß es sich tatsächlich nur um eine Steigerung des autochthonen Wachstumstriebes, also um eine Konstitutionsstörung s. s. handelt, geht daraus hervor, daß die wenigen in der Literatur niedergelegten Fälle, soweit darauf geachtet wurde, von Eltern abstammten, von denen mindestens der eine Teil überdurchschnittliche Maße aufwies (THOMAS). Auch in dem folgenden, von mir kürzlich beobachteten Fall trifft dies zu.

H. W., ♂, geboren 11. IX. 1922. Der Großvater des Kindes soll besonders groß gewesen sein, der Vater ist 186 cm lang, 85 kg schwer, die Mutter von durchschnittlicher Größe. 4 Schwestern des Vaters sind ebenfalls mittelgroß. Das Kind hatte ein Geburtsgewicht von 4360 g, eine Länge von 55 cm, gedieh bei etwas über dem Durchschnitt gebotenen Trinkmengen ausgezeichnet, bei der Aufnahme eine vorübergehende Craniotabes (vgl. oben KLOTZ), zahnte aber rechtzeitig und ist heute im Alter von 1 Jahr 88 cm lang, 14250 g schwer, im übrigen vollständig proportioniert.

5. Wachstum in der Kindheit.

Die Gesetze für das normale Wachstum in der Kindheit sind in den Zahlen von CAMERER und HEUBNER und in denen der anderen oben genannten Autoren niedergelegt. Abweichungen von der Norm nach oben und unten sind bei den ausschließlich durch Steigerung oder Verminderung des autochthonen Wachstumstriebes bedingten konstitutionellen Störungen zu erwarten und vorhanden. Bei der Hyperplasie gleichen sich die Differenzen, wie oben erwähnt, späterhin annähernd aus, doch bleiben Kinder, die als „Riesenkinder" geboren werden, sofern sie von länger dauernden Krankheiten verschont bleiben, immer überdurchschnittlich lang, meist auch über den Durchschnitt schwer. Aber auch die als Hypoplasten geborenen Kinder tragen während der ganzen Kindheit ihr Merkmal der unterdurchschnittlichen Körpermaße. Ob Hypoplasten mit oder nach Abschluß der Pubertät normale Maße erlangen können, darüber fehlen noch die hierzu notwendigen jahrelangen Beobachtungen an einzelnen Individuen. Mit der generalisierenden, statistischen Methode ist hier wohl nicht viel anzufangen.

Mit zunehmendem Alter machen sich natürlich äußere Einflüsse auf das Längen- und Gewichtswachstum in immer höherem Grade geltend und sind daher geeignet, die beim Neugeborenen und jungen Säugling ziemlich reinen Verhältnisse, wie sie durch die Konstitution bedingt sind, zu verwischen. Hauptsächlich ist es die Ernährung, die geeignet ist, das Wachstum an Länge und Gewicht so zu gestalten, daß die ursprünglichen Verhältnisse beinahe auf den Kopf gestellt und unser Urteil getrübt wird. Es ist ein bleibendes Verdienst PFAUNDLERS, nachdrücklich auf diesen Umstand hingewiesen und die richtigen Gesichtspunkte wieder hergestellt zu haben. Daß es neben der Ernährung auch auf die Pflege, Lebensführung, Möglichkeit der körperlichen Betätigung, das ganze soziale Milieu ankommt, ist ja dann selbstverständlich. HILLE hat vor kurzem die strenge Trennung der Begriffe „untervoll" und „unterspeist" nach ihrer Entstehung durch endogene und exogene Faktoren durchgeführt. Nur kann meines Erachtens die Dicke des Fettpolsters als Maß des Ernährungszustandes kaum aufrechterhalten werden, wie dies früher schon BATKIN betont hat. Ebenso hat PFAUNDLER an den durchschnittlich übermaßigen Kindern der Reichen gezeigt, daß nicht, wie bisher, diese die Norm darstellen und daß die durchschnittlich untermaßigen Armenkinder das Artwidrige darstellen, sondern daß die Verhältnisse umgekehrt liegen. Es lassen sich daher Anhaltspunkte gewinnen, daß in der

Übermäßigkeit der Reichen das Artwidrige gelegen ist, da diese reichen Kinder nicht nur in gewissen Körperfunktionen, sondern auch in der relativen Breitenentwicklung ihren kleineren Altersgenossen aus der armen Bevölkerung unterlegen sind. Wenn bisher das Gegenteil angenommen wurde, so liege das an der Verwendung fehlerhafter Proportionsindices. Pfaundler meint, daß in den Kreisen der wohlhabenden Bevölkerung die Kinder einem präzipitierten, einseitig beschleunigten Längenwachstum anheimfallen und vergleicht sie mit den Wassertrieben von Treibhauspflanzen. Die Ursachen für diese Proteroplasie, das artwidrige Vorschieben und künstliche vorzeitige Reifen dieser Kinder der reichen Städter sind rein exogener Natur.

Umgekehrt haben wir im Massenexperiment der Kriegs- und Nachkriegsernährung nicht nur die gewichts-, sondern auch die längenwachstumshemmende Wirkung der quantitativen und qualitativen Unterernährung gesehen, aber auch da zeigt sich die Bedeutung des konstitutionellen Faktors. Die früher fetten Kinder zeigten wesentlich größere Einbußen an Gewicht wie die ohnedies mageren (Schlesinger), auch erfolgen die Gewichtsverluste im Hunger bei Mädchen vorwiegend auf Kosten des Fettgewebes, bei Knaben auch auf die des Eiweißbestandes (Stefko).

Und die Erfolge und Mißerfolge der Ausspeisungen und Auffütterungsversuche im Auslande während der Nachkriegszeit illustrierten so recht die Wichtigkeit des konstitutionellen Faktors. Wer, wie ich als Fürsorgearzt, Gelegenheit hatte, Tausende von Kindern vor und nach einer Periode der Ausspeisung oder vor und nach einer Auslandsreise zu untersuchen, der konnte sich nicht wundern, daß bei der Auswahl der Kinder nach den üblichen Indices nur die wirklich Unterernährten an Gewicht zunahmen und sich erholten, während die konstitutionell Mageren weiter mager blieben. Einem Hypoplasten kann man durch Mast, Verbot von Bewegung usw. vielleicht 1—2 kg Körpergewichtszunahme beibringen, zu einem Kinde mit normalem Wachstumstrieb nach Länge und Masse kann man ihn dadurch nicht machen.

Doch soll über das „magere" Kind des Schulalters, weiter über gewisse Formen des Fettansatzes bei Besprechung der Habitusformen später noch ausführlich gesprochen werden.

Es erübrigt nur noch, an dieser Stelle jener konstitutionell bedingten Veränderungen der Wirbelsäule zu gedenken, welche, abgesehen von der Formveränderung, auch eine Beeinflussung der Körperlänge bedingen. Nach Schlesinger sind die konstitutionellen Verbiegungen primär zurückzuführen auf eine Schwäche des Stützapparates der Wirbelsäule und sind zu betrachten als eine „myo-, desmo-, osteopathische Konstitutionsanomalie". Schlesinger rückt das konstitutionelle Moment durchaus in den Vordergrund, betrachtet Schulbesuch, Beschränkung der freien Bewegung nur als in lockerer Beziehung zu den Verkrümmungen der Wirbelsäule stehend. Als auslösend kommt das gesteigerte Längenwachstum in Betracht, wofür als Beweis geführt wird, daß insbesondere die Kinder mit konstitutioneller sagittaler

Verbiegung länger sind, als es dem Durchschnitt der Allgemeinheit entspricht.

6. Geschlechtsreife und Wachstum.

Über den Einfluß der Geschlechtsreife auf das Wachstum, die Umbildung der kindlichen Körperproportionen zu denen des Erwachsenen, deren Einfluß auf geistiges und Seelenleben, den Zusammenhang zwischen Keimdrüsen und sekundären Geschlechtscharakteren, sowie die zeitlichen Verschiebungen der Pubertät im Sinne des vorzeitigen Eintritts von Menstruation und Ejakulation und den Einfluß des Eintritts vorzeitiger Geschlechtsreife auf das Wachstum einerseits, das Entstehen von Infantilismus bei verspätetem Eintritt der Geschlechtsreife andererseits, soll hier nicht berichtet werden, da die einschlägigen Beobachtungen an anderen Stellen, hauptsächlich in den auf jahrelangen Beobachtungen fußenden Arbeiten NEURATHS, niedergelegt sind. Gewisse, für die vorliegenden Betrachtungen notwendige Erscheinungen sollen später unter den Habitusformen des Kindesalters abgehandelt werden.

Drittes Kapitel.

Konstitution und Habitus.

Das Studium der äußeren Körperform ist eine Wissenschaft verhältnismäßig ganz jungen Datums. Was darüber vorliegt, bezieht sich zudem fast ausschließlich auf Erwachsene. Für das Kindesalter liegen einschlägige Beobachtungen fast gar nicht vor. Es wird sich also darum handeln, zunächst die an Erwachsenen gefundenen Ergebnisse auf die Verhältnisse des wachsenden Organismus anzuwenden, zu sehen, ob das, was an Erwachsenen gefunden wurde, auch für das Kindesalter zutrifft, und die Folgerungen, die aus den Beobachtungen am Erwachsenen über die Genese des Habitus gezogen wurden, am Neugeborenen, Säugling und Kinde nachzuprüfen. Bietet uns die äußere Erscheinung eines Erwachsenen, der Phänotypus, ein von vornherein untrennbares Gemisch der durch Vererbung überkommenen Eigenschaften und der durch Einwirkung der Umwelt oder, um mit BAUR, FISCHER und LENZ zu sprechen, der Peristase erworbenen „Paravariationen", so zeigt uns das Neugeborene, da Umweltwirkungen bei ihm noch nicht zur Geltung gekommen sind, nur die durch Mixovariation, d. h. durch Vermischung der beiden verschiedenen elterlichen Vererbungsrichtungen oder durch Idiovariation, d. h. durch Abänderung des Idioplasmas selbst entstandenen Eigenschaften. In dieser Hinsicht haben also die vorliegenden Beobachtungen nicht nur für den Kinderarzt, sondern auch für den Konstitutions- und Vererbungsforscher Bedeutung.

1. Methodisches.

Die alte WUNDERLICHsche Einteilung in eine starke, reizbare und eine schlaffe Konstitution käme für Betrachtungen an Säuglingen wohl nicht in Betracht, eher schon die TANDLERsche Einteilung nach dem

Muskeltonus in hyper-, hypo- und normaltonische Menschen. Da aber, wie wir wissen, im Säuglingsalter der Muskeltonus nur in gewissen Fällen eine ausschließliche Funktion der Konstitution, vielfach aber Folge der Ernährung ist (Reiss), konnte diese Einteilung auch nicht verwendet werden. Da diese auf funktionelle Eigenschaften gestützten Einteilungsprinzipien nicht befriedigten, so wendeten wir uns den schon von Rokitansky, später von Beneke begründeten, auf anatomischen Beobachtungen fußenden Maßstäben zu. Hier war es vor allem die von Sigaud und seinen Schülern Chaillou und Mac Auliffe getroffene Einteilung in vier Typen, den Typ respiratoire, digestif, musculaire und cérébral, die uns am meisten für die Anwendung im Kindesalter geeignet erschienen. Die von Kretschmer getroffene Einteilung in den Habitus asthenicus, athleticus und pyknicus war zu der Zeit, als die vorliegenden Untersuchungen begonnen wurden, noch nicht bekannt. Im übrigen aber lassen sich die beiden Einteilungsprinzipien bei genauerem Zusehen ziemlich gut vereinheitlichen, indem der athletische Habitus Kretschmers ziemlich genau dem Typ musculaire Sigauds, der pyknische Habitus des ersteren Autors dem Typ digestif des zweiten entspricht, während der Typ respiratoire und cérébral ziemlich in dem asthenischen Habitus Kretschmers aufgehen. Wir werden im Verlauf der weiteren Betrachtungen sehen, wie weit sich die Einteilungen von Sigaud und Kretschmer auf das früheste Kindesalter anwenden lassen und werden uns vorläufig der Sigaudschen Nomenklatur bedienen.

Die Methoden, die bei diesen Untersuchungen verwendet wurden, waren die der Anthropologie, d. h. die Messung, bzw. Wägung, die Beschreibung und die Abbildung. Von diesen drei ist eigentlich nur die Beschreibung diejenige, welche in vollem Ausmaße bei der Untersuchung junger Säuglinge und Kinder angewendet werden kann. Es gehört selbstverständlich viel Übung und Geduld dazu, das, worauf es ankommt, zu beobachten, zu erfassen und in die passenden Worte zu kleiden. Aber immerhin gelingt es, ohne die Kinder zu belästigen oder zu erschrecken. Dagegen glaube ich, daß nicht einmal der geübteste, geduldigste und genaueste Anthropologe es zuwege bringen wird, bei einem nur halbwegs unruhigen Säugling sämtliche Maße abzunehmen, die von einem wirklich vollständigen anthropometrischen Schema gefordert werden müßten, geschweige denn, das bei einem Kleinkinde von 1—2 Jahren zu tun, das in dem Momente, wo man sich ihm mit einem Instrumente nähert, sofort zu schreien, um sich zu schlagen und sich zu wehren beginnt und jede längere Untersuchung einfach unmöglich macht. Man muß daher im Kindesalter sich auf möglichst exakte und rasche Feststellung weniger Hauptmaße beschränken, die vorläufig wenigstens, solange es sich hier nur um die Ausarbeitung der Haupttypen und Unterschiede gehandelt hat, auch vollständig genügen und, wie wir sehen werden, weitgehende Unterschiede zwischen den einzelnen Individuen festzustellen uns in die Lage versetzen. Dazu kommt noch Eines. Im Gegensatz zum Erwachsenen können wir uns nicht mit der einmaligen Messung eines

Individuums begnügen. Das Reizvolle bei den vorliegenden Untersuchungen bestand gerade darin, festzustellen, was an den gefundenen Merkmalen und Eigenschaften schon mit auf die Welt gebracht wurde, durch die Säuglings- und Kindheitszeit festgehalten wird und was und in welchem Ausmaße irgendwelche Eigenschaften und Maße durch das fortschreitende Wachstum, durch Einwirkung äußerer Faktoren oder im Laufe der ersten Zeit auftretenden anderweitigen konstitutionellen Veränderungen (Konstitutionsanomalien) verändert oder unverändert gelassen wird. Dazu gehört die wiederholte Untersuchung derselben Kinder, die im ersten Jahr durchschnittlich alle 2 Monate vorgenommen wurde.

Die anatomischen Verhältnisse, bzw. die individuellen Unterschiede sind natürlich äußerst subtil. Behaupten doch auch heute noch Laien, selbst manche Ärzte, die sich nicht mit Kindern befaßt haben, daß alle Neugeborenen gleich aussähen, wovon natürlich kein Rede sein kann. Eines muß allerdings zugegeben werden. Während beim Erwachsenen die individuellen Unterschiede sich nicht nur am Schädel und im Gesicht, sondern sehr stark auch im Bau des Stammes und der Extremitäten bemerkbar machen und hier durch Maße, die große individuelle Differenzen ergeben, festgehalten werden können, sind besondere Unterschiede an Stamm und Extremitäten speziell bei Säuglingen äußerst gering, außerdem im Laufe des ersten Wachstums sehr variabel und durch exaktes Maß außerordentlich schwer feststellbar, so daß sich die Hauptunterschiede vorwiegend in Kopfform und Gesicht bemerkbar machen. Sehr treffend und für das Kindesalter im verstärkten Maße geltend, schreibt KRETSCHMER: „Insgesamt hat sich uns jedenfalls gezeigt, daß die Gesichtsbildung uns einen Großteil der im gesamten Körperbau zum Ausdruck kommenden anatomischen Strukturprinzipien, bzw. der aus seinem Gesamtneurochemismus entspringenden trophischen Impulse im Extrakt darstellt. Das Gesicht ist die Visitenkarte der individuellen Gesamtkonstitution." Und so wurde auch in den vorliegenden Untersuchungen auf individuelle Verhältnisse des Gesichtsaufbaues der Hauptwert gelegt.

Ich bin mir wohl bewußt, daß die Einwürfe, die seinerzeit SCHEIDT gegen die Methodik KRETSCHMERs erhoben hat, daß nämlich die von letzterem angewandten Methoden nicht genauest den Anforderungen der wissenschaftlichen Anthropometrie entsprechen, auch gegen die vorliegenden Untersuchungen gemacht werden können. Aber auch hier und mit Rücksicht auf die oben erwähnten nicht zu unterschätzenden methodischen Schwierigkeiten, die bei Anwendung der von MARTIN grundlegend festgesetzten Methoden leicht zu einer Scheingewissenhaftigkeit führen könnten, mehr noch als bei den Untersuchungen an Erwachsenen, kommt es vorläufig hauptsächlich auf das Problem an, das, wie ich glaube, ganz leicht mit wenigen Zahlen umschrieben werden kann. Und so habe ich mich bei den Messungen vorwiegend auf die jeweilige Bestimmung des Körpergewichts, der Körperlänge, Sitzhöhe, Kopfumfang, Brustumfang, Bauchumfang, der Ober- und Unterlänge, sowie eines letzten Maßes bedient, das bis jetzt (begreiflicherweise) nicht verwendet wurde, nämlich des Abstandes des vorderen Winkels der großen Fontanelle vom Ophryon, das ist des Kreuzungspunktes, der an den oberen Rand der härenen Augenbrauen gelegten Tangente und der Mediansagittalebene. Letzteres Maß soll uns über den Stand der Fontanelle und über Höhe und Wölbung der Stirne Aufschluß geben. Die Längenmaße wurden in der Wägewanne, einem konvex gehöhlten Brette mit seitlicher Zentimeterteilung und darauf verschiebbarem Maßstab gewonnen. Die Apparatur ermöglicht durch die Höhlung des Brettes ein exaktes Ausstrecken des Säuglingskörpers und im Verein mit der seitlichen Anbringung der Teilung die Feststellung des wirklich projektivischen Maßes. Die zirkulären Maße wurden mittels des Meßbandes erhalten.

Auch für die photographischen Aufnahmen mußte ein eigenes Verfahren ersonnen werden, um halbwegs miteinander vergleichbare Bilder zu bekommen. Ich habe die Säuglinge von oben derart photographiert, daß ich mir ein Brett mit niedriger Fußleiste konstruieren ließ, das in einem schwachen Winkel zur Horizontalen geneigt war, so daß die Beinchen des Kindes an die Fußleiste anstoßen konnten. Die Camera montierte ich nun so, daß statt des gewöhnlichen Stativs eine Eisenstange samt Schraube, in die Mutter der Camera passend, angebracht und mittels fixen Kreuzkopfs auf einem gewöhnlichen großen, chemischen Stativ derart befestigt wurde, daß die Ebene des Objektivs bzw. der Platte parallel mit dem Brette, auf dem die Kinder zu liegen kamen, verliefen. Die Distanz zwischen Objekt und Objektiv war immer dieselbe, so daß die Größenverhältnisse untereinander vergleichbar sind. Je nachdem, auf was es bei der Darstellung ankommt, wurde der Hintergrund entweder weiß oder grau gewählt. — Außer diesen selbst angefertigten Bildern wurden aus bestimmten Gründen einige andere Bilder verwendet, die mir von den Angehörigen der betreffenden Kinder zur Verfügung gestellt wurden, die gewisse Verhältnisse recht klar zeigen, aber natürlich zu ganz anderen Zwecken aufgenommen wurden.

2. Die vier Sigaudschen Typen und ihre Bedeutung nach Chaillou und Mac Auliffe.

In gedrängtester Kürze sei die Beschreibung der vier SIGAUDschen Typen beim Erwachsenen gegeben. Der Typus respiratorius zeigt eine besonders hervorstechende Entwicklung des Thorax und derjenigen Abschnitte des Gesichts, welche der Atmung dienen. Der Brustkorb ist lang, der epigastrische Winkel spitz, die Rippenbogen steil abfallend und reichen bis nahezu an die Darmbeinkämme. Der Hals ist lang und schmal. Im Gesicht fällt die Entwicklung des mittleren Gesichtsabschnittes, d. i. des Abstandes von der Nasenwurzel bis zur Nasenbasis in die Augen, demgegenüber der obere Gesichtsabschnitt, von der Haargrenze bis zur Nasenwurzel reichend, und der untere, von der Nasenbasis bis zum unteren Rand des Unterkiefers reichend, an Höhe zurücktreten. Die Nase ist lang, entweder gekrümmt oder besonders breit, die Sinus maxillares und frontales geräumig.

Der Typus digestivus zeigt im Gegensatz dazu eine besondere Entwicklung der unteren Gesichtspartie. Der Unterkiefer ist mächtig entwickelt, hoch und breit, so daß das Gesicht, von vorne gesehen, unten breiter erscheint als oben, und der seitliche Gesichtskontur von zwei schräg nach oben zueinanderlaufenden Linien gebildet wird. Der Mund ist groß, die Zähne gut entwickelt. Der Hals ist kurz und breit, ebenso der Thorax, dagegen das Abdomen groß, mit Neigung zu Fettansatz. Der epigastrische Winkel ist stumpf.

Der Typus muscularis zeigt vor allem die harmonische Entwicklung von Brust und Bauch, breite Schultern, vorspringende Muskelbäuche. Der Kopf ist außerordentlich regelmäßig, meist brachycephal, die drei Gesichtsabschnitte einander nahezu gleich, die seitliche Begrenzung des Gesichts meist geradlinig, Stirn- und Nasenansatz meist in einer Linie verlaufend. Die Behaarung ist reichlich, die Haargrenze an der Stirne meist gerade.

Beim Typus cerebralis ist das Verhältnis des meist großen Schädels zu dem schmächtigen Rumpfbau sofort in die Augen springend. Die Stirn ist hoch und breit, dadurch dominiert der obere Gesichtsabschnitt weitaus über die beiden anderen. Der seitliche Kontur verläuft in zwei Linien, die sich an der Kinnspitze nahezu vereinigen, Die Haargrenze verläuft „en pointe", d. h. sie bildet in der Mitte der Stirn eine vorspringende Spitze, zu deren beiden Seiten mehr minder große und spitze Winkel (Hofrats- oder Geheimratswinkel bei uns genannt) ausgespart sind. Die Augen sind groß und lebhaft, die Ohrmuscheln groß.

Selbstverständlich läßt sich nicht jedes Individuum ausschließlich in eine dieser vier Typen einreihen und so beschreiben schon CHAILLOU und MAC AULIFFE eine Anzahl von Mischformen.

Was die Verteilung anlangt, so fanden die eben genannten Autoren unter den Soldaten Frankreichs 30% R, 14% D, 47% M, 7% C. Speziell die Verteilung des Typus cerebralis wechselt aber stark, indem sie bei Angehörigen freier Berufe 25%, bei Frauen 15% C fanden.

Nach J. BAUER entfallen unter 2000 Männern, welche in Spitalsbehandlung sich begaben, wenn man nur die reinen Typusformen berücksichtigt, etwa 18% auf R, 9% auf M, 3.8% auf D und 3.9% auf C. Wenn man die Mischformen in Betracht zieht, bei welchen ein Typus besonders überwiegt, so haben 43.1% R-, 23.8% M-, 6.6% D- und 18% C-Typus.

Was nun den Zeitpunkt des Sichtbarwerdens der Zugehörigkeit zu den einzelnen Typen und damit meines Erachtens ein wichtiges Kriterium für ihre biologische Bedeutung betrifft, ergibt sich eine Unstimmigkeit zwischen SIGAUD und seinen Schülern CHAILLOU und MAC AULIFFE. SIGAUD behauptet, daß sich die Entstehung der konstitutionellen Körperformen vom umgebenden Milieu ableite, die sich dann weiter vererben und dementsprechend schon beim jungen Säugling in Erscheinung treten; seine beiden Schüler dagegen glauben, daß jedes Individuum selbst die vier Stadien durchlaufen müsse in Abhängigkeit von seinem Milieu, und daß sich dementsprechend die vier Typen zu verschiedenen Zeiten manifestieren, wenn sie auch der Vererbung eine gewisse Rolle zubilligen. Jedenfalls rücken sie die Abhängigkeit der morphologischen Entwicklung der vier Typen von der funktionellen stark in den Vordergrund, und dementsprechend soll sich nach CHAILLOU und MAC AULIFFE z. B. der respiratorische Typ schon frühzeitig zeigen, während z. B. der muskuläre Typ zur Zeit des Turnens und der gesteigerten körperlichen Bewegung, also etwa zwischen dem 10.—15. Lebensjahr, der cerebrale Typ erst zur Zeit gesteigerter geistiger Betätigung, also etwa nach Vollendung der Pubertät, deutlich zeigen soll. Die beiden Autoren bilden allerdings selbst in ihrem Buche einen 6 monatlichen Säugling mit ausgesprochen cerebralem Typ ab. Auf J. BAUERs Veranlassung hat dann H. ZWEIG am selben Material wie BAUER die Beziehungen der vier SIGAUDschen Typen zum Lebensalter untersucht und konnte feststellen, daß man an der strikten Unwandelbarkeit der vier Typen im Laufe des Lebens nicht festhalten könne, wenngleich die ausgesprochene Zugehörigkeit zu einem von ihnen schon im jugendlichen Alter manifest wird.

Wir werden sehen, daß die Entscheidung dieser Frage, die ja prinzipiell wichtig ist, da wir ja wissen wollen, was am Habitus vererbt, was Umweltwirkung ist, und da wir damit große Probleme der allgemeinen Konstitutionsforschung anschneiden, erst dann gelöst werden kann, wenn wir die speziellen Verhältnisse des wachsenden Organismus berücksichtigen.

3. Bedeutung des Wachstums für die Kopf- und Gesichtsform.

Besonders wichtig ist die Berücksichtigung des Wachstumsfaktors bei der Gestaltung des Gesichts und Kopfes vom Aussehen beim Neugeborenen angefangen bis zur definitiven Entwicklung. Will man also individuelle Unterschiede am äußeren Habitus von Kopf und Gesicht erkennen, so müssen die einschlägigen Verhältnisse gekannt sein, und es dürfen nicht einfach die bei Erwachsenen gefundenen individuellen Unterschiede einfach auf Kopf- und Gesichtsform bei Säuglingen übertragen werden. HEUBNER schreibt treffend: „Ganz vom Knochenwachstum dagegen abhängig ist die Gestalt des Gesichts. Dem Neugeborenen fehlt dessen untere Hälfte beinahe. Der Alveolarrand des Oberkiefers stößt unmittelbar an die Augenhöhlen, dem Unterkiefer fehlt der aufsteigende Ast fast vollständig, der Abstand zwischen Kinn und Nasenwurzel ist sehr gering, die Nase selbst ist niedrig und ohne Rücken, die Jochbeine treten nahe an diese heran. Erst durch das im Laufe der ersten 2 Jahre, besonders während der Zahnung, schnellere, später aber langsamere Anwachsen des Oberkieferknochens, der sich zwischen Auge und Alveolarrand, zwischen Nase und Jochbein sozusagen hineinschiebt und die knöchernen Anteile der genannten Organe allmählich auseinanderdrängt, entsteht die Gestalt des menschlichen Gesichts. Gleichzeitig mit dem nach allen Dimensionen wachsenden Oberkiefer (nach vorn wächst er besonders während der Zahnung) muß mitwachsen der Unterkiefer, besonders sein aufsteigender Ast, ferner die Nasenscheidewand und die Schädelbasis." WEISSENBERG, dem wir genauere Messungen, allerdings an Leichen, verdanken, hat uns wenigstens über die durchschnittlichen Proportionen des Neugeborenen unterrichtet. Dieselben sind denjenigen beim Erwachsenen diametral entgegengesetzt. Die Klafterbreite ist kürzer als die Körperlänge, der Kopfumfang ist größer als der Brustumfang, und zwar fand er dieses letztere Verhältnis ausnahmslos bis zum 6. Monat, ebenso wie QUETELET (Anthropométrie ou mesure des différentes facultés de l'homme. Bruxelles 1870). In einer späteren Arbeit hat dann WEISSENBERG an einem rassenbiologisch einheitlichen Menschenmaterial, nämlich russischen Juden, bei je 25 etwa 10 Wochen alten Säuglingen, 5-, 10- und 15jährigen Knaben und Mädchen, 50 erwachsenen Frauen und 100 erwachsenen Männern Messungen angestellt und hat unter zahlreichen wertvollen Resultaten folgendes, für das Wachstum von Schädel und Gesicht Wichtige gefunden: während die Körpergröße sich etwa verdreifacht, nimmt der Kopf nur um ein Drittel zu. Es ist also anzunehmen, daß der Kopf sich während der Uterinperiode mit ganz kolossaler Energie entwickelte. Dasselbe läßt sich an allen übrigen Kopf- und Gesichtsteilen zeigen. Nur wächst die Länge intensiver als die Kopfbreite, so daß sich die Kopfform im Laufe der Jahre allmählich verlängert. Die Frage, ob die Kopfform eine angeborene ist oder sich erst im Laufe der Jahre entwickelt, läßt WEISSENBERG offen. Der Ansicht von WALCHER und ELSÄSSER, wonach es gelingen soll, durch verschiedene Lagerung der Neugeborenen die Kopfform zu beeinflussen, indem Kinder mit dauernder Rückenlage eine Verkürzung, solche mit dauernder Seitenlage eine Verlängerung des Kopfes bekommen, kann sich WEISSENBERG, wohl mit Recht, nicht anschließen. Auch die Gesichtsmaße stehen nach WEISSENBERG ihrer definitiven Größe näher als die Körperlänge, d. h. auch das kindliche Gesicht ist trotz seiner Kleinheit im Verhältnis zum Gesicht des Erwachsenen groß zu nennen. „Im Vergleich aber mit den Kopfmaßen entwickeln sich die Gesichtsmaße langsamer und intensiver, indem sie ihre definitiven Maße später erreichen und im Anfange weiter von ihm abstehen. Dabei fallen zwei Perioden eines stärkeren Wachstums auf im Einklang mit den beiden Zahndurchbruchsperioden." Charakteristisch für das Wachstum des Gesichts ist die Zunahme der Gesichtshöhe. Bei der Geburt beträgt die Gesichtshöhe nur etwas mehr als die Hälfte der definitiven Höhe. Während der ersten 5 Jahre nimmt es ungefähr um ein Viertel zu als Folge des Milchzahndurchbruches. Während des dritten Lustrums ist die Zunahme größer als diejenige während des zweiten Lustrums als Folge der Entwicklung des definitiven Gebisses. Die Gesichtshöhe nimmt im allgemeinen mehr zu als die Gesichtsbreite, was dazu führt, daß das spätere Gesicht länger erscheint als das des Neugeborenen und jungen Kindes. Was speziell das Wachstum der Nase anlangt, so ist die Nasenhöhe derjenige Gesichtsteil, der im Laufe der Entwicklung am meisten, nämlich um das Doppelte zunimmt. Die größte Zunahme fällt in die ersten 5 Jahre. Die Umformung der Nase nach dem Durchbruch des Milchgebisses ist also noch ausgesprochener als diejenige des Gesichts, indem die extrem niedrige und breite Nase des Neugeborenen schon während der ersten Lebensjahre ihre definitiv schmale und hohe Gestalt erreicht.

Betreffen diese Untersuchungen die Wachstumsverhältnisse im allgemeinen, ohne Berücksichtigung individueller Unterschiede, so wird man sie beim Versuche, solche im Aussehen und Habitus bei neugeborenen und jungen Kindern feststellen zu wollen, in weitestem Maße berücksichtigen müssen und nicht verlangen dürfen, daß z. B. der Typus respiratorius auch beim Neugeborenen sich durch eine lange Nase und durch ein Überwiegen des mittleren Gesichtsabschnittes über die beiden anderen auszeichnet usw. Wir werden Gelegenheit haben, bei der speziellen Besprechung der vier Typen beim Neugeborenen und jungen Kinde ausführlich auf diesen Gegenstand zurückzukommen.

Die vorliegenden Untersuchungen wurden an dem bescheidenen Säuglingsmaterial meines kleinen Ambulatoriums gemacht. Eben neugeborene Kinder kamen aus begreiflichen Gründen daselbst nicht zur Aufnahme, was für die vorliegenden Untersuchungen auch nicht von besonderer Wichtigkeit ist, mußte doch, bevor an die Beobachtung der kindlichen Proportionen, besonders des Schädels geschritten werden konnte, zunächst einmal die Ausgleichung der durch den Geburtsakt bewirkten vorübergehenden Veränderungen abgewartet werden. Die jüngsten, zur Beobachtung kommenden Kinder hatten ein Alter von 10 Tagen. Allerdings war ich auch vielfach in der Lage, ganz neugeborene Kinder zu untersuchen und einschlägige Beobachtungen zu machen.

4. Die vier Sigaudschen Typen beim Säugling.

Es gehört unstreitig viel Übung und Beobachtung dazu, beim jungen Säugling die Zugehörigkeit zu einem oder mehreren der vier Typen festzustellen. Wenn man sich aber eine Zeitlang in der Beobachtung von Erwachsenen geschult hat, gelingt es mühelos, auch beim Säugling große individuelle Unterschiede schon beim bloßen Anblick, noch bevor man Messungen vorgenommen hat, zu finden. Nur müssen eben beim Säugling jene Abweichungen von den Verhältnissen beim Erwachsenen berücksichtigt werden, die durch die oben geschilderten Verhältnisse des unausgebildeten, noch wachsenden Organismus bedingt sind. Dieselben zu schildern, ist Aufgabe der folgenden Zeilen.

Im ganzen wurden 221 Säuglinge und Kleinkinder des Ambulatoriums untersucht und gemessen, an einer weitaus größeren Zahl wurden nur Detailfragen studiert. Zur genauen Darstellung soll nur die eben genannte Zahl herangezogen werden. Von diesen 221 Kindern ließen sich einwandfrei in einzelne Habitusformen einreihen:

zum Typus muscularis 32
„ „ digestivus 13
„ „ respiratorius 10
„ „ cerebralis . . . . 54.

112 Fälle gehören Mischformen an, über die weiter unten berichtet werden soll. Diese Zahlen stehen in keinerlei Übereinstimmung mit den oben genannten von CHAILLOU und MAC AULIFFE einer- und BAUER andererseits, können allerdings auch untereinander nicht verglichen werden. Die ersteren Autoren beziehen sich vorwiegend auf französisches Soldatenmaterial, bei dem beispielsweise muskuläre Typen überwiegen, BAUERS Material rekrutiert sich ausschließlich aus Männern, welche wegen irgendeiner Erkrankung das Spital aufsuchten. Die hier verwendeten Säuglinge waren gesund, zumindest frei von irgendwelchen, das Allgemeinbefinden störenden Affektionen, hauptsächlich Ernährungsstörungen, lediglich einzelne Fälle von Rachitis wurden aus später zu erörternden Gründen zum Vergleich mit herangezogen.

Der Typus muscularis. Diese Habitusform weisen die meisten sogenannten gut gedeihenden Säuglinge auf. Die in den meisten Lehr- und Handbüchern abgebildeten „normalen Fälle" zeigen das Aussehen dieses Typus. Mit kleinem Mund und kleiner Nase bilden sie den Typus der sogenannten „schönen" Kinder (Abb. 1 und 2). Es sind wohlgenährte, kräftige Kinder mit gutem Fettpolster, straffem Turgor, guter Hautfarbe, kräftiger Muskulatur. Vor allem fällt bei diesen Kindern der breite, gut gewölbte Brustkorb, die relativ breiten Schultern auf. Der Rumpf ist mittellang, walzenförmig, das Abdomen nur mäßig vorgewölbt. Die Extremitäten eher kurz. Der Schädel ist rund, meist

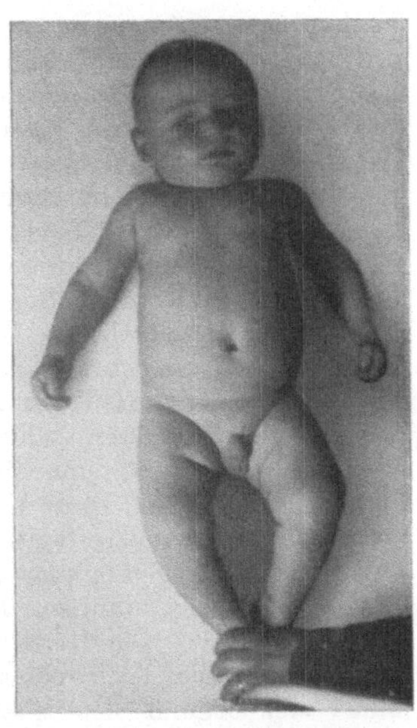

Abb. 1. P. N. 509, 7 Monate alt, 8300 g schwer, Körperlänge 65,5, Sitzhöhe 43, Kopfumfang 42, Brustumfang 45.5 cm. Kleiner Mund, kleine anliegende Ohren, sehr spärliches Kopfhaar, geradlinige Begrenzung des seitlichen Gesichtskonturs, oberer und unterer Gesichtsabschnitt gleich hoch. Breite, hohe Brust, kräftige Muskulatur, gute Farben.

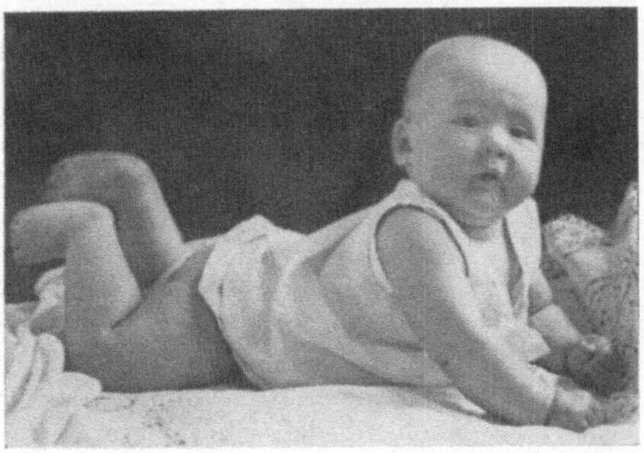

Abb. 2. E. R., 5 Monate alt, 8000 g schwer. Besonders kräftiges Kind, dessen Vater einem reinen Typus muscularis angehört. Brachycephal, Schädel seitlich gerade begrenzt, ganz anliegende Ohren, fast kein Haar, oberer und unterer Gesichtsabschnitt gleich hoch.

brachycephal, erst bei Kindern vom 3. Lebensquartal angefangen finden
sich Langschädelformen. Von vorn gesehen ist die seitliche Begrenzung
des Gesichts- und Hirnschädels geradlinig, die Stirn ist niedrig, die
Nase klein, aber nicht zu klein, der Unterkiefer mäßig entwickelt.
Die Ohrmuscheln sind meist winzig klein, manchmal mittelgroß, nur
in seltenen Fällen den Durchschnitt überschreitend, in jedem Falle
eng anliegend, so daß der gerade seitliche Gesichtskontur durch die
Ohrmuscheln kaum unterbrochen wird. Die Ohrmuscheln sind meist
dick, an ihrem oberen Rande manchmal etwas eingekrempelt. In
vielen Fällen ist der obere Gesichtsabschnitt, das ist also die Distanz
Haargrenze—Nasenwurzel gleich hoch wie der untere, das ist die
Distanz von der Nasenbasis bis zum unteren Rand des Unterkiefers.
Nur in einer kleineren Zahl der Fälle übertrifft der obere Gesichtsabschnitt den unteren um ein Geringes, niemals ist das umgekehrte
Verhältnis der Fall. Diese Kinder haben als Neugeborene und junge
Säuglinge einen außerordentlich spärlichen Haarwuchs. Entweder sie
sind vollständig glatzköpfig oder die ganze Kopfhaut ist von ganz
kurzen, spärlichen, dünnen, überall vollständig gleichmäßig stehenden
Härchen besetzt. Die Haargrenze gegen die niedrige Stirn ist meist
gerade, manchmal leicht bogenförmig. Gegen Ende des ersten Lebensjahres erst beginnt das Haar zu wachsen und wird dann schlicht,
niemals gekräuselt oder gewellt, nicht allzu reichlich, weit nach vorn
in die Stirne reichend, gerade begrenzt.

Vergleichen wir diese Beschreibung mit der vom Typus muscularis
des Erwachsenen gegebenen, so finden wir schon weitgehende Über-
einstimmungen, hauptsächlich was Rumpf und Extremitäten und den
allgemeinen Aufbau und die Konfiguration des Schädels anlangt. Die
Differenzen hauptsächlich im Gesichtsbau betreffen vor allem den mittleren Gesichtsabschnitt, was mit den oben auseinandergesetzten Wachs-
tumsverhältnissen gerade der Nase zusammenhängt. Während beim
Typus muscularis des Erwachsenen die drei Gesichtsabschnitte einander gleich sind, die Nase meist in direkter Fortsetzung der Stirne
verläuft (griechisches Profil), tritt beim Säugling infolge der geringen
Höhe des Oberkiefers dieser Abschnitt hinter seinen Nachbarn noch
zurück, auch ist die Nasenwurzel eingezogen.

Besonders hervorheben möchte ich das Verhalten des Haarwuchses
und der Ohrmuscheln. Namentlich das letztere haben meines Erachtens die Beschreiber des einschlägigen Typus bei Erwachsenen (auch
Kretschmers Habitus athleticus zeigt dasselbe Verhalten) zu wenig
betont. Ich habe eine große Zahl Angehöriger dieses Typus bei Erwachsenen, hauptsächlich Soldaten und Wachleuten, die ja zu einem
großen Prozentsatz dem Typus muscularis angehören, daraufhin untersucht und gefunden, daß auch diese immer kleine, eng anliegende
Ohren haben.

Was das Geschlechtsverhältnis anlangt, sind am Typus muscularis
meines Materials Knaben und Mädchen mit je genau 50% beteiligt.

Was nun die Zahlenverhältnisse der einzelnen Körperproportionen
betrifft, möchte ich es vorderhand vermeiden, allzu sehr ins Detail zu

gehen. Das Material dazu ist zu klein. Man müßte Tausende von Kindern zur Messung zur Verfügung haben, um eine entsprechend große Zahl gleichaltriger Kinder vergleichen und Durchschnittszahlen erreichen zu können. Nur auf eine Proportion möchte ich näher eingehen, da sie sich als durchaus konstant und auffällig erwiesen hat, das ist das Verhältnis von Kopf- zu Brustumfang. Verstanden ist darunter der größte Kopfumfang und der Brustumfang in der Höhe der Mamillen, letzterer als Mittel zwischen In- und Exspiration berechnet. Während alle Angaben der Literatur dahin lauten, daß beim Neugeborenen und jungen Säugling der Kopfumfang größer ist als der Brustumfang, ist der Typus muscularis die einzige Habitusform, bei der der Brustumfang den Kopfumfang übertrifft oder zumindest ihm gleich ist, und zwar wird dieses Verhalten von allem Anfang · an beobachtet und während des 1. Lebensjahres dauernd festgehalten. An meinem Material von 32 Fällen zeigen dieses Verhalten 29, in jedem Zeitpunkte des 1. Lebensjahres untersuchte Kinder. Im 2. Lebensjahr ist ja das Überwiegen des Brustumfanges über den Kopfumfang bei allen Fällen mit gewissen Ausnahmen (vgl. später) obligatorisch und bekannt. Nur drei Fälle machten insofern geringe Ausnahmen, als das Verhältnis ganz vorübergehend umgekehrt war, indem der Kopfumfang um ein Geringes größer war als der Brustumfang.

P. N. 812 hatte im Alter von $2^1/_2$ Monaten das für den Typus muscularis charakteristische Verhalten eines Kopfumfanges von 37.5, eines Brustumfanges von 38 cm. Im Alter von 5 Monaten betrugen die beiden Maße gleichviel, nämlich 40 cm, mit 7 Monaten, als das Kind eine schwere Rachitis hatte, war der Kopfumfang mit 42 cm um 1 cm größer als der 41 cm betragende Brustumfang.

P. N. 803 hatte nur mit $2^1/_2$ Monaten einen Kopfumfang von 37 cm, einen Brustumfang von 36 cm, mit 5 Monaten betrugen die beiden Zahlen schon 40 und 41.5 cm und weiterhin blieb der Brustumfang immer größer als der Kopfumfang.

P. N. 583 zeigt ähnliches Verhalten, indem mit $1^1/_2$ Monaten der Kopfumfang mit 36.5 cm den Brustumfang um 1 cm übertrifft, mit 4 Monaten war das richtige Verhältnis wieder hergestellt, die Zahlen lauteten 37.5—38 cm, mit 11 Monaten 42.5—43.5 cm.

Mit Ausnahme dieser drei nur vorübergehenden Vorkommnisse des zeitweiligen Überwiegens des Kopfumfanges über den Brustumfang zeigten alle übrigen, in jedem Alter untersuchten Kinder einen größeren Brust- als Kopfumfang. Das jüngste Kind, an dem dieses Verhalten konstatiert werden konnte, betrifft P. N. 788, ♀, mit einem Kopfumfange von 36, Brustumfange von 37 cm im Alter von 21 Tagen. Auch bei einem eineiigen Zwillingspaar, Mädchen, die im Alter von $2^1/_2$ Monaten erstmalig untersucht wurden und die überdies 3 Wochen nach der ersten Untersuchung schon ihren Weichschädel hatten, konnte ein Zurückbleiben des Kopfumfanges hinter dem Brustumfang um 1 bzw. 2 cm konstatiert werden.

Die meist gefundenen Differenzen zwischen Brust- und Kopfumfang betrugen 1—2 cm, aber auch 3 cm sind nicht selten. Die größten gefundenen Differenzen betrugen 3.5 cm, einmal bei P. N. 754 im Alter von 5¹/₂ Monaten und 1 Jahr und einmal bei P. N. 844 im Alter von 6¹/₂ Monaten. Jenseits des ersten Lebensjahres sind die Differenzen natürlich größer.

Wie schon oben bemerkt, haben diese Kinder sowie die erwachsenen Angehörigen dieses Typus eine niedrige und flache Stirn. Mit Rücksicht auf später zu sagendes sei hier noch kurz auf die einschlägigen zahlenmäßigen Verhältnisse hingewiesen. Als Maß für Höhe und Wölbung der Stirn verwendete ich, da, wie oben bemerkt, diese Kinder einen äußerst schütteren Haarwuchs haben und die Haargrenze nicht immer mit Sicherheit festzustellen ist, den Abstand des vorderen Winkels der großen Fontanelle vom Ophryon, das ist des Kreuzungspunktes der an den oberen Rand der härenen Augenbrauen gelegten Tangente und der Median-Sagittalebene. Dieses Maß nun kann nicht allein für sich betrachtet werden, sondern ist natürlich in Abhängigkeit von der Größe der Fontanelle. Bei gleichbleibender Höhe und Wölbung der Stirne wird der Abstand um so kleiner werden, je größer die Fontanelle ist und umgekehrt. Die beiden Zahlen gewinnen natürlich erst, miteinander betrachtet, Bedeutung. Die Zahlen nun für diesen Abstand des vorderen Fontanellenwinkels vom Ophryon sind beim Typus muscularis durchschnittlich klein, wofür folgende Beispiele dienen mögen:

P. N.	Alter	Fontanelle[1])	Abstand Fontanelle-Ophryon
816	2 Monate	1 ✕1 cm	6.5 cm
786	3¹/₂ „	2 ✕2 „	6.5 „
687	2 „	3 ✕3 „	5.5 „
645	4¹/₂ „	3.5✕4.5 „	5 „

Der Typus digestivus. Die Angehörigen dieses Typus sind weniger durch zahlenmäßig faßbare Proportionen als durch gut zu beschreibende Eigentümlichkeiten gekennzeichnet. Ihr Rumpf zeigt keine besonderen Abweichungen von dem Aussehen des Typus muscularis, nur ist die Brust nicht so breit gewölbt, die Schulterbreite nicht so groß. Das Abdomen kann etwas vorgewölbt sein, erst bei Klein- und Schulkindern findet man den großen Bauch des erwachsenen Digestivus. An dieser Stelle mag bemerkt werden, daß es beim Säugling wohl wenig Wert hat, auf mehr oder weniger steiles Abfallen des Rippenbogens, den Grad des epigastrischen Winkels, den Abstand des Rippenbogens vom Darmbeinkamm zu achten, da infolge der eigentümlichen Wachstumsverhältnisse des Säuglingskörpers der epigastrische Winkel wohl immer ein stumpfer, die Distanz des Rippenbogens von der Crista iliaca wohl immer groß sein wird (mit Ausnahme einiger später zu

---

[1]) Hier wie im folgenden bedeutet bei den Fontanellenmaßen die erstgenannte Zahl immer den sagittalen, die zweite den queren Durchmesser.

besprechender Formen) und da sich Unterschiede erst beim Übergang von der horizontalen Rückenlage des Säuglings zur aufrechten Stellung des Kleinkindes und der damit verbundenen Senkung der Rippen individuelle Unterschiede geltend machen können. Aus den vorgenommenen Messungen gewinnt man den Eindruck, als ob tatsächlich bei den Digestiven der Bauchumfang erheblich größer wäre als der Brustumfang, doch möchte ich das nur mit allem Vorbehalt notieren, da hier allzu sehr Verhältnisse der Ernährung (Meteorismus!) hineinspielen, die im Säuglingsalter ja so im Vordergrund stehen und das exakte Urteil zu trüben imstande sind.

Die Kopfform des Typus digestivus im Säuglingsalter ist meist die des Kurzschädels, doch sind auch einige Langschädel bald nach der Geburt zur Beobachtung gekommen. Von vorn betrachtet sieht der Kontur des Kopfes quadratisch aus, doch verläuft die seitliche Begrenzung des Gesichts- und Hirnschädels nicht wie beim Typus muscularis geradlinig. Entweder wird der Schädel nach unten zu breiter, d. h. der Kontur ist der einer abgestumpften Pyramide mit der Basis nach unten, oder der Schädelkontur zeigt in der Höhe der Jochbeine eine Einziehung, so daß unten die dicken Backen vorspringen, während oberhalb dieser Einziehung die Schläfen ebenfalls wieder einen Vorsprung bilden. Die Ohrmuscheln sind klein, aber meist nicht vollständig anliegend, sondern leicht abstehend oder eingekrempelt. Der Haarwuchs ist viel reichlicher als beim muskulären, ohne üppig zu sein, die Haargrenze gewöhnlich bogig. Die Stirn ist sehr oft außergewöhnlich niedrig (vgl. unten), besonders bei denjenigen Fällen, welche einen Pyramidenkontur des Gesichts zeigen, etwas höher und bisweilen auch gewölbt bei den oben beschriebenen Fällen von Vorspringen sowohl der Wange als der Schläfen. Charakteristisch für alle Digestiven ist die ungewöhnlich kleine und eingezogene Nase, die sogenannte

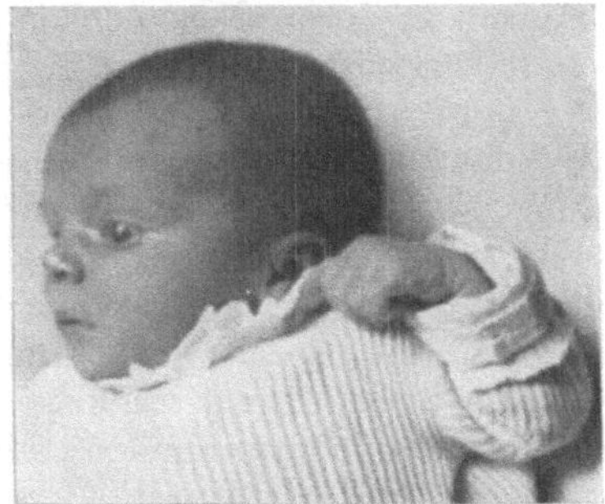

Abb. 3. E. K., ♀, 6 Tage alt. Typus schon in diesem frühen Alter deutlich. Auffallend die Höhe des unteren Gesichtsabschnittes, besonders der Oberlippe. Kleine „Stupsnase". Mittelreichliche, schlichte Behaarung mit bogiger Stirngrenze. Mittelgroße Ohren.

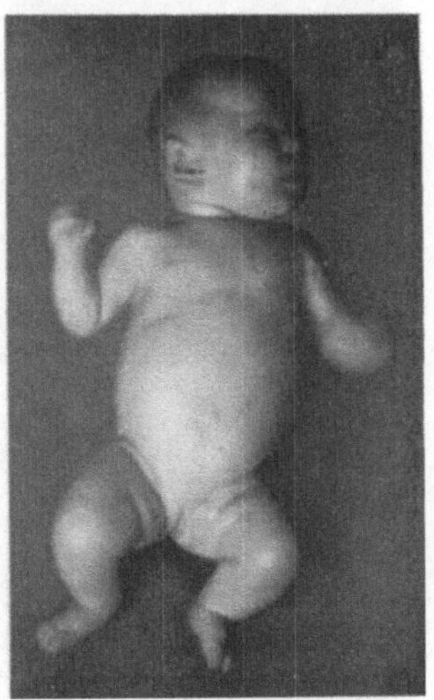

Abb. 4. P. N. 895, ♀, 7 Wochen alt. Gewicht 3840 g, Körperlänge 52, Sitzhöhe 36, Kopfumfang 35, Brust 34, Bauch 33 cm. Langer Oberkörper. Kurze Beine. Kurzer, runder Kopf, mächtiger unterer Gesichtsabschnitt, der als sehr derb und breit imponiert. Winzige Nase mit nach vorn gerichteten Nasenlöchern. Mittelreichliches Kopfhaar, große, anliegende Ohren.

Stupsnase, deren Nasenlöcher gewöhnlich stark nach vorn statt nach unten gerichtet sind.

Beherrscht wird die Form des Gesichtes und Kopfes vom unteren Gesichtsabschnitt, der von ungewöhnlicher Höhen- und Breitenentwicklung ist und meist einen recht breiten Mund zeigt. Schon die beiden oben beschriebenen Formen des seitlichen Gesichtskonturs weisen darauf hin, daß der Unterkiefer bei diesen Kindern eine besondere Entwicklung in die Breite genommen hat. Daß aber auch der Oberkiefer mitbeteiligt ist, geht zunächst daraus hervor, daß auch die Höhe des unteren Gesichtsabschnittes, also die Distanz von der Nasenbasis zum unteren Rand des Unterkiefers, weitaus höher ist als bei allen anderen Typen. Von den 13 Fällen, die mir zur Messung vorlagen, waren in 6 Fällen der untere Gesichtsabschnitt dem oberen gleich, in 7 war er sogar höher als der obere. Diese Tatsache illustriert so wie wenige den Wert individueller Betrachtungsweise. Aber noch eine weitere Erscheinung charakterisiert den Typus des Digestiven. Untersucht man nach Zurückhalten der Lippen mittels Mundspatels die von Schleimhaut bekleideten Alveolarfortsätze des Ober- und Unterkiefers, so findet man ein merkwürdiges Bild. Bei allen anderen Typusformen ist der Alveolarfortsatz schmal, ziemlich hoch, dünn, glatt; bei den Digestiven findet man, daß die Kiefer vielfach gewulstet, gefaltet und geriffelt sind, Fortsätze und Vorsprünge zeigen, außerdem in ihrer Dicke auf ein Vielfaches des Normalen verstärkt sind. Bei den anderen Typusformen sind die Ränder dünn, manchmal messerscharf und glatt, bei den Digestiven finden wir „Kauflächen" von

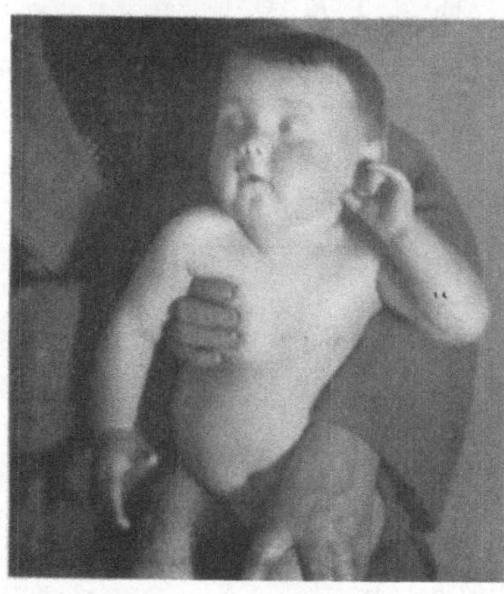

Abb. 5. P. N. 624a, ♀, 11 Monate alt, 8900 g schwer. Kurzer Schädel, ovaler Gesichtskontur, niedrige Stirn, winzige „Stupsnase", hoher unterer Gesichtsabschnitt, sowohl Oberlippe als Kinn sehr hoch. Mittelreichliches, schlichtes Kopfhaar. Bei der Mutter ebenfalls niedrige Stirn und hoher unterer Gesichtsabschnitt, obwohl die Mutter keinem reinen Typus digestivus entspricht.

manchmal 4—5 mm Dicke, bisweilen sind die Ränder der Alveolarfortsätze wie umgelegt und gefaltet, bei sehr ausgesprochenen Fällen findet man außerdem noch eine Reihe vertikal verlaufender Furchen und Einziehungen, die gänzlich unregelmäßig verlaufen und zwischen sich vorspringende Buckel begrenzen, das alles schon beim Neugeborenen und lange vor der Zahnung und in gänzlicher Unabhängigkeit von derselben (nicht zu verwechseln mit den regelmäßigen Vorsprüngen, welche die Zähne vor dem Durchbruch verursachen). Bisweilen sieht man am Oberkiefer gegen den harten Gaumen zu hinter dem Alveolarfortsatz noch 1—2 quer verlaufende Leisten, die so aussehen, als ob gleichsam eine doppelte Anlage des Alveolarfortsatzes bestehen würde. In anderen Fällen wieder sieht man an den Umbiegungsstellen der beiden Kiefer, ungefähr dort, wo später die Eckzähne zu stehen kommen, vorspringende dreieckige Zacken, manchmal an einem Kiefer allein, manchmal an beiden. Alle diese merkwürdigen und meines Wissens bis jetzt noch nicht bemerkten Falten, Vorsprünge, Zacken, Runzeln und Riffelungen verschwinden im 4.—6. Lebensmonat; zur Zeit der Zahnung ist kaum mehr etwas davon zu sehen, nur die Dicke der Alveolarfortsätze ist noch bemerkbar. In dem Maße, als die Kinder älter werden, entwickelt sich der untere Gesichtsabschnitt mehr und mehr, er wird immer mächtiger, die Kiefer werden höher und breiter, die Backen werden immer vorspringender (schon CHAILLOU und MAC AULIFFE betonen die besondere Mächtigkeit des BICHATschen Fett-

polsters bei Erwachsenen, ein Ereignis, das ich für den digestiven Säugling durchaus bestätigen kann), und man kann sich nach diesen Beobachtungen des Gedankens nicht erwehren, daß diese merkwürdigen Vorwölbungen, Leisten und Vorsprünge nichts anderes sind als der Ausdruck einer schon in der Anlage begründeten Mächtigkeit der Kiefer, die, beim Neugeborenen und ganz jungen Säugling gleichsam noch zusammengedrängt und ineinander geschoben, sich erst im Laufe der ersten Lebensmonate nach außen hin entwickeln.

Der Kopfumfang ist beim Typus digestivus des Säuglings immer größer als der Brustumfang, allerdings sind die Differenzen nicht sehr groß und bewegen sich durchschnittlich um 1—2 cm, nur selten wird ein Wert von 3 cm gefunden.

Die Stirne ist besonders niedrig, aber manchmal etwas gewölbt, Werte für den Abstand vom vorderen Fontanellenwinkel bis

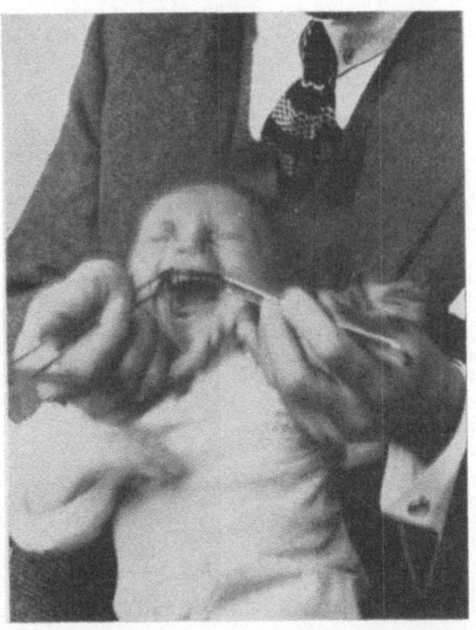

Abb. 6. H. Z., ♀, 2 Wochen alt, 3800 g. Kleine Nase, großer breiter Mund, niedrige Stirn, mächtiger unterer Gesichtsabschnitt. Am Alveolarfortsatz des Oberkiefers zahlreiche Leisten, Vorsprünge und Einkerbungen, derjenige des Unterkiefers zeigt nur zwei starke, bogenförmige Schweifungen.

zum Ophryon von 6 cm wurden bei Kindern unter 2 Monaten niemals überschritten, dagegen Werte von 4 öfters gefunden.

P. N.	Alter	Fontanelle	Abstand Fontanelle-Ophryon
856	2 Monate	3 × 3 cm	5.5 cm
611	3 Wochen	4 × 3 „	5 „
741	11 Tage	4 × 3 „	4.5 „
830	1 Monat	4 × 6 „	4.5 „

Das Verhältnis der Geschlechter beträgt 6 Knaben und 7 Mädchen.

Der Typus respiratorius. Dieser ist im Säuglingsalter am uncharakteristischsten. Die wenigen Fälle, über die ich verfüge, wurden meist erst gegen Ende des 1. Lebensjahres als zum Typus respiratorius zugehörig erkannt, einzelne allerdings schon in den 1. Lebenswochen. Dieselben waren aber nicht rein, sondern zeigten noch Zugehörigkeiten zu anderen Habitusformen (vgl. unter Mischformen). Die Durchrechnung der Rumpfmaße ergab keinerlei Differenzen gegenüber den anderen Typen, der für den betreffenden Habitus beim Erwachsenen charakteristische lange Thorax, der spitze epigastrische Winkel, die geringe Distanz des Rippenbogens vom Darmbeinkamm werden durchaus vermißt, was ja mit Rücksicht auf den vollständig anders-

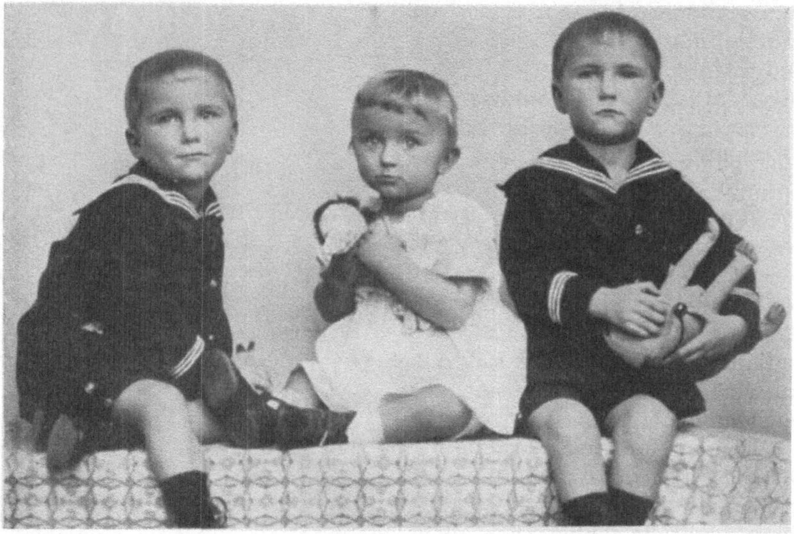

Abb. 7. Drei Geschwister, die beiden älteren, Zwillinge, 2 Jahre, 10 Monate, der jüngste, 16 Monate alt. Rhomboide Begrenzung des Gesichtskonturs, der mittlere Gesichtsabschnitt ebenso hoch wie der obere und untere, so daß, besonders bei den älteren Kindern, das Gesicht schon recht lang erscheint. Bei allen Kindern große Distanz der inneren Augenwinkel.

artigen Typus des in Rückenlage befindlichen Säuglings begreiflich erscheint. Allerdings machen sich diese, für den Typus respiratorius geltenden Eigenschaften bei den zugehörigen Säuglingen schon sehr frühzeitig bemerkbar, jedenfalls früher als bei anderen Habitusformen. So zeigte P. N. 350 schon im Alter von einem Jahr, eben als das Kind anfing, sich aufzurichten, schon einen spitzen epigastrischen Winkel und eine Distanz von $1^1/_2$ cm zwischen Rippenbogen und Crista iliaca. P. N. 106 hatte im Alter von 2 Jahren den voll ausgebildeten Typus respiratorius, wie wir ihn vom Erwachsenen her kennen, langen, schmalen Thorax mit steil abfallenden Rippen, einen spitzen epigastrischen Winkel und einen Rippenbogen, der beinahe bis zum Darmbeinkamm herabreichte.

Was nun Kopf- und Gesichtsbildung anlangt, so ist hier das besonders wichtig, was früher über das unproportionierte Wachstum des kindlichen Gesichtsschädels, hauptsächlich in seiner mittleren Partie gesagt wurde. Die Nasenhöhe ist derjenige Gesichtsabschnitt, der relativ sich am meisten vergrößert. Wir können daher auch bei den zum Typus respiratorius gehörigen Neugeborenen und Säuglingen nicht erwarten, daß der mittlere Gesichtsabschnitt höher sein wird als der obere und untere, wohl aber wurden bei drei Säuglingen im Alter von 3 Wochen bis 2 Monaten Nasenhöhen gefunden, die nur um Weniges hinter dem einen von den beiden anderen Gesichtsabschnitten zurückbleiben, bzw. ihnen sogar gleichen. Dagegen äußert sich die Zugehörigkeit zum Typus respiratorius in zwei Erscheinungen. Die eine betrifft die Breite, die andere die Länge der Nase. Bei der Mehrzahl der Fälle findet man einen besonders breiten Nasenrücken, besonders in den oberen Partien, so daß die Distanz der beiden inneren Augenwinkel vergrößert erscheint. Verfolgt man diese Säuglinge weiter, so sieht man, daß sich gegen Ende des 1. Lebensjahres schon die Nasenhöhe bedeutend vergrößert und daß die Kinder im 2. Lebensjahr schon einen ganz erheblichen, für Kinder immerhin ungewohnt wirkenden Gesichtsvorsprung besitzen. Besonders auffallend und sicher zum Typus respiratorius gehörig ist bei Neugeborenen bisweilen eine lange und gekrümmte Nase, manchmal geradezu

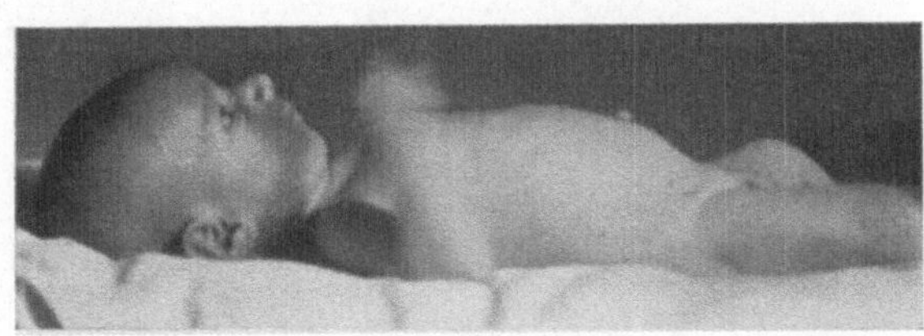

Abb. 8. P. N. 971, ♂, 2 Wochen alt, 4200 g, niedrige Stirn, eingezogene Nasenwurzel, die drei Gesichtsabschnitte gleich hoch, mächtig vorspringende, gekrümmte Nase.

eine Adlernase. Die erstere erscheint lang, ohne daß die Nasenhöhe, das ist also die Distanz zwischen Nasenwurzel und Nasenbasis besonders groß wäre, wohl aber ist die Spitze der Nase weit nach abwärts gezogen. Diese Nasenform findet man häufig bei Abkömmlingen aus jüdischen Familien, besonders wenn ein Elternteil mit einer derartigen langen und krummen Nase begabt ist, wie ja auch schon CHAILLOU und MAC AULIFFE darauf hinweisen, daß der Typus respiratorius beim Erwachsenen hauptsächlich bei Angehörigen semitischer Rassen (Araber, Juden) angetroffen wird. Für die Mehrzahl der Fälle aber gilt für das ganz jugendliche Alter, daß die Nasen mehr breit als lang sind. Auffallend ist bei allen zugehörigen Fällen die bedeutende Größe der Nasenlöcher. Bei den im Ambulatorium gemessenen Fällen hatten P. N. 647 schon mit 1½ Monaten, P. N. 628 mit 5 Monaten, P. N. 971 schon mit 2 Wochen eine auffallend große, vorspringende Nase, letzterer eine Adlernase (Abb. 8).

Der Gesichtskontur zeigt beim Typus respiratorius nichts charakteristisches, die von CHAILLOU und MAC AULIFFE beschriebene Rhombusform tritt erst in der ersten Kindheit auf. Die Ohrmuscheln sind

mittelgroß, manchmal leicht abstehend, die Stirne ist flach, meist
zurücktretend, mittelhoch, der Haarwuchs jedenfalls reichlicher als beim
Typus muscularis, aber nicht so reichlich wie beim Typus cerebralis,
die Haargrenze meist bogenförmig, die Kiefer sind glatt.

Das Verhältnis der Geschlechter ist gleich, im gemessenen Material
5 Knaben und 5 Mädchen. Schon das relativ seltene Vorkommen des
Typus respiratorius bei Säuglingen, sowie die verhältnismäßig schwere
Erkennbarkeit der Zugehörigkeit spricht gegen die Auffassung von
CHAILLOU und MAC AULIFFE, die den
Typus respiratorius gleichsam als den
Typus der Säuglingszeit und ersten Kind-
heit bezeichnen, abhängig vom Milieu.

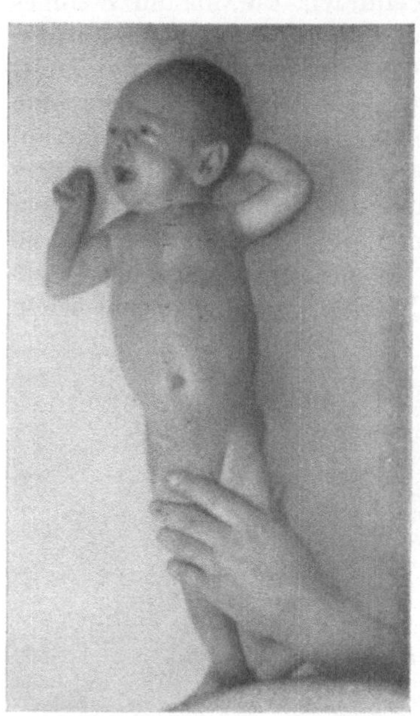

Abb. 9. P. N. 627, ♀, 2 Monate alt.
Das Kind imponiert als lang und mager.
Breite, hohe, fliehende Stirn, reichliche
Behaarung. Haargrenze weit nach
rückwärts verschoben und winklig.
Sehr große Ohren. Erhebliches Über-
wiegen des Kopfumfanges über den
Brustumfang (35.5 : 32.5 cm).

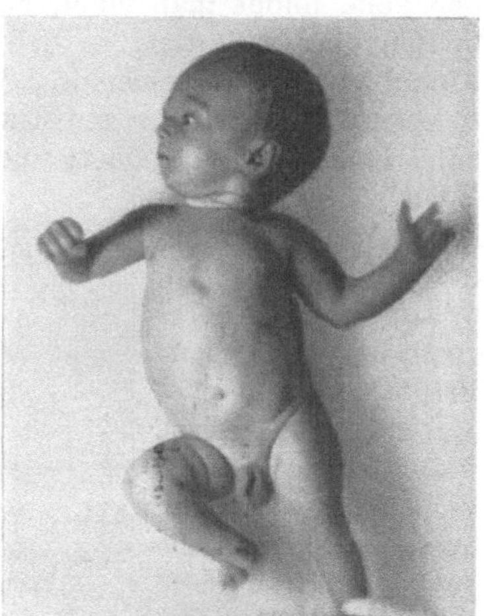

Abb. 10. P. N. 969, ♂, 1 Monat alt,
3780 g schwer, 56 cm lang. Kopfumfang 35.5, Brustumfang 31.5 cm, große
Fontanelle 3 × 3 cm, Abstand vorderer
Fontanellenwinkel-Ophryon 7 cm. Mächtige Stirn, birnförmiger Schädel, reichliche Behaarung mit „Hofratswinkeln",
große Ohren. Mächtiges Genitale.

Der Typus cerebralis. Die diesem Typus angehörigen Kinder
zeigen schon von Geburt an ein so charakteristisches Aussehen, daß
man sich wundern muß, daß nicht wenigstens dieser am leichtesten
zu erkennende Typus schon früher auffiel. Die Mehrzahl dieser Kinder
ist mager und imponiert dadurch als lang. Wie aber die entsprechenden Messungen ergeben, die sich hier schon auf etwas größeres Material
stützen (54 gemessene Fälle), machen sich unter den langen Rumpf-
maßen keine irgendwie besonders aus der Reihe fallenden Unterschiede bemerkbar. Der Brustkorb ist flach und ziemlich schmal, die
Schulterbreite eher kleiner, das Abdomen meist im Thoraxniveau oder

etwas eingesunken (Meteorismus bei fehlerhaft ernährten Kindern natürlich ausgeschlossen). Die Extremitäten sind lang und dünn, die Finger grazil und schmal. Auffallenderweise haben die meisten männlichen Kinder ein übernormal großes Genitale. Der Penis ist überdurchschnittslang und dick, auch zeigen gerade diese Kinder häufig Erektionen; das Scrotum ist auffallend groß, die Haut desselben dünn (Abb. 10).

Weitaus im Vordergrund steht die Konfiguration des Schädels. Schon bei Neugeborenen, selbst bei Frühgeburten ist dieselbe in die

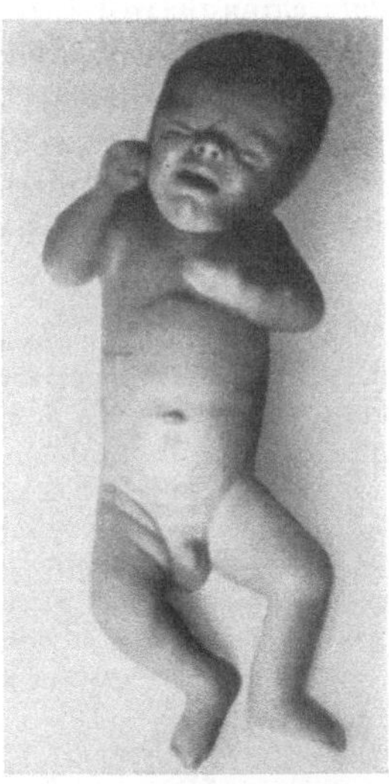

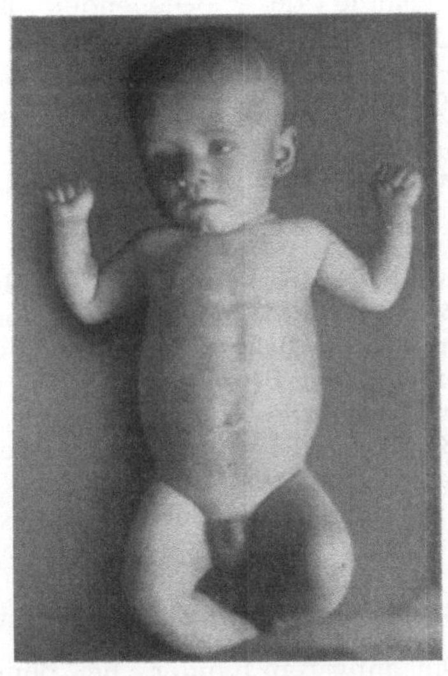

Abb. 11. P. N. 891, ♂, 3 Wochen alt, 4220 g schwer, 55 cm lang. Kopfumfang 37, Brustumfang 35 cm. Langer schmaler Brustkorb, großer Kopf, oben breiter werdend. Sehr dichtes Haar mit konkaver Grenze. Hoher unterer Gesichtsabschnitt. (Mischform mit Typus digestivus).

Abb. 12. P. N. 699, ♂, 4 Monate alt, 5350 g schwer, 57 cm lang. Bedeutendes Überwiegen des Kopfumfanges über den Brustumfang (39 : 33.5 cm), Fontanelle 2 × 2 cm, Abstand des vorderen Fontanellenwinkels vom Ophryon 8.5 cm.! Noch im Alter von 18 Monaten Kopfumfang 48, Brustumfang 46 cm. Erste Zahnung mit 6 Monaten, Laufenlernen mit 1 Jahr, Fontanelle mit 10 Monaten geschlossen — also keine Rachitis. — Großer birnförmiger Kopf, mächtiger Hirnschädel mit breiter, hoher Stirn, bedeutendes Dominieren des oberen Gesichtsabschnittes über die beiden anderen. Große, abstehende Ohren.

Augen springend. Dominierend ist bei diesen Kindern der Hirnschädel mit sehr breiter, gewölbter Stirn. Meist ist dieselbe fliehend. Der Hinterkopf ist in vielen Fällen weit nach hinten ausladend. Betrachtet man einen solchen Schädel von vorn, so zeigt er birnförmige Gestalt, die frontale Umrißlinie ist ein spitzes Oval mit der Spitze nach unten am Unterkiefer oder einer Pyramide mit der Spitze nach unten. Von der Kinnspitze streben die beiden Begrenzungslinien schräg nach außen, um an den Schläfen ihren äußersten Punkt zu erreichen. Es gibt allerdings auch Schädelformen, wo die birnförmige Figur nicht so ausgesprochen ist, sondern die seitliche

Begrenzung des frontalen Gesichtskonturs ziemlich vertikal nach oben steigt, um erst ziemlich unvermittelt von der Höhe der Jochbeine angefangen nach außen zu lenken und den Hirnschädel groß erscheinen zu lassen.

Zahlenmäßig betrachtet ist in allen Fällen der Kopfumfang weitaus größer als der Brustumfang, ein Verhältnis, das bei diesen Formen sich lange erhält, jedenfalls weiter hinein in das Kleinkindesalter, als bisher als „normal" angenommen wurde. Um etwaigen Mißverständnissen vorzubeugen, will ich hier schon betonen, daß es sich bei der Besprechung der vorliegenden Erscheinungen ausschließlich um Kinder handelt, die vollständig frei von Rachitis waren. Von den 54 gemessenen Fällen machen, was das Verhältnis von Kopf- zu Brustumfang anlangt, nur drei eine, allerdings vorübergehende Ausnahme, indem bei diesen drei Kindern während ganz kurzer Zeit das Verhältnis sich umkehrte, und der Brustumfang den Schädelumfang um ein Geringes, $1/2-1$ cm überwog.

Bei P. N. 465 betrug noch im Alter von 11 Monaten der Kopfumfang 44, der Brustumfang 43.5 cm, mit 14 Monaten wurden einmal 45—46 cm für die entsprechenden Maße erhoben, aber mit 19 Monaten betrug der Kopfumfang wieder 46.5, der Brustumfang 46 cm und noch mit 29 Monaten lauteten die beiden Zahlen 48—47 cm.

Bei P. N. 752 wurde im Alter von 2 Monaten ein Kopfumfang von 35.5, ein Brustumfang von 33 cm gemessen, mit 5 Monaten war das Verhältnis umgekehrt, indem eine kleine Differenz von 39.5—40 cm zugunsten des Brustumfanges bestand, während mit 8 Monaten wieder der Kopfumfang mit 42 cm um 1 cm größer war als der Brustumfang mit 41 cm

Schließlich wies P. N. 795 ein ganz ähnliches Verhalten auf.

Die jüngsten Kinder, bei denen dieses auffällige Überwiegen des Kopfumfanges über den Brustumfang notiert wurden, waren folgende.

P. N.	Alter	Gewicht	Kopfumfang	Brustumfang	Differenz
584	11 Tage	2980 g	33 cm	31 cm	2 cm
733	15 „	2920 „	32.5 „	32 „	0.5 „
594	17 „	3280 „	34.5 „	32 „	2.5 „
732	18 „	3100 „	36 „	32.5 „	3.5 „ !
824	19 „	3300 „	37 „	32 „	5 „ !

Das wurde nun früher immer als „normal", angesehen. Wir haben ja oben gesehen, daß der Typus muscularis gerade das entgegengesetzte Verhalten zeigt, während bei den beiden anderen Typen die Differenzen lange nicht so bedeutend waren. Noch auffälliger aber ist, daß dieses Überwiegen des Kopfumfanges über den Brustumfang bei den Angehörigen des Typus cerebralis lange Zeit, oft weit über das 1. Lebensjahr hinaus festgehalten wird, wobei noch betont sei, daß es sich um rachitisfreie Kinder handelt. Die ältesten Kinder, bei denen dies festgestellt werden konnte, betrafen folgende.

P. N.	Alter	Kopfumfang	Brustumfang	Differenz
661	18 Monate	47.5 cm	45.5 cm	2 cm
632	18 „	46 „	45 „	1 „
652	19 „	47 „	44.5 „	2.5 „
614	19 „	46 „	45 „	1 „
465	29 „	47 „	44 „	3 „ !

Selbstverständlich sind die absoluten Differenzen um so größer, je jünger das Kind ist. Die größten, gemessenen Differenzen betrugen 5 cm.

Geben uns diese Zahlen nur ein Maß für die von vornherein große Anlage des Hirnschädels beim Typus cerebralis im allgemeinen, so sollen die folgenden Beobachtungen und Zahlen zeigen, daß am Hirnschädel wieder dessen Stirnteil besonders mächtig entwickelt ist und schon in der Anlage die hochgewölbte breite Stirne des späteren „geistigen Arbeiters" zu erkennen gibt. Die Fontanellen mancher dieser Kinder sind besonders groß, dementsprechend werden wir mit wohl großen, aber nicht allzu großen, jedenfalls aber die bei den anderen Typen gefundenen weit übersteigenden Zahlen für den Abstand des vorderen Fontanellenwinkels vom Ophryon zu rechnen haben. In der ungefähr gleich großen Zahl der Fälle aber sind die Fontanellen klein, aber enorm „hochstehend", nach rückwärts verlegt, so daß wir sehr große Zahlen für den eben genannten Abschnitt erhalten. Als Beispiele für die erste Gruppe mögen folgende dienen.

P. N.	Alter	Fontanelle	Abstand Fontanelle-Ophryon
614	18 Tage	6 ✕ 4 cm	5 cm
614	6 Monate	3 ✕ 3 „	8.5 „
661	3 „	4 ✕ 3 „	7.5 „
661	10 „	2 ✕ 2 „	10 „
602	1½ „	4 ✕ 4 „	7 „
602	4 „	2 ✕ 2 „	8.5 „
699	6 „	2 ✕ 2 „	9 „
699	9 „	0.2 ✕ 0.2 „	11 „

Diese letzteren Zahlen zeigen uns mit aller Deutlichkeit, welch große Werte der Abstand des vorderen Fontanellenwinkels vom Ophryon als Ausdruck der Höhe und Wölbung der Stirne im Laufe des 1. Jahres erreichen kann. Aus der folgenden Tabelle erhellt noch, daß diese Anlage schon von vornherein besteht, daß also Kinder jugendlichen Alters mit verhältnismäßig kleiner Fontanelle schon ein mächtiges Stirnbein haben.

P. N.	Alter	Gewicht	Fontanelle	Abstand Fontanelle-Ophryon
688	2 Monate	4300 g	3 ×3 cm	6.5 cm
672	2 „	4000 „	2.5 × 2.5 „	7 „
841	1 Monat	2750 „	3 ×3 „	6 „

Wir werden also, wenn wir die drei Gesichtsabschnitte miteinander vergleichen, bei den dem Typus cerebralis angehörigen Kindern unter allen Umständen ein bedeutendes Dominieren des oberen über die beiden anderen Gesichtsabschnitte finden. Die Nasen dieser Kinder sind klein, uncharakteristisch, die Kiefer vollständig glatt und dünn.

Ein weiteres charakteristisches Merkmal der cerebralen Typen ist die Behaarung des Kopfes.

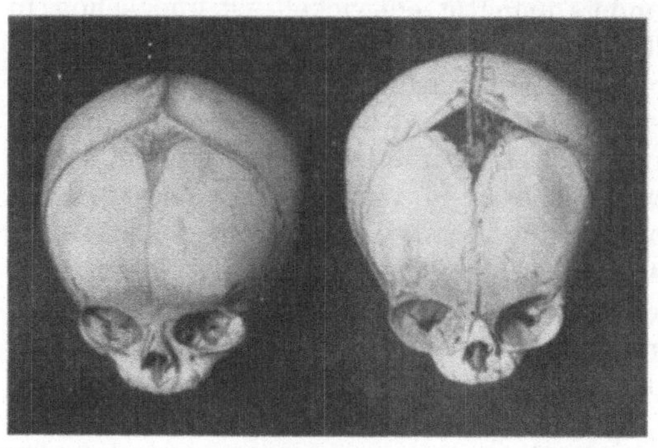

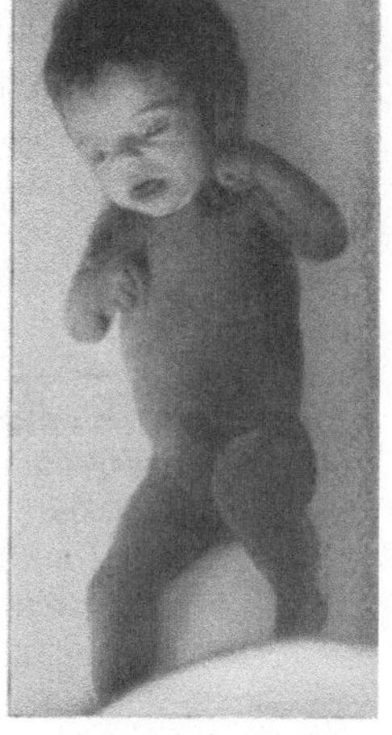

Abb. 13. Um die individuell verschiedene Anlage des Fontanellenstandes am Skelett zu zeigen, habe ich mit gütiger Erlaubnis des Herrn Prof. TANDLER, dem ich hier bestens danke, aus der Skelettsammlung der I. anatomischen Lehrkanzel in Wien zwei Schädel von Neugeborenen abgebildet. Man beachte den wesentlich kleineren Abstand des vorderen Fontanellenwinkels vom Ophryon am linken gegenüber dem rechtsseitig abgebildeten Schädel.

Abb. 14. P. N. 795, ♀, 5 Woch. alt, 3350 g schwer, 53 cm lang. Kopfumfang 36 cm, Brustumfang 32 cm, Fontanelle 5 × 6 cm, Abstand des vorderen Fontanellenwinkels vom Ophryon 5.2 cm. Kleiner Gesichtsschädel, großer Hirnschädel, breite Stirn. Dichtes, langes, straffes, dickes, schwarzes Haar.

Schon bei der Geburt sind viele dieser Kinder weitaus reichlicher behaart als die Angehörigen der anderen Typen, manchmal kommen sie schon mit einem dichten reichlichen Haarwuchs auf die Welt. Weitaus charakteristischer aber ist die Beschaffenheit und die Anordnung der Haare. Dieselben sind meist lang, manchmal struppig, manchmal gewellt, oft gelockt oder gekräuselt, meistens sehr dünn. Was die Farbe anlangt, so sind natürlich alle Haarfarben vertreten, doch ist es mir aufgefallen, daß alle rothaarigen Kinder, die ich zu beobachten Gelegenheit hatte, dem Typus cerebralis angehören. Während wir bei den früheren Typen die Haargrenzen entweder geradlinig (beim Typus muscularis) oder bogenförmig (beim Typus digestivus) gefunden haben, ist beim Typus cerebralis die Haargrenze anders gestaltet. Entweder wir finden die Haargrenze „en pointe", d. h. in der Mitte der Stirne springt ein Haarzipfel weit vor, während zu beiden Seiten die Haargrenze in scharfem Winkel zurücktritt und die seitlichen Stirnpartien dadurch ausgespart werden (Hofrats- oder Geheimratswinkel), oder die Haargrenze ist konkav. Sie stellt längs der Sutura coronaria einen nach vorn offenen Bogen dar und bildet so eine „Stirnglatze". Außerordentlich häufig findet man die Haare so angeordnet, und das trifft vor allem für die Begrenzung „en pointe" zu, daß an den Seiten des Kopfes und am Hinterhaupt die Behaarung sehr spärlich ist, daß dagegen in der Mitte des Scheitels, von der in die Stirne hineinreichenden Spitze angefangen bis zum Gipfelpunkt des Schädels die Haare reichlicher und länger sind und einen mehr minder großen Schopf bilden. Man findet das bisweilen nur angedeutet, bisweilen in der ausgesprochenen Form des „Freundschen Haarschopfes". Freund, der diese „Anomalie" der Behaarung seinerzeit beschrieb, hielt sie für ein Zeichen von exsudativer Diathese. Ich habe mich wiederholt davon überzeugt, daß bei diesen Kindern, wenn sie diese Haarbildung mit auf die Welt bringen oder wenn sie erst in späterem Alter erstmalig zur Untersuchung kommen, exsudative Diathese nicht häufiger ist als bei anderen, und würde meinen, daß diese Haarbildung mit exsudativer Diathese gar nichts zu tun hat, sondern lediglich als Habitusmerkmal gewertet werden soll, als Zugehörigkeitszeichen zum Typus cerebralis. Übrigens hat auch Finkelstein in der Neuauflage seines Lehrbuches einen Zusammenhang zwischen Freundschem Haarschopf und

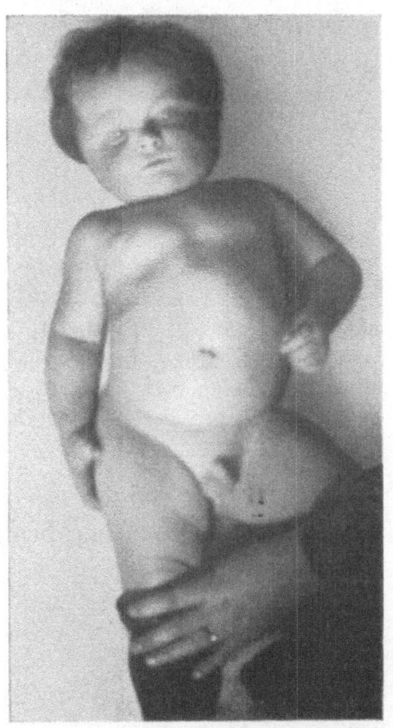

Abb. 15. P. N. 616, ♂, 15 Monate alt, 11 000 g schwer, 80 cm lang. Kopfumfang 49, Brustumfang 49 cm. Fontanelle geschlossen. Mächtiger, nach oben breiter werdender Schädel, hohe, breite Stirn, langes, dichtes Haar mit Schopfbildung und weit einspringenden Winkeln.

exsudativer Diathese abgelehnt. Im übrigen sieht man bisweilen auch eine ungleichmäßige Verteilung der Behaarung in der Weise, daß die langen Haare nicht in der Mitte stehen, sondern daß umgekehrt die Behaarung am Scheitel recht schütter und kurz ist, während zu beiden Seiten, an den Schläfen und auch am Hinterkopf lange, bisweilen recht wild wegstehende Haare zu finden sind. Auch eine weitere, vollständig unregelmäßige Verteilung ist mir bisweilen aufgefallen, derart, daß fast der ganze Kopf von kurzen, schütteren, aber ziemlich dicken Härchen besetzt war, zwischen denen in großen Abständen stehende, um mehrere Zentimeter längere, dünnere Haare hervorsprossen. Alle diese Varianten

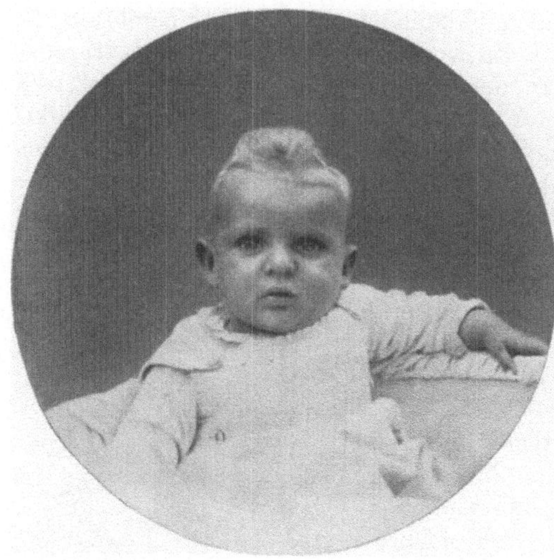

Abb. 16. H. D., ♂, 10 Monate alt, vollständig frei von Rachitis. Hohe, breite, gewölbte Stirn, dichtes, gewelltes Haar mit Schopf und einspringenden Winkeln. Große, abstehende Ohren.

der Kopfbehaarung sind bei keinem der drei anderen Typen zu finden, und ich würde gerade in der Form der Behaarung ein wesentliches Kriterium für die Zugehörigkeit zum Typus cerebralis sehen. Gegen Ende des 1. Lebensjahres verschwinden diese Haarverteilungen allmählich und im 2. Lebensjahr haben diese Kinder meist den bekannten Locken- oder Krauskopf. Winkelige Begrenzung, Einspringen der seitlichen Winkel bleiben dabei trotzdem bestehen und sind nur meist durch die Frisur verdeckt.

Ein weiteres, ebenso wichtig erscheinendes Merkmal scheint Form, Größe und Stellung der Ohrmuscheln zu sein. Alle Kinder des Typus cerebralis haben Ohrmuscheln, die weit übermittelgroß sind, weiters sind dieselben meist sehr dünn, besonders an den Rändern, im Gegensatz zu den kleinen, dicken, manchmal gewulsteten und eingekrempelten Ohrmuscheln des Typus muscularis. Weiters sind die Ohrmuscheln bei den meisten hierhergehörigen Kindern abstehend, manchmal in grotesker Weise türflügelförmig. Allerdings muß man da in den einzelnen Altersstufen des 1. Lebensjahres Unterschiede machen. Nur die wenigsten Kinder kommen mit abstehenden Ohren zur Welt. Das Abstehen bildet sich erst im Laufe der ersten Wochen und Monate aus. Zum Beispiel wurde bei P. N. 771, einem Mädchen, das mit 2 Monaten erstmalig zur Untersuchung kam, vermerkt, daß die Ohren groß und anliegend seien. Im Alter von 4 Monaten aber waren die Ohren schon abstehend. Daß nicht nur die Größe und Dicke der Ohrmuscheln in der Anlage schon vorhanden ist, sondern auch die spätere Stellung, scheint mir daraus hervorzugehen, daß bei vielen dieser Kinder, wenn man sie sehr frühzeitig untersucht, wo die Ohren wohl groß, aber noch anliegend sind,

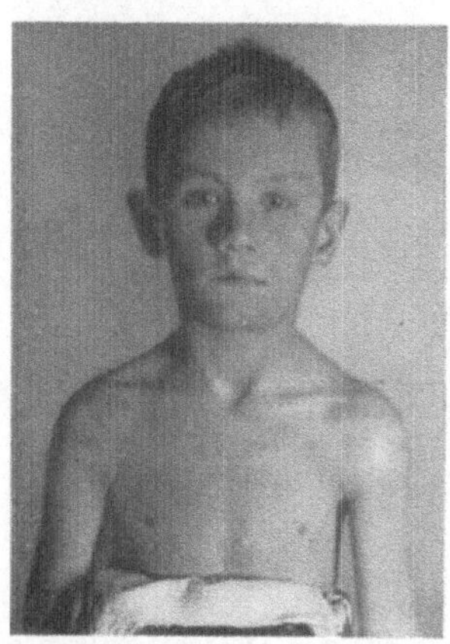

Abb. 17. P. N. 703, 7 Jahre alt, langer, magerer Junge. Schädel nach oben verbreitert, breite, nicht sehr hohe Stirn, struppiges Haar, große, türflügelförmig abstehende Ohrmuscheln.

die Ränder der Ohren wie zusammengefaltet sind, als ob sie dazu bestimmt wären, sich später auszubreiten — ein ähnliches Verhalten, wie wir es früher beim Typus digestivus für die merkwürdigen Wülste und Falten der Processus alveolares gesehen haben, die später den mächtigen Unter- und Oberkiefer bilden. Bei P. N. 802, Knabe, der im Alter von 4 Wochen erstmalig untersucht wurde, habe ich in der betreffenden Beschreibung, um die Richtigkeit früherer Beobachtungen an anderen Kindern auf die Probe zu stellen, vermerkt, daß die Ohren groß und anliegend seien, aber an den Rändern stark gefaltet und eingeschlagen, „wie wenn sie später abstehend würden(?)“. Im Alter von 3 Monaten machte sich schon ein geringes Abstehen der Ohren bemerkbar, im Alter von 5 Monaten war die obere Hälfte der Ohren abstehend und im Alter von 8 Monaten hatte das Kind weit abstehende Ohrmuscheln. Daraus würde also folgern, daß die Stellung der Ohren (für Größe und Gestalt ist das wohl selbstverständlich) nicht eine, wie es meist gedacht wird, durch fehlerhaftes Liegen der Kinder, sondern eine in der Anlage begründete, konstitutionelle Eigenschaft ist und daß die so häufig vom Arzte verlangten verschönernden Manipulationen, wie das Tragen der bekannten Ohrenhäubchen oder das Ankleben der Ohrmuscheln an den Kopf, wenig Aussicht auf Erfolg haben.

Allen diesen so charakteristischen Merkmalen des Typus cerebralis bei Säuglingen sei noch hinzugefügt, daß unter den gemessenen Kindern auf 31 Knaben 23 Mädchen entfallen.

Mischformen. Es wurde schon oben betont, und das haben ja auch schon CHAILLOU und MAC AULIFFE, sowie KRETSCHMER für den Erwachsenen vermerkt, daß es durchaus nicht gelingt, jedes Kind in einen bestimmten reinen Typus einzuordnen. Und so sehen wir auch an unserem Material, daß die Mehrzahl der Kinder Züge von zwei oder mehreren Typen aufwiesen. Von den nach Abzug der reinen Typen erübrigenden 112 Fällen zeigten 31 Merkmale des digestiven und des cerebralen, 44 solche des muskulären und des cerebralen, 14 solche des muskulären und des digestiven Typus, während die restlichen 23 Züge von 3 Typen aufwiesen. Von diesen wiederum standen bei 6 Fällen die Merkmale des cerebralen Typus im Vordergrund, bei 11 solchen des respiratorischen. 6 Kinder waren überhaupt in keinen bestimmten Typus einzureihen. Aus der relativ großen Zahl von 11 mit gemischtem Habitus, bei denen Züge des Typus respiratorius dominierend waren, geht hervor, daß, wie oben schon vermerkt, der letztere relativ selten im Säuglingsalter rein zu finden ist.

Als Beispiele mögen folgende kurze Skizzen dienen:

P. N. 662, Mädchen, erstmalig im Alter von 3 Wochen untersucht, durch $1\frac{1}{2}$ Jahre verfolgt, Typus erhalten. Gedrungener Körperbau, nicht sehr breite Brust, großer Bauch, kurze Extremitäten. Großer Hirnschädel, dabei mächtige Wangenpolster, so daß der seitliche Gesichtskontur in der Höhe der Jochbeine eine Einziehung aufweist. Große, leicht abstehende Ohren. Haarwuchs schütter, en pointe begrenzt. Breite hohe Stirne. Winzige Nase. Hoher unterer Gesichtsabschnitt. Vielfach geriffelte, gezackte, mit Vorsprüngen versehene Alveolarfortsätze. Kopfumfang immer um etwa 2 cm größer als Brustumfang, erst mit 15 Monaten ist der Brustumfang um 1 cm größer als der Kopfumfang.

Dieses wäre also ein Beispiel für die Vermengung des cerebralen und digestiven Typus. Das gleichzeitige Vorhandensein der Merkmale des cerebralen und muskulären Typus illustriert folgender Fall:

P. N. 740, Knabe. Massiver, breiter Körper, hoch gewölbte Brust, kurze Extremitäten, dabei quadratischer Schädel, gleichmäßig verteiltes, dünnes,

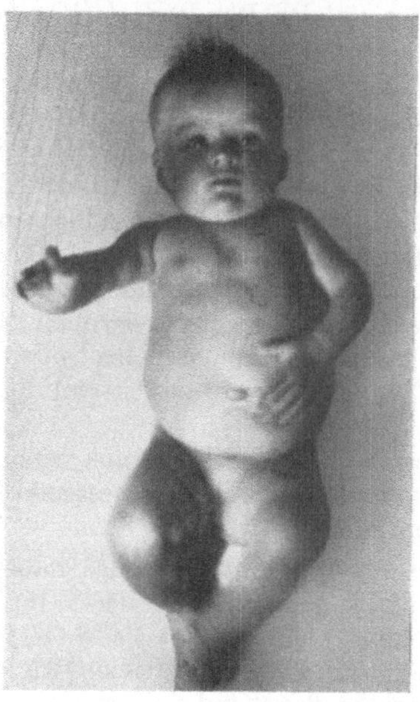 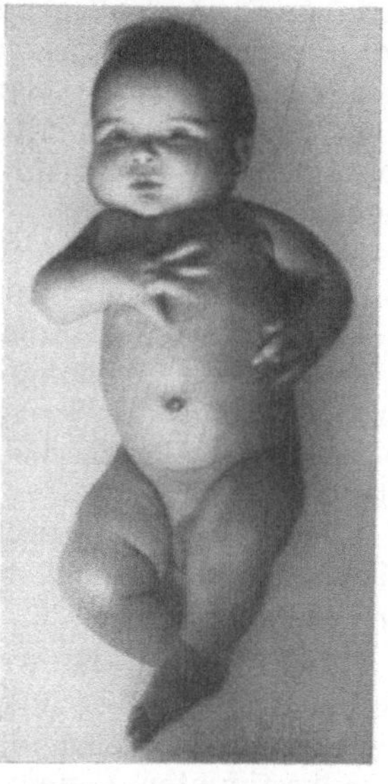

Abb. 18. P. N. 687, ♀, 4 Monate alt, Mischform von muskulärem und cerebralem Typus. Kopfumfang immer kleiner als Brustumfang. Seitliche Schädelbegrenzung gerade. Kleine, anliegende Ohren. Dabei aber hohe, gewölbte Stirn, Haargrenze in Bogenform mit Andeutung von Winkeln, und ausgesprochene Schopfbildung.

Abb. 19. P. N. 820, ♂, 3½ Monate alt, Mischform von muskulärem und cerebralem Typus. Langer, walzenförmiger Rumpf, aber kurzer Hals. Kopfumfang immer größer als Brustumfang (Beobachtung bis zu 14 Monaten); langes, dichtes Haar mit Schopfbildung, dabei aber niedrige Stirn. Große, aber anliegende Ohrmuscheln.

schütteres Haar mit geraden Grenzen, niedrige Stirne. Große, abstehende Ohren. Mittelgroße Nase. Kopf- und Brustumfang während des ganzen 1. Jahres immer vollständig gleich.

Und schließlich soll noch im folgenden kurz das gleichzeitige Vorkommen von Zeichen des muskulären und digestiven Typus skizziert werden.

P. N. 617, Knabe. Im Alter von 3 Wochen das erstemal untersucht, durch 2 Jahre verfolgt. Kurzer, gedrungener Körper, gewölbte Brust, kurze Extremitäten. Kleiner, runder Kopf, niedrige Stirne, spärliche, kurze Haare, gerade begrenzt. Kleine Nase, mittelgroße, anliegende Ohren. Oberer und unterer Gesichtsabschnitt gleich hoch. Beide Kiefer zeigen starke Wülste und Vorsprünge. Kopf- und Brustumfang gleich. Mit 5 Monaten werden die Kiefer glatt, die untere Gesichtspartie breit und hoch. Mit 9 Monaten hat der Junge lange, schlichte Haare, die gerade begrenzt sind, der untere Gesichtsabschnitt ist höher geworden als der obere. Mit 15 Monaten ist der Brustumfang größer als der Kopfumfang.

Die Beispiele ließen sich je nach Überwiegen des einen oder anderen Habitusmerkmales in beliebiger Zahl ausdehnen.

Habituswechsel. Eine Erscheinung, die bei den reinen Formen fast niemals, gelegentlich aber bei den Mischformen bemerkt wird, ist der Habituswechsel. Schon im Laufe des 1. Lebensjahres treten bald die einen, bald die anderen Merkmale eines bestimmten Habitus mehr in den Vordergrund, während die anderen zurücktreten, ja bisweilen sogar ganz verschwinden können. Vielleicht sind die oben bei den reinen Formen des Typus muscularis und cerebralis erwähnten nur ganz vorübergehenden Umkehrungen des typischen Verhaltens von Kopf- und Brustumfang darauf zurückzuführen. Häufig aber sieht man, daß z. B. im 1. Lebensquartal der Typus digestivus dominiert, während späterhin das Kind einen fast reinen Typus muscularis repräsentiert, während im Anfange die Erscheinungen des letzteren durchaus im Hintergrund gestanden waren. Noch mehr gilt das für den Typus respiratorius, der in den ersten 2, ja 3 Lebensquartalen bisweilen nur andeutungsweise vorhanden ist, um dann später stark in den Vordergrund zu treten. Lediglich die Merkmale des Typus cerebralis sind meist von allem Anfange an vorhanden und halten sich dauernd, wobei aber bei entsprechenden Mischformen die Merkmale anderer Habitusformen bald mehr, bald weniger in Erscheinung treten, bisweilen auch verschwinden können.

5. Die Habitusformen des Schulalters.

Noch viel mehr tritt das in Erscheinung im Schulalter. Wir verdanken einer neueren Arbeit von COERPER, deren Material sich auf etwa 6000 Untersuchungen erstreckt, wertvolle Aufschlüsse. Auch COERPER schließt sich der SIGAUDschen Einteilung an. Die Beschreibungen im Schulalter schaffen gut übereinstimmende Bilder und Übergänge von den von mir eben gezeichneten Habitusformen des Säuglings- und Kleinkindesalters zu denen des Erwachsenen. COERPER sah sich veranlaßt, für die Zeit vom 6.—8. Lebensjahr, das ist also die Zeit der ersten Streckung, eine indifferente Form einzuführen, die eigentlich fließende Übergänge zeigt zu der von ihm sogenannten Streckungsform, in der die Erscheinung des Habituswechsels besonders häufig ist. „Wir haben bei sämtlichen vier Grundtypen in den Zeiten stärkeren Wachstums eine Abnahme der charakteristischen Stigmata der ursprünglichen Habitusanlage beobachten können bis zu dem Ausmaße, daß der Typus, wenigstens nicht mehr in allen Teilen, wieder erkannt werden konnte. . . . Die Streckungsform kann Veranlassung zu einem Dominanzwechsel geben. So beobachteten wir, daß ein Typus muscularis ein digestivus wird und umgekehrt, ein Typus cerebralis ein Typus muscularis, wenn auch in diesen Fällen oft eine Legierung das Resultat war, allerdings mit einem dominierenden Grund-

typus. Die Einschaltung der Streckungsform in die normalen Habitustypen des Schulalters bedeutet deshalb nichts anderes als die Bezeichnung eines vorübergehenden Zustandes, der in sich Entwicklungsmöglichkeiten verschiedenster Art enthält." Wir sehen also im Schulalter
Ähnliches auftreten, wie wir oben für das Säuglingsalter angegeben
haben, nur sind hier die Verhältnisse natürlich außerordentlich viel
subtiler.

6. Habitus und innere Sekretion.

Es ist klar, daß nicht nur den in der Keimanlage selbst liegenden Faktoren, sondern auch den Produkten der Drüsen mit innerer
Sekretion ein Einfluß auf die äußere Körperform zugebilligt werden
muß. Wenn wir uns daran erinnern, wie ein Kind mit angeborenem
Myxödem bei Thyreoaplasie aussieht, daß da nicht nur Wachstumsstörungen statthaben, sondern weitgehende Abweichungen der Körperform im ganzen und in deren einzelnen Teilen von der Norm, so
wird das ohne weiteres klar. Doch soll von diesen wohl bekannten
Veränderungen hier nicht die Rede sein, ebenso wie wir im Kapitel
Wachstum die betreffenden Bilder als bekannt vorausgesetzt haben.
Dagegen muß an dieser Stelle auf die Beziehungen der Geschlechtsdrüsen zur Habitusform des Kindesalters Bedacht genommen werden.

Coerper hat in Anerkennung der Tatsache, daß der Einfluß der
Geschlechtsdrüsen auf die Habitusform sicher sehr früh beginnt, noch
eine weitere selbständige Habitusform beschrieben und nennt sie Präpubertätsform, jene Form, bei der bei Vermehrung der Masse alle
Teile des Körperbaus vor allem in die Breite, aber auch in die Länge
sich vermehren. „Eine Berechtigung der Verselbständigung der Präpubertätsform scheint uns aber darin zu liegen, daß der Habitus von
den Geschlechtsdrüsen aus schon sehr früh beeinflußt werden kann,
daß dies in sehr verschiedenem, oft übersehenem Maße der Fall ist
und deshalb besonders hervorgehoben zu werden verdient. Unseren
Beobachtungen nach reichen die ersten Anzeichen der Pubertätsentwicklung auf nordischem Gebiete viel weiter in das Schulkindesalter
zurück als im allgemeinen angenommen wird. Nicht nur viele psychische Unstimmigkeiten, auch eine Anzahl physischer Disharmonien
entstammen schon vom achten Lebensjahre ab dieser Tatsache."
Ob diese Annahme zu Recht besteht, ob sie weiter die Berechtigung
einer eigenen Habitusform gibt, mag dahingestellt bleiben, besonders,
da doch auch diese Habitusform eine vorübergehende ist. Daß aber
Habitusform und Geschlechtsdrüsen in gegenseitigen Beziehungen stehen,
und zwar schon viel früher, als es Coerper annimmt, nämlich schon
innerhalb des ersten Lebensjahres, mag aus folgenden Beobachtungen
hervorgehen.

Es gibt eine Anzahl Kinder, die sich schon beim ersten Anblick
sowohl durch ihren starken Fettansatz als durch die Körperproportionen von anderen Säuglingen unterscheiden. Der starke Fettansatz
macht sich natürlich nicht gleich nach der Geburt bemerkbar, sondern
tritt gewöhnlich erst im zweiten Lebensquartal in Erscheinung, er-

reicht dann gegen Ende des ersten Lebensjahres seinen Höhepunkt, um im zweiten Lebensjahr dann auffallend abzunehmen. Bei manchen Kindern allerdings bleibt dieser abnorme Fettansatz dauernd während der ganzen Kindheit bestehen, bei den meisten aber werden die Kinder im zweiten Lebensjahr schlank und haben dann im Kleinkindes- und Schulalter annähernd normale Proportionen. Betrachtet man einen solchen Säugling ungefähr im dritten Lebensquartal, so findet man ein über den ganzen Körper verbreitetes dickes Fettpolster, das aber seine stärkste Ausbildung am Bauch, an den Oberschenkeln und am Gesäß erfährt. Besonders charakteristisch für diese Säug-

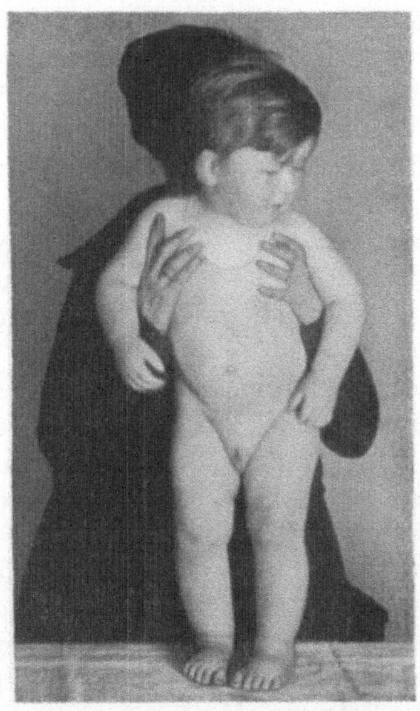

Abb. 20. P. N. 651, 15 Monate alt, 12 650 g schwer (!). Runder Kopf mit langem, schlichten Haar; starker Fettansatz. Sehr kleiner Penis, Scrotum kurz, nach unten verschmälert. Beide Hoden kryptorch.

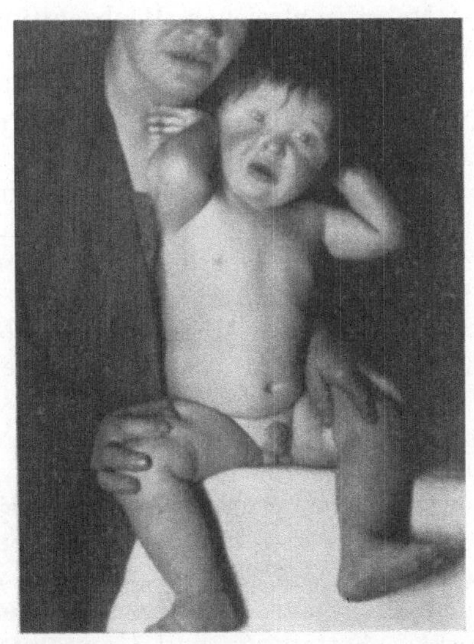

Abb. 21. P. N. 693, 15 Monate alt, 11 400 g schwer. Mäßiger Fettansatz, dicke Querfalte über dem mons veneris. Penis kleiner als normal, Scrotum winzig, beide Hoden kryptorch.

linge ist eine dicke Querfalte über dem Mons veneris. Bei allen diesen Fällen findet man als besonderes Kennzeichen ein abnorm kleines Genitale. Der Penis ist kurz, dünn, mit einer dicken, kurzen Vorhaut bekleidet, bisweilen ist der Penis so klein, daß er nur als kleiner Stummel aus den dicken Falten der fetten Bauchhaut hervorschaut. Das Skrotum ist klein, die Haut desselben dick, mit tief eingerissenen Falten versehen, und es besteht entweder einseitiger oder doppelseitiger Kryptorchismus. Ist ein Hode vorhanden, so ist er kleiner als normal. Weiter haben sehr viele dieser Kinder einen kleinen, brachyzephalen, runden Kopf, die Behaarung ist manchmal spärlich, in anderen Fällen recht dicht, die Haare sind kurz, glatt, liegend, bogig oder gerade begrenzt — kurz, man wird bei dieser Beschreibung unwillkürlich an das Aussehen des eunuchoiden Fettwuchses erinnert.

Neben diesen somatischen Eigenschaften zeigen alle diese Kinder eine besondere Einreihung nach ihrem psychischen Verhalten. Das sind die ruhigen, anspruchslosen Kinder, die imstande sind, stundenlang mit einem Stück Holz oder Papier zu spielen, die keinerlei Ansprüche auf Gesellschaft machen, die wenig Bewegungstrieb zeigen, auch bei vollständigem Fehlen von Rachitis spät zu stehen und zu laufen anfangen und immer gute Esser sind, auch jenseits des ersten Lebensjahres, wenn ihnen noch so wenig Abwechslung in der Nahrung geboten wird, dieselbe immer mit Appetit verzehren.

Nebst zahlreichen Beobachtungen dieser Art, die ich gelegentlich machen konnte, verfüge ich am gemessenen Material des Ambulatoriums über 11 einschlägige Fälle. Von diesen gehören zwei dem Typus cerebralis, je einer dem Typus digestivus und muscularis und sieben gemischten Typen an.

Sämtliche hier beobachtete Kinder sind Knaben. Ob bei Mädchen, bei denen ja auch abnormer Fettansatz vorkommt, derselbe mit Veränderungen am Genitale zusammenhängt, läßt sich natürlich vorläufig nicht entscheiden.

Verfolgt man diese Kinder über das erste Lebensjahr hinaus, so lassen sie sich in zwei Gruppen einteilen: 1. in solche, welche ihren Fettansatz dauernd behalten, dieselben sind in der Minderzahl, und 2. in solche, die im zweiten Lebensjahr schlank werden und nach dem zweiten Lebensjahr normale Proportionen darbieten.

Die Beobachtungen lehren weiterhin, daß ein Teil dieser Kinder von Eltern abstammt, von denen entweder einer, manchmal auch beide abnorm fett sind, meistens ist es der Vater allein; ich erinnere mich auch eines 8jährigen Knaben mit dem oben geschilderten abnormen Fettansatz und Genitalhypoplasie, dessen Mutter auf meine dahin gerichtete, direkte Frage zugab, selbst an Genitalhypoplasie (Menstruation von nur wenigen Stunden Dauer und in großen, unregelmäßigen Zwischenräumen) zu leiden. Ein anderer Teil der Kinder wieder stammt von durchaus normalen, ja bisweilen oft sogar auffallend grazilen, zarten Eltern ab.

Zur letzteren Gruppe gehört z. B. ein Brüderpaar, das von durchaus normalen Eltern abstammt. Der ältere, jetzt 9jährige Junge, soll als Säugling ebenso fett gewesen sein wie sein jetzt 1jähriger Bruder. Eine Photographie aus dieser Zeit, die mir leider nicht zur Verfügung gestellt werden konnte, zeigt auch eine frappante Ähnlichkeit mit dem jüngeren Bruder. Im zweiten Lebensjahr wurde der Junge schlank und zeigt jetzt das Bild, wie ihn die Photographie darstellt. Er ist einseitig kryptorch. Der jüngere Bruder zeigt im Alter von 1 Jahr den beschriebenen starken Fettansatz, kleines Genitale, Kryptorchismus. Mit 2 Jahren, als ich ihn nachuntersuchen konnte, war er vollständig normal proportioniert, wenn auch noch reichlich „gut genährt", das Genitale wesentlich größer geworden (Abb. 22a und b).

Der wesentliche Unterschied zwischen den beiden Gruppen scheint mir der zu sein, daß bei den dauernd fett bleibenden Kindern auch das Genitale dauernd hypoplastisch bleibt, während bei den übrigen, welche wieder schlank werden, auch das Genitale sein Wachstum nachholt. Es scheint mir wahrscheinlich, daß diese Fälle zur Zeit der Pubertät, sowohl was den Fettansatz als was Größe des Genitales be-

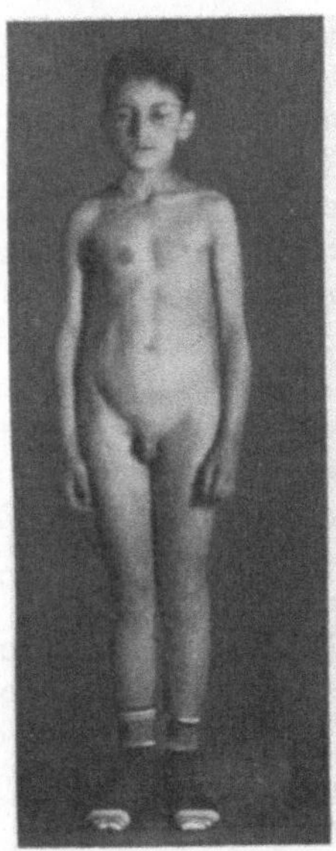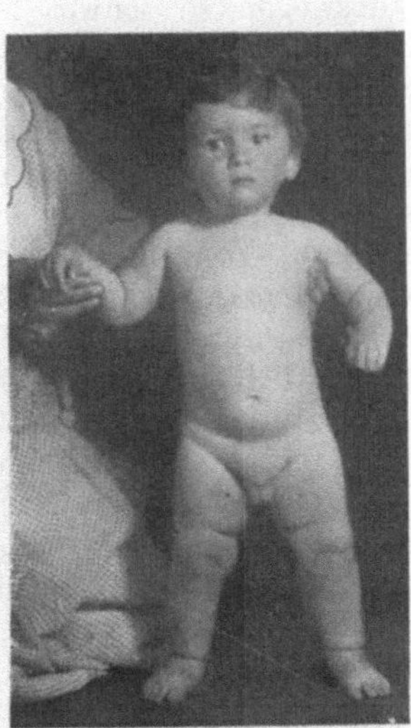

Abb. 22a und b.

trifft, vollständig normal werden, doch sind die betreffenden, noch in Beobachtung stehenden Kinder noch nicht an dieser Altersgrenze angelangt, so daß ich diese Anschauung nur vermutungsweise äußern kann.

Es fragt sich nun, handelt es sich hier um eine direkte Wirkung des Ausfalles der innersekretorischen Genitalfunktion, so wie wir es beim wirklichen Eunuchoiden im Zeitalter nach der Pubertät kennen? Oder handelt es sich um eine von den Eltern vererbte Störung des Fettansatzes, dem die Unterentwicklung des Genitales koordiniert ist und parallel geht? Wir wissen zwar aus den Untersuchungen von KYRLE, daß Hypoplasien des Hodengewebes und der Zwischenzellen bei kryptorchen Hoden kleiner Kinder die Regel sind. Aber zu der ersteren Annahme müßte doch supponiert werden, daß normalerweise eine Funktion des Hodenzwischengewebes und eine Beeinflussung des Wachstums durch dasselbe schon in diesem jugendlichen Alter vorhanden ist, bei deren Ausfall dann (bei primärer Hypoplasie des Genitales) eben die Störung des Fettansatzes zum Vorschein käme — eine Annahme, für die wir derzeit noch keine Beweise haben. Wahrscheinlicher erscheint es, daß die Beeinflussung von Habitus und Wachstum sowohl durch die Erbmasse jeder einzelnen Körperzelle, also autochthon chromosomal, als auch hormonal durch die innersekretorischen Produkte vor sich geht (BAUER), und daß die in den vorliegenden Beobachtungen festgestellten Störungen des Fettansatzes und die Genitalhypoplasie einander koordiniert und in der Erbmasse begründet sind.

7. Habitus und Rachitis.

Es wurde immer behauptet, daß das äußere Bild des Habitus bei Kindern deswegen so schwer festzulegen sei, weil durch den somatischen Einfluß, den rachitische Veränderungen ausüben, hauptsächlich im Bereich des Schädels, das Bild verwischt würde, daß insonderheit eine Vergrößerung des Schädels unter allen Umständen auf Rachitis bzw. auf das Bestehen eines rachitischen Hydrocephalus zurückzuführen sei. Es ist natürlich ohne weiteres zuzugeben, daß das der Fall sein kann. Von einer so weitgehenden Beeinflussung der Schädelform aber, daß man nicht auseinanderhalten könnte, was im Habitus begründet, was durch das Überstehen einer Rachitis dazugekommen ist, kann natürlich keine Rede sein. Wenn nur erst einmal der Blick auf die konstitutionellen Eigentümlichkeiten der äußeren Körperform geschärft ist und man in die Lage kommt, Säuglinge dauernd zu beobachten und zu verfolgen, lassen sich die beiden Dinge gut auseinanderhalten. Es ist nun zunächst der Nachweis zu erbringen, daß die ganze Schädelform unter Umständen allein auf die Zugehörigkeit zu einer bestimmten Habitusform, nämlich zum Typus cerebralis zurückzuführen ist, auch wenn wir bisher gewohnt waren, solche Schädel als rachitische anzusehen, wenn tatsächlich keinerlei Rachitissymptome vorhanden sind.

Beispiel: P. N. 652, Knabe. Von allem Anfange cerebraler Typus. Lang, mager, dünne Extremitäten, großer, birnförmiger Kopf, im Anfang große Fontanelle, hohe, breite, gewölbte Stirn, schütteres, langes, struppiges Haar, en pointe begrenzt, Andeutung von Schopf. Mächtige, abstehende Ohren. Verzeichnis einiger charakteristischer Maße.

Alter	Gewicht	Körper-länge	Kopf-umfang	Brust-umfang	Fontanelle	Abstand Font.-Ophryon
1 Monat	3940 g	51 cm	37 cm	33.5 cm	4 ×4 cm	5 cm
3 „	5470 „	57 „	39.5 „	36 „	4 ×3 „	8 „ !
6 „	6600 „	61.5 „	41.5 „	38.5 „	2.5×2.5 „	8.5 „
10 „	8200 „	68 „	45.5 „	43 „	1 ×1 „	9.5 „
19 „	11300 „	79 „	47 „ !	44.5 „	geschlossen	—

Wir sehen also auch an allen Maßen, an dem langen Überwiegen des Kopfumfanges über den Brustumfang, der hohen gewölbten Stirn, die Zugehörigkeit zum Typus cerebralis. Dagegen hatte das Kind niemals irgendwelche Zeichen von Rachitis. Es wurde weder etwas von Kopfschweiß noch von Craniotabes vermerkt, die Knochenknorpelgrenzen der Rippen waren immer glatt, das Kind bekam im Alter von 5 Monaten den ersten Zahn, lief mit 10 Monaten frei, hatte vollständig gerade Beine, mit 19 Monaten 16 Zähne usw., mit 12 Monaten die Fontanelle geschlossen.

Ähnlich verhält sich P. N. 661, Mädchen, von dem schon wiederholt beschriebenen charakteristischen Typus cerebralis. Auch dieses Kind hätte beim ersten Ansehen als Rachitis imponieren können. Aber auch dieses Kind hatte den ersten Zahn mit 6 Monaten, lief mit 12 Monaten frei, zu diesem Zeitpunkte war auch die Fontanelle geschlossen, es hatte mit 16 Monaten 12 Zähne, ganz gerade Beine usw.

Der Beispiele ließen sich noch viele anführen. Es ist klar, daß bei solchen Fällen von Rachitis, speziell von dem Bestehen eines rachitischen Hydrocephalus, der die Größe des Schädels zu erklären imstande wäre, nicht die Rede sein kann, da die Fontanelle sich in solchen Fällen regelmäßig und sicher verkleinert und ganz normalerweise am Ende des ersten Lebensjahres, manchmal noch früher vollständig geschlossen ist.

Es ist daher von eminent praktischer Bedeutung, diese Verhältnisse zu kennen, um solche Kinder, bei denen nur auf den Anblick des großen Kopfes hin die Diagnose auf Rachitis gestellt wird, nicht unnütz eine antirachitische Behandlung machen zu lassen, und den Eltern das Schreckgespenst der „englischen Krankheit" vorzumalen. Es ist aber natürlich selbstverständlich, daß Typus cerebralis und Rachitis sich nicht gegenseitig ausschließen, die Veränderungen werden dadurch natürlich nur um so hochgradiger. Die Vernachlässigung dieser im Habitus begründeten Verhältnisse hat SAWIDOWITSCH offenbar zu der Annahme veranlaßt, daß die Ernährung auf die Größe des Gehirns und des Schädels keinen Einfluß hat, ebensowenig wie die Rachitis, und dann eine recht gewundene Erklärung für das Größererscheinen des Schädels gegenüber dem übrigen Körper zu geben.

Umgekehrt sehen wir, daß beim Gegenpol des Typus cerebralis, beim Typus muscularis, wo also das entgegengesetzte Verhalten von Kopf- und Brustumfang statthat, indem ersterer immer kleiner ist als der letztere, dieses Verhältnis auch durch das Hinzutreten einer bisweilen schweren Rachitis nicht gestört wird.

Beispiel: P. N. 645, Knabe, erstmalig im Alter von $4^1/_2$ Monaten untersucht. Gewicht 7300 g, Körperlänge 66 cm, Kopfumfang 41 cm, Brustumfang 42 cm. Kleiner, runder Schädel, spärliches, dünnes, kurzes Haar, vollständig gerade begrenzt, niedrige Stirn, eng anliegende Ohren usw. Hochgradige Craniotabes.

P. N. 633, Knabe mit allen Merkmalen des Typus muscularis, die auch dauernd festgehalten werden. Die wichtigsten Maße im folgenden:

Alter	Gewicht	Körperlänge	Kopfumfang	Brustumfang	Fontanelle	Abstand Font.-Ophryon
1 Monat	3820 g	53 cm	35 cm	36 cm	1.5×2 cm	6 cm
7 „	6950 „	61 „	42 „	44 „	1 ×1 „	9 „
11 „	9200 „	72 „	46 „	47 „	0.5×0.5 „	10 „
18 „	10900 „	77 „	46.5 „	49 „	geschlossen	—

Dieses Kind, das also einen reinen Typus muscularis repräsentiert, wurde mit 4 Monaten rachitisch, hatte mit 8 Monaten Rosenkranz, dicke Epiphysen, Perlschnurfinger, noch keinen Zahn, erst nach einem Jahr Durchbruch der beiden unteren Schneidezähne, Laufenlernen mit 15 Monaten.

Wir sehen also in diesen Fällen, daß das Überstehen selbst schwerer Rachitis den muskulären Habitus nicht verändert. Im Gegenteil glaubt auch COERPER, wenigstens für das Schulalter, daß gerade die Angehörigen des Typus muscularis auffallend häufig Rachitis haben, jedenfalls viel häufiger als diejenigen der anderen drei Typen, weswegen er für das Schulalter eine Untergruppe des muskulären Typus aufstellt, den Typus der weichen Rachitiker. Er läßt sogar die Frage offen, ob nicht durch seine Beobachtungen eine Bindung der rachitischen Erbmasse vorzüglich an den muskulären Typus nahegelegt wird. Da ich bei Auswahl meines Materials noch in Unkenntnis dieser Tatsachen war und Rachitiker von der Untersuchung ausschaltete (die hier erwähnten Formen sind bei der gesamten Verarbeitung nicht mitgezählt worden), ist es mir nicht möglich, diese Frage rechnerisch zu beantworten, mein allgemeiner Eindruck geht aber nicht dahin, daß gerade bei den muskulären Typen Rachitis häufiger wäre als bei den andern drei Typen.

8. Habitus und Wachstum.

Es ist die Frage aufzuwerfen, ob eine konstitutionell bedingte Wachstumsstörung sich im Habitus irgendwie äußert, d. h. ob bestimmte Habitusformen Beziehungen zu bestimmten Wachtumsstörungen haben. Da Wachstumsstörungen ja immerhin nicht so häufig sind, ist vielleicht das vorliegende Material zu klein, um da irgendwelche Schlüsse ziehen zu können. Immerhin kann ich aber folgendes sagen: Wir haben im Kapitel „Konstitution und Wachstum" unterschieden zwischen Hypo- und Hyperplasie. Bei der wesentlich häufigeren Hypoplasie äußern sich die einzelnen Habitusformen genau so wie bei den normalen Kindern, d. h., wenn auch die absoluten Zahlen kleiner sind, zeigen die einzelnen Maße genau dasselbe Verhalten wie bei den normalen Kindern, und auch das Aussehen, hauptsächlich von Kopf- und Gesichtsbildung ist dasselbe wie in der Norm. In meinem Material finden sich vier Hypoplastiker. Davon gehören bemerkenswerterweise zwei dem zerebralen und je einer dem respiratorischen und digestiven Typus an und zeigen die Habitusmerkmale der betreffenden Typen aufs deutlichste, trotzdem es Kinder recht kleiner Dimensionen sind. So z. B. wiegt das dem digestiven Typus angehörige Kind mit 12 1/2 Monaten 6280 g, ein dem cerebralen Typus angehöriges am Ende der Beobachtung mit 19 Monaten bloß 9700 g. Dagegen findet sich unter den reinen Formen des Typus muscularis kein einziger Hypoplast, wohl aber ist der im vorigen Kapitel beschriebene Hyperplast ein ausgesprochen muskulärer Typus. Diese Verhältnisse müßten natürlich an wesentlich größerem Material nachgeprüft werden, um ihre Richtigkeit behaupten zu können.

9. Habitus und Ernährung.

KRETSCHMER betonte schon ganz richtig, daß man sich unter einem digestiven oder, wie er es nennt, pyknischen Habitus nicht immer einen dicken Menschen mit einem Hängebauch, unter einem asthenischen (respiratorischen oder cerebralen) nicht immer einen mageren, schlanken Menschen vorstellen muß. Was für den Erwachsenen gilt, gilt noch viel mehr für den Säugling, bei dem die Ernährung und damit der Ernährungszustand eine so dominierende Rolle spielt. Daß dadurch die äußeren Proportionen und, was noch viel wichtiger ist, beim Säugling, wo es sich um absolut so kleine Zahlen und damit auch kleine Zahlendifferenzen handelt, auch die Maße scheinbar stark verschoben werden können, liegt auf der Hand. Man wird also genauest beobachten müssen, um die charakteristischen Habitusmerkmale herausfinden zu können. Daß man sich durch den Ernährungszustand in der Beurteilung der Zugehörigkeit zu einem bestimmten Habitus nicht täuschen lassen darf, möge aus den folgenden zwei Beispielen, die gleichsam entgegengesetzten Typen angehören, hervorgehen.

P. N. 902, 4 Wochen alt, Knabe, sehr mageres Kind, unruhig, häufig grüne Stühle. Gewicht 3240 g, Körperlänge 51 cm, Sitzhöhe 34 cm, Kopfumfang 35 cm, Brustumfang 32 cm, Bauchumfang 31 cm, Fontanelle 3 × 3, Abstand Fontanelle-Ophryon 5.5 cm. Kurzer, runder Kopf, niedrige Stirne, winzige Stumpfnase. Spärliches, kurzes Haar, bogenförmig begrenzt, mittelgroße, leicht abstehende Ohren. Hoher und breiter unterer Gesichtsabschnitt, der Alveolarfortsatz des Unterkiefers ist dick, mit zahlreichen Wülsten und Falten versehen, derjenige des Oberkiefers zeigt zwei große Fortsätze an den Ecken.

Das Kind zeigte also trotz seiner Magerkeit ausgesprochene Zugehörigkeit zum digestiven Typus. Als Ursache der Magerkeit wurde relative Inanition durch Hypogalaktie der Mutter festgestellt, das 4wöchige Kind bekam pro Mahlzeit höchstens 50 g Brustmilch zu trinken.

Als Gegenstück zu diesem „mageren Digestiven" möge der folgende Fall dienen, als Muster eines „dicken Cerebralen".

P. N. 720, Knabe, 6 Monate alt mit einem Gewicht von 7350 g, mit 8 Monaten 9050 g, mit 14 Monaten 12.000 g. Der Kopfumfang ist dauernd um 1 cm größer als der Brustumfang, auch noch im Alter von 14 Monaten, wobei alle Zeichen von Rachitis fehlten. Das Kind hatte immer einen mächtigen, birnförmigen Schädel, hohe, breite, gewölbte Stirne, lange, fliegende Haare mit einer scharfen Grenze en pointe, große, abstehende Ohren, dagegen schmale, glatte Kiefer.

Diese Fälle stellen gleichsam Extreme dar. Trotzdem gelingt es mühelos, ihre Zugehörigkeit zu den entsprechenden Habitusformen sicherzustellen. Um so eher wird dies bei den mehr fließenden Übergängen, wie sie der verschiedene Ernährungszustand einzelner Kinder mit sich bringt, der Fall sein.

10. Habitus und Psyche.

Wir haben schon oben bei der Beschreibung der Säuglinge mit abnormem Fettansatz und Genitalhypoplasie auf die eigentümliche

Psyche dieser Kinder hingewiesen, die uns den Typus der immer gut essenden, gut und sicher schlafenden, ruhigen, genügsamen und anspruchslosen Kinder darstellt. Das in allen neueren Büchern über Konstitutionslehre viel zitierte Shakespearesche Wort von den „fetten Männern, die nachts gut schlafen" zur Charakterisierung des Hand-in-Hand-Gehens von körperlichem und psychischem Habitus, einer Parallität, auf die ja KRETSCHMER sein ganzes System aufgebaut hat, paßt wohl auch für diese Säuglinge. Diese Formen zeigen also ganz eindeutige psychische Eigenschaften. Es ist selbstverständlich, daß bei der Primitivität des kindlichen Seelenlebens die Unterschiede hier nicht so in die Augen springend sein werden wie beim Erwachsenen. Andererseits ist es uns bei der Projektion von seelischen Emotionen auf körperliche Zustände und Funktionen, die beim Säugling ja viel mehr und ungehemmter statthaben als beim Erwachsenen, leichter möglich, aus eben diesen körperlichen Funktionen, bzw. dem Ausfall derselben Schlüsse auf die kindliche Psyche zu ziehen. Wir verweisen hier nur auf den Zeitpunkt der Erlernung der statischen Funktionen. CZERNY und viele seiner Schüler haben bei Besprechung der Rachitis immer wieder darauf hingewiesen, daß die Erlernung des Gehens und Stehens durchaus nicht eine isolierte Funktion des Skelett-, Band- und Muskelapparates ist, sondern auch eine exquisit zentralnervöse Funktion darstellt (KARGER, cerebrale Rachitis, SCHIFF). Ich möchte dem entgegenhalten, daß gerade bei der Erlernung der statischen Funktionen der psychische Habitus im Verein mit dem körperlichen von ausschlaggebender Bedeutung ist. Haben wir gesehen, daß bei den eben beschriebenen abnorm fetten Kindern mit Genitalhypoplasie eine ausgesprochene Trägheit besteht, daß diese Kinder trotz Fehlens jeglicher rachitischer Symptome allesamt verspätet gehen lernen, so sehen wir bei Angehörigen des muskulären Habitus gerade das Gegenteil. Diese Kinder zeigen alle einen besonders hochgradigen Bewegungsdrang schon frühzeitig. Mit 3—4 Monaten machen sie krampfhafte Versuche, sich aufzusetzen, werfen sich manchmal mit unglaublicher Geschicklichkeit von der Rücken- in die Bauchlage und wieder zurück, stehen bisweilen schon mit 6 Monaten, sich am Gitter anhaltend, aufrecht im Bettchen und lernen sehr frühzeitig, bisweilen mit 9—10 Monaten schon frei laufen. Daß diese frühzeitige Erlernung der statischen Funktionen nicht lediglich Funktion des Bewegungsapparates, sondern vorzüglich eine solche des zentral bedingten Bewegungsdranges ist, lehrt der Fall, wo Kinder trotz Bestehens mehr minder hochgradiger Rachitis frühzeitig gehen und stehen lernen. So konnte P. N. 590, Knabe, ein Angehöriger des rein muskulären Typus, trotzdem er mit 3 Monaten schon seine Craniotabes hatte, erst mit 10 Monaten seinen ersten Zahn bekam, seinen muskulären Typus aber immer zeigte, schon mit 11 Monaten frei laufen.

Repräsentieren uns also die Angehörigen des muskulären Typus den Bewegungs- und Muskelmenschen mit lebhaftem und zielbewußtem Bewegungsdrang, so zeigen uns die Angehörigen des cerebralen Habitus die unruhigen, schreckhaften, auch boshaften Kinder. Hierher gehören die habituellen Schreier, die unruhigen Schläfer, die Kinder mit auffallender Blässe oder raschem Farbenwechsel, solche, die unter dem Einfluß des Schlafes oder von Temperaturschwankungen plötzlich ganz verfallen aussehen, die Kinder, die nicht essen wollen. Speziell unter den letzteren sind diejenigen, wo sich die psychogen bedingte Anorexie schon sehr frühzeitig geltend macht (ich kenne solche, wo dieses für Kind, Eltern und Arzt gleich fatale Ereignis schon im 5.—6. Monat beginnt), immer Angehörige des cerebralen Typus. Auch die Enuretiker stellen ein großes Kontingent zu den Angehörigen der Cerebralen.

11. Habitus und Morbidität im Säuglingsalter.

Es wäre natürlich voreilig, aus dem Zusammentreffen oder Nichtzusammentreffen gewisser Krankheitsformen mit einzelnen Habitusformen Schlüsse ziehen zu wollen. Ist doch die Beobachtungszeit während des Säuglings- und auch Kleinkindesalters viel zu kurz, um sagen zu können, ob ein Kind zu gewissen Erkrankungen vermöge seines Habitus nähere Beziehungen habe als ein anderes, einem anderen Habitus zugehöriges. Einige wenige Vorkommnisse mögen aber doch erwähnt werden, ohne daraus bindende Schlüsse ziehen zu wollen.

Drei Kinder mit chronischen Atmungserkrankungen der verschiedensten Art gehörten dem reinen Typus respiratorius an. Bei keinem der anderen reinen Typen wurden chronische Atmungserkrankungen gefunden.

Auch unter den elf Mischformen, bei denen der respiratorische Typus im Vordergrund stand, wurde nur einmal eine chronische Atmungserkrankung gefunden.

Bei drei Pylorospasmusfällen, die unter dem gemessenen Material beobachtet wurden, gehörten zwei einem rein cerebralen Typus an, einer hatte noch einen geringen Einschlag eines digestiven Habitus.

Jene merkwürdigen Formen vasomotorischer, urtikarieller Exantheme, die bei Kindern, welche ausschließlich bei Brustmilch ernährt wurden, vorkamen, gehörten ausschließlich dem cerebralen Typus an.

Ebenso ein Fall von hysterischer Abasie.

Von vier Fällen von manifester Spasmophilie, die zur Beobachtung kamen, gehörten zwei einem rein cerebralen Typus an, einer war eine Mischform von cerebralem und muskulärem Typus, nur einer ein rein muskulärer Typus.

Beziehungen zwischen Habitus und exsudativer Diathese konnten nicht gefunden werden, indem diese häufigste Konstitutionsanomalie sich auf alle Habitusformen so ziemlich gleichmäßig verteilte.

Über die Beziehungen von Habitus und Rachitis vgl. oben.

12. Der Habitus asthenicus.

Es wäre eigentlich keine Veranlassung, hier auf die STILLERsche Konstitutionsanomalie näher einzugehen, wenn nicht die meines Erachtens viel zu weite Umgrenzung dieses Bildes und die Subsumierung aller möglichen Erscheinungen des Habitus, des Ernährungszustandes usw. und die Gruppierung um ein oder mehrere isolierte Symptome auch

in der neuesten Literatur immer wieder zu neuen Fehlern in dieser
Richtung Veranlassung geben würde. Schon J. BAUER hat es (für
den Erwachsenen) für verfehlt erklärt, daß STILLER sein Kostalstigma,
die fluktuierende zehnte Rippe in den Mittelpunkt gerückt und für
das Hauptkriterium dieser Konstitutionsanomalie gehalten hat, um
welches Stigma sich alle anderen Erscheinungen, der lange, schmale
Hals, der lange Brustkorb, die dünnen Extremitäten, die abfallenden
Schultern, die abstehenden Schulterblätter usw. gruppieren sollten.
Auch in der Kinderheilkunde wurde alles Mögliche als „Asthenie" bezeichnet. Speziell hat SPERK seinerzeit unter der Bezeichnung „das
schwache Kind" derart konstituierte Individuen, bei denen sich auch
alle möglichen Züge hauptsächlich von Neuropathie bemerkbar machten,
zusammengefaßt. Hier war es wieder PFAUNDLER, der für das Schulalter wenigstens versucht hat, da reinen Tisch zu machen, und nicht
alles, was als mager und schlank imponiert, gemeinsam zu betrachten.
PFAUNDLER teilt die „Untervollen" ein 1. in das asthenische Schul-
kind, 2. in magere Kinder, denen es an Muskulatur fehlt (mager trotz
vorhandenem Panniculus adiposus), 3. die erblich mageren, denen es
wirklich an Fett fehlt, wobei er eine endogene (endokrine?) Mager-
sucht annimmt, 4. die außergewöhnlich regsamen und beweglichen,
die infolgedessen einen erhöhten Verbrauch haben, 5. die wegen
mangelhafter Eßlust untervollen und mageren Kinder, und die an
der „Schulkrankheit" leidenden, also durch psychische Einwirkungen
mageren (vgl. S. 72). Diese Einteilung kann aber nicht befriedigen,
da sie ätiologische und pathogenetische Momente nebeneinander als
Einteilungsprinzip benützt. Dagegen ist PFAUNDLER recht zu geben,
wenn er den Versuch BENJAMINS, in der Asthenie eine Art Pandia-
these zu sehen, bekämpft und vorläufig mehr Trennung und Analyse
als Synthese verlangt. Auch KLEINSCHMIDT hat sich in neuester Zeit
gegen die Unterordnung aller möglichen Entwicklungsanomalien unter
die Asthenie gewendet und speziell für den Habitus asthenicus des
Schulkindes gezeigt, daß der flache Thorax durchaus nicht identisch
mit dem asthenischen ist. Es gibt flache Brustkörbe mit durchaus
normalem Umfang, wenn man den proportionellen Brustumfang
$(x = \dfrac{\text{mittlerer Brustumfang}}{\text{Körperlänge}} \times 100)$ mißt. Mißt man die proportionelle
Brustkorblänge $(x = \dfrac{\text{Thoraxlänge}}{\text{Rumpflänge}} \times 100)$, so sieht man, daß alle möglichen Kombinationen von Länge, Breite und Wölbung des Brust-
korbes vorkommen. Nach KLEINSCHMIDTs Beobachtungen ergeben
sich keine regelmäßigen Beziehungen zwischen Thoraxlänge und Thorax-
breite und auch die Größe des epigastrischen Winkels hängt sicher
nicht nur von der Länge und Breite des Brustkorbes ab. Ebenso
konnte er (ebenso wie BAUER für den Erwachsenen) durchaus keine
so eindeutigen Beziehungen zwischen Asthenie und Tuberkulose finden.
ARON vollends lehnt den Habitus asthenicus als konstitutionelle Anlage, die dauernd bestehen bleibt, vollständig ab und sieht die dis-
proportionelle Form des Wachstums nur als eine vorübergehende

Erscheinung an, bedingt durch die Wirkung einer Reihe äußerer Wachstumseinflüsse der verschiedensten Art, aber nicht durch vererbte oder endogene Momente — ein Standpunkt, der wohl etwas zu weitgehend ist.

Während es sich hier immer um Erwachsene oder um das Schulalter handelte, TANDLER die Manifestationszeit der asthenischen Konstitutionsanomalie in die Zeit um das zehnte Lebensjahr verlegte, hat nun neuestens WETZEL die STILLERsche Konstitutionsanomalie im Säuglingsalter zu beobachten vermeint und sie als Asthenia universalis congenita bezeichnet unter Berufung auf MATHES, der seinerzeit bei chronisch atrophischen Säuglingen soviele Ähnlichkeiten mit den entsprechenden Formen bei Erwachsenen gefunden hatte, daß er diese Säuglinge als konstitutionell stigmatisierte bezeichnete. Die Beschreibung WETZELS deckt sich fast vollständig mit dem Typus cerebralis, vermischt mit einigen Zügen des Typus respiratorius und auch in funktioneller Hinsicht findet man die größten Analogien. Unter den „asthenischen" Säuglingen findet man alle Vertreter der Neuropathie, Kinder mit vasomotorischer Blässe, geringem Schlafbedürfnis, Dyspepsien, Hypertonie der Muskulatur, chronische Speier, Pylorospastiker usw. Als objektives Maß stellt WETZEL auch bei Säuglingen die fluktuierende zehnte Rippe in den Vordergrund, die er fast bei allen einschlägigen Fällen gefunden haben will, eine Angabe, die von KLEINSCHMIDT nicht bestätigt werden konnte, da derselbe das Kostalstigma erst im Schulalter konstatierte. Weiter stellt WETZEL als objektives Maß zur Beurteilung der Zugehörigkeit zur Asthenie die Beziehungen zwischen Brustumfang und Sitzhöhe auf. Sei das Verhältnis von Brustumfang zu Sitzhöhe gleich oder größer als 1, so seien die Kinder „normal", sei es kleiner als 1, so wären sie Astheniker. Ich habe diese Angaben an meinem Material nachgeprüft und folgendes gefunden:

Bei den 13 Fällen des rein digestiven Typus war der Quotient $\dfrac{\text{Brustumfang}}{\text{Sitzhöhe}}$ immer kleiner als 1, ebenso bei den zehn Fällen des Typus respiratorius. Von den 54 Fällen des Typus cerebralis war bei 52 Fällen der Quotient ebenfalls kleiner als 1, bei einem war er gleich 1, bei einem war er im Alter von 9 und 14 Monaten größer, im Alter von 18 und 30 Monaten aber kleiner als 1. Lediglich bei zwölf Angehörigen des Typus muscularis war der Quotient zum Teil gleich, zum Teil größer als 1 (bei je sechs Fällen), in den übrigen 20 Fällen aber ebenfalls kleiner als 1. Nach diesen Angaben glaube ich, daß es nicht zweckmäßig ist, bei Säuglingen denselben Fehler zu machen, wie er bei größeren Kindern gemacht wurde, und auf ein relativ grobes Maß hin alle möglichen Zustände, die sowohl von der ererbten Habitusform als vom Ernährungszustand abhängig sind, unter einem Namen zusammenzufassen. Vollends die Benennung als Asthenia „congenitalis" muß als unglücklich bezeichnet werden.

13. Die Vererbung der Habitusformen.

Wir haben schon oben erwähnt, daß SIGAUD die Zugehörigkeit zu einem der vier Konstitutionstypen als von den Vorfahren durch Peristase, durch Milieuwirkung erworben und dann im Keimplasma als vererbt bezeichnet hatte, während seine Schüler CHAILLOU und MAC AULIFFE auf den Faktor der Umweltwirkung viel mehr Wert legten, und annahmen, daß auch bei gegebenen Konstitutionsformen doch jedes Individuum selbst gleichsam wieder die vier Typen durchlaufen muß, und daß sich im Laufe der Entwicklung die Merkmale der einzelnen Habitusformen vielfach ändern und zu verschiedenen Zeiten der Evolution in Erscheinung treten. Nun wissen wir ja schon lange aus Erfahrung, daß der Umweltswirkung sicher ein großer Einfluß auf die Körperverfassung zukommt. Klima, Beschäftigung, sportliche Betätigung, Ernährung usw. sind gewiß geeignet, die Habitusform eines Menschen abzuändern. Man denke nur an das geänderte Aussehen von Leuten, die jahrelang in veränderten klimatischen Verhältnissen, sagen wir in den Tropen, gelebt haben, oder an die manchmal in verhältnismäßig kurzer Zeit auffällige Entwicklung der Muskulatur von jungen Leuten, die bis dahin sich sportlich nicht betätigt haben und die plötzlich Liebe zum Sport bekommen haben und manchmal in wenigen Jahren eine recht ansehnliche Muskulatur bekommen. Andererseits muß man aber bei objektiver Beobachtung zugeben, und das lehrt eine flüchtige Beobachtung auf jedem Sportplatz, daß ein „Cerebraler“ durch Training gewiß ein ganz erhebliches Maß von körperlicher Geschicklichkeit und Kraft erlangen, daß er eine ganz ansehnliche Entwicklung seiner bis dahin dürftigen Muskulatur bekommen kann, aber daß er niemals das Aussehen des geborenen Athleten bekommen wird, mit anderen Worten, der Grundtypus bleibt erhalten. Und das geht ja auch aus den vorstehenden Beobachtungen hervor. Zeigen sich schon im Säuglingsalter unter dem Einfluß hauptsächlich der Ernährung Erscheinungen von vorübergehendem Habituswechsel, so tritt das im Kleinkindesalter, sowie im Schulalter, wie COERPER ganz richtig beobachtet hat, noch viel mehr in Erscheinung. Aber der dominierende, von Anfang an bestehende Grundtypus bleibt immer da.

Wir werden uns also der Ansicht SIGAUDs anschließen und die Zugehörigkeit zu einer bestimmten Habitusform als etwas Ererbtes, mit dem Keimplasma Übertragenes erklären. Schon die Tatsache allein, daß es gelingt, wie wir in unseren Ausführungen gezeigt haben, schon beim Neugeborenen und jungen Säugling diese Zugehörigkeit zu einer bestimmten Habitusform einwandfrei festzustellen, noch bevor sich Einflüsse der Umwelt geltend gemacht haben, spricht für Vererbung. Wenn wir uns aber noch nach weiteren Beweisen dafür umsehen, so sind es folgende: 1. das Festhalten der Habitusform bei einem bestimmten Individuum vom frühesten Kindesalter an bis zum Erwachsenen, 2. die Familiarität.

Was nun den ersteren Punkt anlangt, so wären natürlich jahrelang fortlaufende Messungen an einzelnen Individuen notwendig, um exakte zahlenmäßige Beweise in der Hand zu haben. Die Zeit seit der Kenntnis der einzelnen Habitusformen überhaupt ist noch zu kurz, als daß das hätte bis jetzt geschehen können. Vorderhand muß man sich also mit der bildlichen Darstellung begnügen und auch da

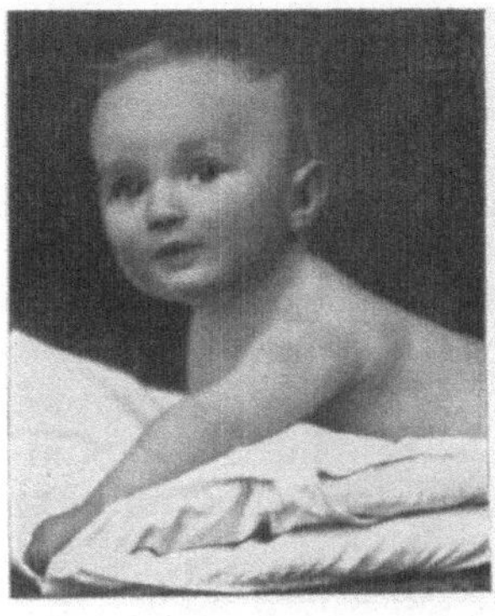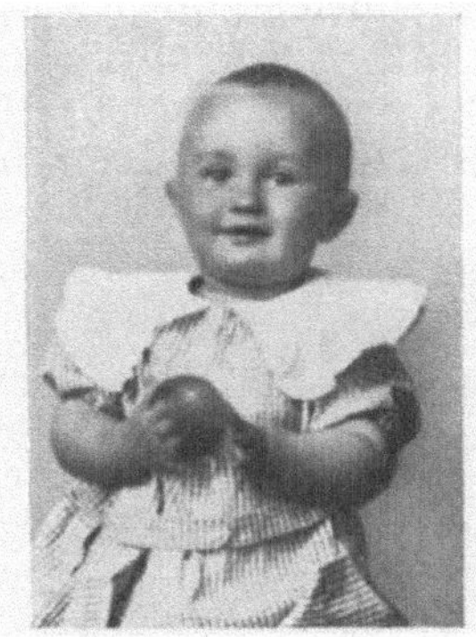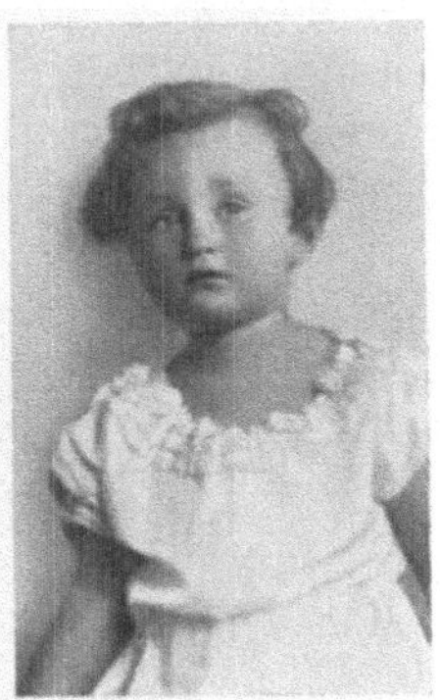

Abb. 23a, b, c. G. G., ♀, cerebraler Typus, im Alter von 1/2, 1 und 2 Jahren. Hohe, breite, gewölbte Stirn, einspringende Haarwinkel, große, abstehende Ohren.

darauf Rücksicht nehmen, daß die in Familien vorhandenen Photographien natürlich nicht von anthropometrischen Gesichtspunkten aus aufgenommen wurden. Aber schon in der bildlichen Darstellung des Kopfes und Gesichtes zeigen sich die Verhältnisse aufs klarste. Es

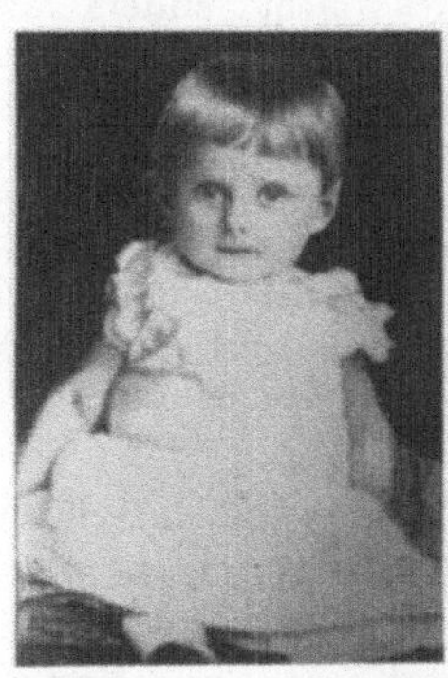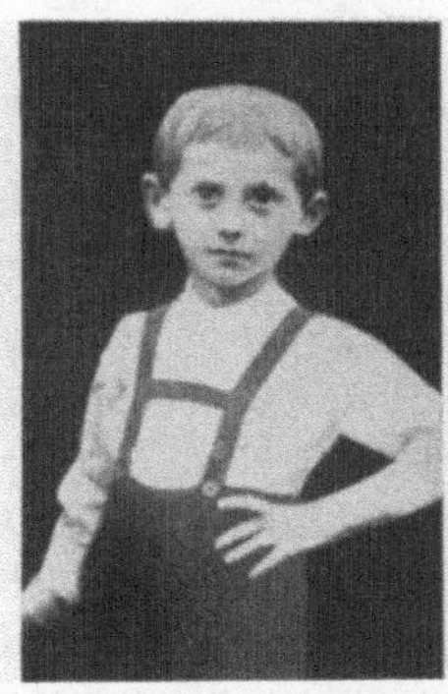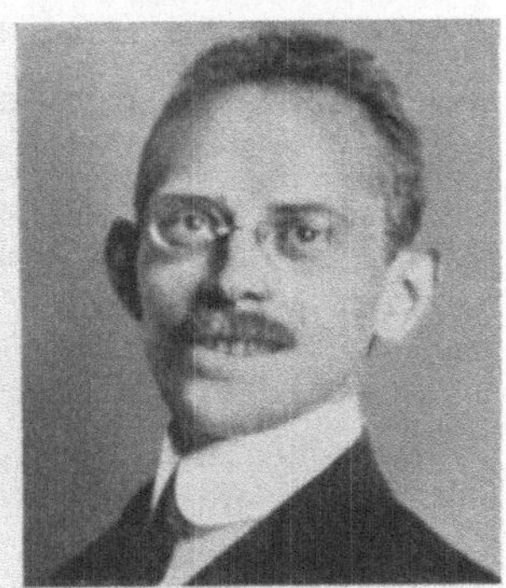

Abb. 24a, b, c. O. K., cerebraler Typus im Alter von etwa 1, 5 und 30 Jahren. Mächtiger Hirnschädel, hohe, breite Stirn (auf den ersten beiden Bildern durch die Frisur gedeckt), große, abstehende Ohrmuscheln.

ist mir gelungen, in meinem Bekanntenkreis einige reine Typen ausfindig zu machen, von denen Kinderbildnisse vorhanden und mir zur Verfügung gestellt wurden, aus denen die einschlägigen Verhältnisse klar hervorgehen (Abb. 23 und 24).

Das zweite Moment, das für die Vererbung der Habitusform spricht, ist das der Familiarität. Hier gelten natürlich die allgemeinen Vererbungsregeln. Wir werden bei Geschwistern natürlich ebensowenig immer dieselben Konstitutionstypen zu erwarten haben wie bei allen anderen vererbbaren Eigenschaften. Immerhin konnte ich bei P. N. 96, 1½ Jahre alt, einen rein respiratorischen, bei seiner Schwester, P. N. 578, 2 Jahre alt, einen gemischt respiratorisch-cerebralen Typus feststellen, bei P. N. 516, 1 Jahr alt, einen gemischt muskulär-cerebralen, bei deren Schwester, P. N. 909, 1½ Monate, einen rein cerebralen Typus, bei P. B. 576, 2 Monate alt, bei der Schwester, P. N. 764, ebenfalls 2 Monate alt, rein cerebralen Typus feststellen.

Wenn aber die Habitusform tatsächlich vererbt ist, so muß als Experimentum crucis, bei eineiigen Zwillingen, die Habitusform dieselbe sein. Das trifft nun auch tatsächlich zu[1]).

Beispiele: P. N. 754 und 755, zwei Mädchen, sichere eineiige Zwillinge (Mitteilung der Gebärklinik) zeigen, abgesehen von ihrer frappanten Ähnlichkeit, eine derartige Übereinstimmung aller Maße, und zwar während der ganzen Dauer der Beobachtung (derzeit 14 Monate), daß dieses nicht anders als durch gleiche Erbanlage zu erklären ist. Beide gehören dem rein muskulären Typus an.

Dasselbe Verhalten zeigen P. N. 769, 770, ebenfalls zwei Mädchen, die beide einem gemischt cerebral-digestiven Typus angehören und ebenfalls während der Beobachtungszeit weitestgehende Übereinstimmung der Maße aufwiesen (Abb. 25).

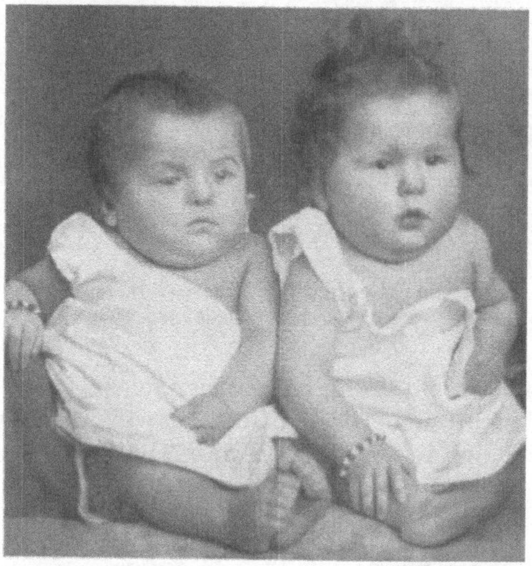

Abb. 25. P. N. 769/70, ♀, Zwillinge, 8 Monate alt. Gemischt cerebral-digestiver Typus. Kurzer, gedrungener Körper, mächtiger Schädel. Hoher unterer Gesichtsabschnitt, sehr kleine Nase, breite, gewölbte Stirn.

Daß die Habitusform tatsächlich vererbt ist und wie weit diese Übereinstimmung bei eineiigen Zwillingen geht, mag daraus hervorgehen, daß bei solchen Kindern sogar die Linien der Handfläche gleich sind. Von den Chiromanten wird behauptet, daß die Handfigur ebenfalls ererbt ist und daß die Umweltwirkung, in diesem Falle also schwere Arbeit mit der Hand usw., nur geringfügige Veränderungen des Handliniensystems hervorzurufen imstande ist. Ohne mich auf die chiromantische Deutung der Handlinien einzulassen, sondern nur in

---

[1]) Bezüglich der Vererbung der Schädelform sei auf die grundlegenden Arbeiten E. Fischers verwiesen, der die Erblichkeit derselben als sicher bestehend annimmt, wenn er auch erst neuestens wieder (Münch. med. Wochenschr. 1923, Nr. 50) der „Peristase" eine nicht geringe Rolle zubilligen muß.

Berücksichtigung des rein Anatomischen, lohnt es sich, kurz auf diese Verhältnisse einzugehen.

G. W. Gessmann schreibt: „. . . Verfolgen wir einmal die Entwicklung der Hand bei einem Kinde von dessen Geburt an. Es wird uns dabei auffallen, daß sie wohl an Größe und Stärke zunimmt, daß aber sowohl Handform als auch Fingerform unverändert bleiben. Man kann also bei einem wenige Wochen alten Kinde schon erkennen, in welche der in der Folge zu beschreibenden Typen dessen Hand einzureihen sein wird. Der einzige Finger, welcher hiervon eine Ausnahme macht und der mehr oder minder noch Veränderungen unterliegt, ist der Daumen." „. . . Die Furchung, sowie die mehr oder minder starke Entwicklung einzelner Weichteile der Hand sei nur eine Folge solcher angestrengter Arbeit. Dieser Einwand wird am besten durch die Tatsache des Angeborenseins der Hauptlinien widerlegt." Ich habe mich nun der Mühe unterzogen, mich mit dem anatomischen Teil der Chiromantie zu befassen, und konnte nun an den eben beschriebenen eineiigen Zwillingen tatsächlich feststellen, daß die Übereinstimmung des Habitus sich auch auf die Handlinien erstreckt. Die beiden erstgenannten Mädchen z. B. hatten an der rechten und linken Hand verschiedene Handlinien. Im Alter von $2\frac{1}{2}$ Monaten, als ich die Kinder das erste Mal untersuchte, bestand an der rechten Hand eine wohl ausgeprägte „Herzenslinie", eine schwächer entwickelte „Kopflinie" und eine mittel ausgebildete „Lebenslinie", während an der linken Hand dieselbe fehlte. Während also an beiden Händen das Furchungsrelief verschieden war, war dasselbe bei beiden Kindern vollständig gleich, d. h. die rechte und die linke Hand zeigten dieselbe Handzeichnung. Ganz ebenso war es bei dem zweitgenannten Zwillingspaar[1]).

Ein Versuch, diese Verhältnisse auch auf das Daktylogramm zu übertragen, scheiterte daran, daß bei jungen Säuglingen die winzigen, für die Daktyloskopie verwendeten Furchen noch nicht vorhanden sind.

Viertes Kapitel.

Konstitution und Körperbestand.
Ernährung und neuroglanduläres System.
Die Konstitutionsanomalien.

Haben wir uns in den vorigen Abschnitten mit den individuellen morphologischen Eigenschaften des kindlichen Organismus, mit den Einflüssen der Konstitution auf Größe, Masse und Habitus beschäftigt, so soll es jetzt unsere Aufgabe sein, die chemische Zusammensetzung des Körpers bzw. die auf konstitutioneller Basis beruhenden Ab-

---

[1]) In jüngster Zeit haben Ganther und Rominger (Zeitschr. f. Kinderheilk. 36, H. 4/5) dieselbe Beobachtung gemacht.

weichungen dieser chemischen Zusammensetzung zu studieren. Die Schwierigkeiten, die sich uns hier entgegenstellen, sind ungleich größer. Fällt es schon schwer, für die primitiven und jederzeit leicht feststellbaren Größen, wie z. B. Körperlänge und Körpergewicht, wie wir früher gesehen haben, den Begriff der „Norm" zu umgrenzen, so stoßen wir, wenn wir uns fragen, welches die normale Zusammensetzung des kindlichen Körpers ist, natürlich auf nahezu unüberwindliche Schwierigkeiten, die zu überwinden bis heute ja kaum noch die ersten Versuche gemacht sind. Den mühevollen Untersuchungen an Kindesleichen und -organen von STEINITZ, WEIGERT, FEHLING, SOMMERFELD, OHLMÜLLER, CAMERER jun., TOBLER haftet ja der Mangel an, daß die betreffenden Kinder durch kürzere oder längere Zeit hindurch an mehr minder konsumierenden Krankheiten gelitten hatten, daß also mit Veränderungen der chemischen Zusammensetzung gerechnet werden muß, die unter Umständen sehr stark von der wirklichen, normalen abweichen. Daß bei diesen Untersuchungen, die alle ziemlich weit zurückliegen, konstitutionell von der Norm abweichende Individuen mitverwendet wurden, geht zum Teil aus den beigegebenen Krankengeschichten hervor. Und der Umstand, daß die durch die Konstitution bedingten chemischen Veränderungen des Körpers wahrscheinlich durch eine tödliche Krankheit, hauptsächlich durch eine letal verlaufende Ernährungsstörung, im Endresultat der Untersuchung vollständig verdeckt werden, hat es offenbar mit sich gebracht, daß in den letzten Jahren trotz des sichtlich wachsenden Interesses für Fragen der Konstitution die Begeisterung für derartig mühsame, aber wenig aussichtsreiche Untersuchungen vollständig erlahmt ist. Und doch ist es meines Erachtens unbedingt notwendig, die vorliegenden Fragen auf diese Weise einer Lösung zuzuführen. Dazu gehören aber Menschen, Zeit und Geld, drei Dinge, an denen wir in Deutschland und Österreich derzeit wahrlich keinen Überfluß haben. Und so werden wir uns bei den folgenden Betrachtungen nur mit dem bis jetzt vorhandenen, allerdings schon recht wertvollen Material begnügen müssen.

Als weitere Schwierigkeit kommt dazu, daß bei dem im Säuglingsalter ungleich größeren Einfluß, den die Ernährung auf die Zusammensetzung des wachsenden Körpers übt, es noch schwerer ist, Konstitutionelles und Konditionelles auseinander zu halten. Angeborene und konstitutionelle Defekte in der Körperzusammensetzung können durch die Ernährung verstärkt oder ausgeglichen und dadurch verdeckt, latent gehalten werden. Nervensystem und endokrine Organe müssen in ihrem Einfluß auf die chemische Zusammensetzung des Körpers in weitem Maße berücksichtigt werden, und das, was wir bisher immer als reinen Nährschaden bezeichnet haben, ist, wie wir ausführlich sehen werden, durchaus nicht immer reine „Peristase", rein konditionell bedingt.

Auch hier müssen wir uns an das erinnern, was schon in einem der früheren Abschnitte gesagt wurde, nur gilt es für die vorliegenden Untersuchungen noch in verstärktem Maße. Es mag gewaltsam und theoretisierend erscheinen, gleichzeitig Vorkommendes und sichtlich

Zusammengehöriges auseinander zu reißen, den Versuch zu machen, Konstitution und Kondition zu separieren. Aber aus heuristischen Gründen erscheint es unbedingt notwendig, diese Trennung vorzunehmen und solange aufrecht zu erhalten, bis wir in diesen Fragen klar sehen. Nur durch Außerachtlassung dieses Prinzipes konnte es kommen, daß in den nunmehr fast 20 Jahren, seitdem die Pädiater sich mit der Konstitutionslehre, angeregt und beeinflußt durch die Aufstellung des Bildes der exsudativen Diathese durch CZERNY, näher beschäftigen, die Verwirrung solche Grade erreichen konnte. Der Grundsatz des „Divide et impera" gilt auch hier. Mit Recht schreibt daher PFAUNDLER: „Das Schicksal der Diathesenlehre ist darin begründet, daß man sich über das Wesen der Kombination der Sonderkrankheitsbereitschaften falsche Vorstellungen macht. Man meint immer und immer wieder einen Kausalnexus zwischen den verschiedenen Symptomengruppen der großen Diathesen, recte zwischen den häufig miteinander kombinierten Sonderkrankheitsbereitschaften annehmen zu müssen." PFAUNDLER erwägt, ob nicht „die einzelnen Teilbereitschaften einen weit höheren Grad von Selbständigkeit und wechselseitiger Unabhängigkeit haben, als bisher angenommen wurde. Nach bisheriger Auffassung muß das System einer jeden kombinierten Diathese irgend ein bestimmtes ätiologisches Zentrum besitzen, von dem die mannigfaltigen pathologischen Organ- und Gewebsdispositionen direkt kausal abhängen würden. Nach neuerer Auffassung besteht daneben aber die Möglichkeit, daß jene Systeme keine unizentrischen sind, sondern plurizentrische, daß z. B. die Oberflächen-Entzündungsbereitschaft ihre besondere Ursache hat und ebenso die Bereitschaft zu vasomotorischen, zu dystrophischen Störungen usw." Diese Auffassung „läßt verstehen, warum man die kombinierten Diathesen nicht abgrenzen kann und warum es kein universelles Kriterium für sie gibt, noch geben wird. Befreit von dem Zwangsgedanken, daß die Gesamtheit der Erscheinungen auf eine bestimmte Grundursache zurückgeführt werden müsse, wird man das Diathesenproblem einer neuen und, wie es scheint, aussichtsvollen Behandlung unterziehen müssen." Tatsächlich ergab eine von PFAUNDLER an einem größeren Material vorgenommene Auszählung, daß die einzelnen Teilbereitschaften des Neuroarthritismus sich nicht zwangsmäßig paaren, daß somit keine gegenseitige kausale Abhängigkeit besteht, sondern völlig freie Kombination der vorläufig aufgestellten Teilbereitschaften.

Ohne sonst den Ansichten PFAUNDLERs über die Umgrenzung des Konstitutionsbegriffs zu folgen, muß tatsächlich anerkannt werden, daß nur auf dem Wege der Auseinanderlegung der uns von der Natur gebotenen Bilder auf dem Wege zur Erkenntnis weitergekommen werden kann. Und so werden wir uns für die Lösung dieser Frage der Partialkonstitutionen MARTIUS' erinnern müssen, und zwar da es sich ja hier meist nicht um lokalisierte Veränderungen handelt, an die Teilkonstitutionen der Gewebe, ja, wie wir sehen werden, auch an die Teilkonstitutionen der einzelnen, die Gewebe zusammensetzenden Stoffe, und an die Teilkonstitution des neuroglandulären Systems.

Wir werden uns daher im Anschluß an CZERNY-KELLER bei der Frage, ob es eine Konstitutionsanomalie, etwa im Sinne des französischen Neuroarthritismus, oder deren mehrere gebe, für die zweite Möglichkeit entscheiden, wie gesagt, zunächst aus heuristischen Gründen, ja noch mehr, wir werden versuchen, auch das, was bisher zusammengefaßt wurde, womöglich noch zu zerlegen und zu analysieren, stets dessen bewußt, daß in Wirklichkeit die Dinge vereint sind und sich in unzähligen Kombinationen darbieten.

Nun sind aber die klinischen Bilder, wie sie uns die Diathesenlehre beschreibt, durchaus nicht einheitlicher Natur. Einiges davon ist im strengen Sinne des Wortes konstitutionell, in der Erbmasse bedingt, anderes in weitestem Maße von Umwelteinflüssen, vor allem der Ernährung, aber auch Jahreszeit, Klima usw. bedingt. Um nur zwei extreme Beispiele zu nennen, tritt bei der exsudativen Diathese der konstitutionelle Faktor dominierend in den Vordergrund, die Ernährung, so wichtig ihr Einfluß ist, aber doch in den Hintergrund. Beim Skorbut der Säuglinge dagegen ist sicher ein konstitutioneller Faktor anzunehmen, er ist aber durchaus untergeordneter Bedeutung, der Vitaminmangel beherrscht das Bild vollkommen. Wenn daher im folgenden der Versuch gemacht wird, das Wesen der Konstitutionsanomalien unter dem einheitlichen Gesichtspunkt der möglichsten Zergliederung nach Partialkonstitutionen der einzelnen, die Gewebe zusammensetzenden Bestandteile zu erklären, so mußte demgegenüber eine gleichzeitige Betrachtung der konditionellen Faktoren und da vor allem wieder der Ernährung und der Ernährungsstörungen Platz greifen, da, wie wir sehen werden, andererseits sich bei der Ernährung und bei der Entstehung gewisser Ernährungsstörungen konstitutionelle Momente bemerkbar machen, auf deren Vorhandensein bisher wenig oder gar nicht geachtet wurde. Die Partialkonstitution des Nervensystems muß dabei weitgehend berücksichtigt werden. Dementsprechend wird eine gewisse gleichzeitige und parallele Betrachtung von Konstitutionsanomalien und Ernährungsstörungen Platz greifen müssen.

Alle Schilderer einzelner Konstitutionsanomalien sind sich darüber klar, daß es sich bei denselben um einen Defekt handelt. Defekt ist aber, wie wir sehen werden, nicht im Sinne von Mangel an einem bestimmten Baustein des Körpergefüges zu verstehen, sondern ganz allgemein im Sinn eines von der Norm abwegigen Verhaltens. Ja wir müssen soweit gehen, darunter nicht nur den quantitativen oder qualitativen Ausfall irgend eines Bestandteiles des Körpergewebes zu verstehen, sondern auch den quantitativ oder zeitlich verschiedenen Ablauf einzelner Reaktionen und Lebensvorgänge, weiter die quantitative Verschiebung einzelner Bausteine des Körpergewebes gegeneinander in einem vom Normalen abweichenden Verhalten, weiter die vorübergehende oder dauernde Steigerung oder Herabsetzung von Erregungsvorgängen.

Um, von diesen weitesten Gesichtspunkten ausgehend, Konstitutionsanomalien und Ernährungsstörungen parallel laufend zu betrachten, muß man die einfachsten Tatsachen zunächst ins Auge fassen. Dazu gehört in erster Linie der Hunger, also ein quantitativer und, wie wir sehen werden, unter Umständen qualitativer Defekt an den Konstituenten des Organismus.

1. Konstitution und Inanition.

Nehmen wir den Fall eines normal konstituierten Brustkindes und einer quantitativen Hypogalaktie, so haben wir den einfachsten Fall eines exogenen, konditionellen Defektes. Die Erscheinungen, die dabei auftreten, sind bekannt: geringe oder fehlende Gewichtszunahme, Scheinobstipation oder Entleerung zähen, dunklen Hungerstuhls, langer Schlaf, eventuell Temperaturerniedrigung und Pulsverlangsamung in hochgradigen Fällen. Dasselbe Bild tritt auf bei normal konstituierten Kindern und qualitativer Hypogalaktie. Ich habe seinerzeit in einer kurzen Mitteilung gezeigt, daß die unter dem Einfluß der Unter- und Fehlernährung während der Kriegs- und Nachkriegszeit bei vielen Frauen auftretende Hypogalaktie vorwiegend eine qualitative ist, nur selten den Stickstoffgehalt, aber regelmäßig und in erheblichem Grade den Zuckergehalt, ebenso regelmäßig, aber in geringerem Grade, in einzelnen Fällen aber auch weitgehend den Fettgehalt der Frauenmilch betrifft, so daß Kalorienwerte von unter 600 auf den Liter Frauenmilch resultieren.

In Parenthese mag hier bemerkt werden, daß es zweifellos eine konstitutionelle A- oder Hypogalaktie gibt (die Zahlen von J. Winternitz, die das Gegenteil dartun sollen, können nicht als beweiskräftig angesehen werden, da Nichtstillen und Nichtstillenkönnen verschiedene Dinge sind); nach Hutinel und Lesné ist sie sehr selten, nach Pinard kommt sie in 1% der im Spital aufgenommenen Frauen, nach Marfan in 10% der städtischen Privatpraxis vor. Hegar anerkennt eine von Geburt an minderwertige Anlage der Brustdrüsen, Bollinger sucht die Ursache in einer Inaktivitätsatrophie, indem ein durch Sitte allmählich eingewurzelter, Generationen hindurch fortgesetzter Nichtgebrauch der Brust eine verödende Wirkung auf das Drüsengewebe ausübt, Bunge sieht im Alkoholismus die Ursache für die zunehmende Stillunfähigkeit der Frauen.

Ich habe aber in einer zweiten Mitteilung gezeigt, daß das eben geschilderte klinische Bild bei Unterernährung an der Brust durchaus nicht die Regel darstellt, sondern daß, bei Ausschluß von Infekten, sich die Inanition des Brustkindes unter dem scheinbaren Bilde der Dyspepsie verbirgt, d. h. die Kinder zeigen heftiges, mitunter pylorospasmusartiges Erbrechen, Durchfälle, Entleerung zahlreicher grüner, zerhackter, allerdings immer nur in kleinen Mengen erfolgender Stühle. Die Vermutung, daß chemische Veränderungen der Frauenmilch, vielleicht anderer Art, die Schuld an diesem so verschiedenen Verhalten tragen könnten, hat sich als irrig erwiesen, indem die chemische Untersuchung der Frauenmilch bei solchen Fällen die gleichen Veränderungen zeigte wie bei den Kindern, die auf Unterernährung mit den bekannten oben geschilderten Symptomen reagierten.

Nun ist das Symptom der Hungerdiarrhöen bekannt, wenn auch nicht so bekannt, als es eigentlich sein sollte. Nach Finkelstein gibt es Hungerdiarrhöen bei allgemeiner und bei partieller Inanition, und zwar treten sie beim Säugling schon bei mäßiger Unterernährung und bald nach Beginn derselben auf. FINKELSTEIN hält die Hungerdiarrhöen bei Kohlehydratmangel für die praktisch wichtigsten, auch solche bei Vitaminmangel seien, besonders für die Genese des kindlichen Skorbuts wichtig. Daß aber keines dieser Momente genügt, um Durchfälle auszulösen, gibt FINKELSTEIN zu. Er schreibt: „Für gewöhnlich allerdings macht die Unterernährung Verstopfung; damit Durchfälle auftreten, bedarf es einer besonderen Veranlagung. In erster Linie ist hier die konstitutionelle Hydrolabilität zu nennen." Weiter macht FINKELSTEIN für das Entstehen von Diarrhöen eine konstitutionell bedingte Hyperkinese und Hypersekretion bei Kindern mit empfindlichem, sensiblem Darm verantwortlich.

Nun habe ich gezeigt, daß in der Milch der Mutter solcher Kinder tatsächlich ein Defizit an Zucker mit Regelmäßigkeit gefunden wird, daß es sich also tatsächlich um eine Hungerdiarrhöe bei partieller Kohlehydratinanition handeln könnte, dagegen konnte ein Nachweis für die konstitutionelle Hydrolabilität nicht erbracht werden. Denn die Erscheinungen verschwinden sofort auf die entsprechende Steigerung der Nahrungsmenge, das weitere Verhalten der Kinder mit regelmäßiger, von Schwankungen nicht unterbrochener Körpergewichtszunahme ließ nichts von abnormer Wasserlabilität erkennen. Auch ließ sich durch diese Konstitutionsanomalie das pylorospasmusartige Erbrechen, das ebenfalls nach Steigerung der Nahrungsmenge wie mit einem Schlage verschwindet, nicht erklären. Die Hypertonie, die ich fast regelmäßig bei solchen Kindern fand, braucht durchaus nicht auf abnorme Wasserlabilität zurückzuführen sein (vgl. später), denn die zweifellos mit Wasserverlust einhergehenden Diarrhöen widersprechen einer durch Wasserbindung hervorgerufenen Hypertonie, vielmehr erscheint letztere als konstitutionell bedingt. Wir werden vielmehr das spasmusartige heftige Erbrechen und die Entleerung häufiger, dünner, grüner Stühle bei Inanition weniger als „Hungerdiarrhöe", sondern als die Reaktion eines sensiblen Organismus auf den quantitativen oder qualitativen Hungerzustand auffassen, wobei die Hyperkinese des Magendarmtractus und die Hypertonie als konstitutioneller Faktor im Vordergrund stehen.

2. Schlecht gedeihende Brustkinder.

Zeigen uns diese Fälle die Reaktion eines konstitutionell in bestimmter Weise stigmatisierten Organismus auf einen exogenen Defekt, so bietet der Typus des schlecht gedeihenden Brustkindes nicht ganz so einfache Verhältnisse, da wir hier wohl zwei Gruppen unterscheiden müssen. Nach außen hin zeigen beide wohl dieselben Erscheinungen, mangelhafte Zunahme bei ausreichender Trinkmenge und qualitativ einwandfreier Frauenmilch, ewige Unruhe, Schreien, schlechter Schlaf, Blässe, häufiges Erbrechen, immer zerfahrene, dünne, häufige Stühle. Bei einem (kleineren) Teil der Fälle helfen die bei der zweiten Gruppe zu beschreibenden Maßnahmen, wie Zulagen von Eiweißpräparaten oder Kuhmilch, nichts, sie bieten dauernd dieselben Erscheinungen und bleiben dauernd darm- und tropholabil und werden später magere, zarte, „nervöse", darmempfindliche Individuen. Nach FRIEDJUNG handelt es sich bei diesen Kindern um eine ererbte Organminderwertigkeit im Sinne ADLERs. An einem Material von 76 Kindern konnte er nachweisen, daß in der Aszendenz solcher, anfänglich schlecht gedeihender Brustkinder bei Eltern und Großeltern häufiger Störungen der Magendarmfunktion vorkommen als in der Aszendenz normal gedeihender Kinder. In neuester Zeit hat STARGARDTER diesen Zustand als „sympathische Darmneurose" bezeichnet. Nach seinen Beobachtungen sind für die gehäuften Entleerungen, die Flatulenz, die Unruhe und Koliken weder alimentäre noch infektiöse Faktoren verantwortlich zu machen, weder Zufütterung von Eiweißpräparaten noch von Kuhmilch noch Ammenmilch bringen Heilung. Dagegen werden alle Symptome glatt beseitigt durch Injektion von 2—3 Teilstrichen einer Adrenalinlösung 1 : 1000. STARGARDTER glaubt, daß diesen Erscheinungen ein mangelhafter Spannungszustand im Sympathicus bzw. Splanchnicus zugrunde liegt. „Die Zügel der Darmbewegung sind zu schlaff, die motorischen Impulse, die vom Vagus ausgehen, gewinnen so die Oberhand. Eine Hyperperistaltik ist die Folge, bis der sympathisch innervierte Hemmungsapparat durch Adrenalin aufgemuntert wird und den Darm zur Ruhe bringt." Eine Bestätigung dieser bisher nur an drei Fällen gewonnenen Erfahrungen STARGARDTERs steht noch aus. Wie immer dem sei, handelt es sich bei diesen Fällen ebenfalls wieder um eine von der Norm abweichende Reaktion des Organismus, speziell des Darmnervensystems, die wahrscheinlich auf konstitutionell ererbter Basis beruht.

Für einen weitaus größeren Teil der Fälle von schlecht gedeihenden Brustkindern trifft dies aber nicht zu. Schon vor vielen Jahren hat FINKELSTEIN darauf hingewiesen und auch dementsprechende Kurven publiziert, daß es bei solchen schlecht gedeihenden, immer „dyspeptischen" Kindern gelingt, durch Zulage von geringen Mengen eines Eiweißpräparates oder geringer Mengen Kuhmilch sofortiges Sistieren der Durchfälle und brüskes Ansteigen der bis dahin flachen und in Schwankungen verlaufenden Gewichtskurve zu erzielen. Diese Beobachtungen führen zu dem zwingenden Schluß, daß es sich bei diesen Kindern um einen angeborenen Defekt ihres Körperbestandes an Eiweiß handelt. Es ist das Verdienst CZERNYs, darauf hingewiesen zu haben, daß das normale Kind mit angeborenen Depots an gewissen Stoffen, hauptsächlich an Eiweiß und Salzen zur Welt kommt, Depots, von denen es während der Zeit der Ernährung mit der eiweiß- und salzarmen Frauenmilch leben muß, während der große Wasser- und Kohlehydratgehalt der Frauenmilch die Quellung zu besorgen hat, und der Fettgehalt im wesentlichen der Wärmeökonomie dient. Fehlt das kongenitale Depot an Eiweiß oder ist es unzulänglich, so ist damit ein wesentlicher, vielmehr der wesentlichste Bestandteil des „Quellungsringes" herausgebrochen, Quellung und damit die Vorbedingung des Wachstums, klinisch gesprochen der Zunahme, bleiben aus.

Wir haben also an dem Fall der bei Brust schlecht, nach Zulage von Eiweiß gut gedeihenden Brustkinder das Gegenstück zu dem Verhalten der Brustkinder bei Inanition vor uns. Hier verschiedene Reaktion des Organismus je nach seiner Konstitution auf einen Defekt der Nahrung, dort Reaktion eines vermöge seiner Zusammensetzung defekten Organismus auf eine vollwertige Nahrung.

Von diesen einfachsten Beispielehungegehend, eröffnet sich uns die Möglichkeit, die Beziehungen zwischeselben Bestandteilen der Nahrung und den Bestandteilen des Organismus, die ja dieselben sind, zu studieren und daraus den Versuch zu machen, das Wesen der Konstitutionsanomalien einerseits, das gewisser Ernährungsstörungen andererseits, sowie ihre gegenseitigen Beziehungen und Beeinflussungen abzuleiten.

3. Der Finkelsteinsche Quellungsring, der Ring der Ernährung und der Ring der Konstitution.

Nach FINKELSTEIN ist die Quellung als Vorstufe des Wachstums bei Voraussetzung der Gegenwart der übrigen Zellbausteine gebunden an die gleichzeitige Aufnahme von Wasser, Eiweiß, Molkensalzen und Kohlehydrat. Wenn auch nur eines der Glieder dieses Ringes unzulänglich wird, so hört die Zunahme auf und als Zeichen des verringerten Quellungsdruckes sinkt der Turgor. „Bei der gemeinschaftlichen Leistung ist jedem der festen Nährstoffe eine Sonderaufgabe zugewiesen, das Eiweiß als Hauptbestandteil der Gewebe liefert kraft seiner kolloidalen Natur offenbar die quellende Substanz; die Salze ziehen auf osmotischem Wege Wasser an und beeinflussen möglicherweise darüber hinaus noch den Quellungszustand des Eiweißes; das Kohlehydrat vermittelt die aus den Stoffwechseluntersuchungen bekannte mächtige Retention der kolloidal und osmotisch wirkenden Elemente und bewirkt wahrscheinlich, ohne selbst einen irgend erheblichen Anteil an der Zellzusammensetzung zu nehmen, eine Verbindung, und zwar, wie aus allen Beobachtungen hervorgeht, eine ungemein labile oder ‚reversible' Verbindung zwischen Eiweiß und Alkali. Wenn das Eiweiß den Hauptstoff darstellt, der quillt, so ist das Kohlehydrat die Hauptkraft, die die wasseranziehenden Substanzen im Gewebe speichert." FINKELSTEIN sagt selbst, daß die Quellung nur Vorstufe des Gewebsaufbaues, noch nicht vollendeter Gewebsaufbau selbst ist. GLANZMANN hat in neuester Zeit darauf hingewiesen, daß dieser Ring eine bedenkliche Lücke aufweist. Denn der Begriff des Wachstums muß weiter gefaßt werden, da er nicht nur Vergrößerung und Massenvermehrung, sondern auch Vorgänge wie Differenzierung, Metamorphose und Organisation in sich begreift, die das Wachstum auf dem Wege über Reifung und Regression mit herbeiführen. „Denn ein schrankenloses Wachstum ist niemals imstande, einen Organismus aufzubauen." Als Glied, welches diesem FINKELSTEINschen Ring unbedingt eingefügt werden muß, bezeichnet GLANZMANN die Vitamine, die, soweit es sich um akzessorische Wachstumsstoffe handelt, von der allergrößten Wichtigkeit für die erste Phase des Wachstums, der Quellung, sind. Dazu kommt, daß, um die „Quellungseinstellung“ des Gewebes zu erhalten, außer der Ionenkonzentration und des Kolloidgehaltes der Außenlösung, noch ein dritter Faktor hinzukommen muß, nämlich ein der natürlichen Gewebsspannung entsprechender mechanischer Druck (SCHADE und MENSCHEL).

Fügen wir nach diese Erweiterung des FINKELSTEIN schen „Quellungsringes“ noch das Fett als hauptsächlichsten Bestreiter des Wärmehaushaltes hinzu, so haben wir den „Ring der Ernährung“ geschlossen vor uns. Auf der anderen Seite haben wir den Organismus mit seiner unendlich vielfältigen Differenzierung und morphologischen Gestaltung, seinen ungezählten Funktionen, Leistungen und Reaktionen vor uns, bestimmt durch seine Erbmasse und durch seine Beeinflussung durch die Umwelt, von der die Ernährung wohl den wesentlichsten Teil, aber nicht das Ganze ausmacht. Alter, Geschlecht, Jahreszeit, Klima, Beleuchtung, Pflege, Bewegung usw. sind nicht zu vernachlässigende Umwelteinflüsse. Sehen wir von diesen ab, so sind es drei Faktoren, welche den lebenden Organismus von der toten Masse unterscheiden, welche ihn zu dem machen, was er ist, das ist der Einfluß des Nervensystems in allen seinen Teilen, die Wirkung der Drüsen mit innerer Sekretion und das Seelenleben. Wollen wir also in Anlehnung an die zuerst genannten einfachen Beispiele Beziehungen aufstellen zwischen Konstitution und Ernährung, zwischen Konstitutionsanomalien und Ernährungsstörungen, so können wir diesem „Ring der Ernährung“ den „Ring der Konstitution“ entgegenstellen, in dem die Bausteine des menschlichen Körpers in ihrer vielfachen Verteilung auf Zellen und Gewebe vermehrt werden um ihre obersten Leiter, um diejenigen Faktoren, welche ihrer Organisation Richtung und Ziel geben. Von diesen Gesichtspunkten ausgehend, soll im folgenden der Versuch gemacht werden, das bisher vorliegende Material möglichst zu zergliedern und zu analysieren.

a) Wasserhaushalt und Nervensystem.

Merkwürdigerweise wurde, seitdem man sich mit der Konstitutionslehre näher befaßte, dieser wichtigste Baustein des menschlichen Körpers zunächst vernachlässigt. Alle übrigen Bestandteile des Körpers und der Nahrung wurden für das Entstehen von Ernährungsstörungen, für ihre Bedeutung für die Konstitutionsanomalien verantwortlich gemacht, an das Wasser schien man ganz vergessen zu haben. Die „hydropische Konstitution“ CZERNY-KELLERS wurde erst recht spät als zu den Konstitutionsanomalien gehörig aufgestellt und ist im „Handbuch“ recht stiefmütterlich behandelt, und in der ersten Auflage des FINKELSTEIN schen Lehrbuches (1908) ist von der „konstitutionellen Hydrolabilität“, auf die FINKELSTEIN jetzt mit Recht so großes Gewicht legt, noch keine Rede. „Πάντα ῥεῖ“, nicht nur das Wasser, sondern auch die Ansichten darüber. Als ich im Jahre 1913 in einer größeren Arbeit über „Die Bedeutung des Wassers für die Konstitution und Ernährung" die große Rolle des Wasserhaushaltes für diese Fragen hervorhob, wurde ich wegen der dabei verwendeten Methode (Blutwasserbestimmungen) recht unsanft angefaßt. Seitdem wurde die zugegebenermaßen nicht ideale Methode zum Teil in anderen Modifikationen von anderen Seiten wiederholt (BENJAMIN, ROMINGER und Mitarbeiter u. a.) und die Resultate vielfach bestätigt.

CZERNY-KELLERS hydropische Konstitution und LESAGES dysosmotische oder Salzdiathese sind jedenfalls ein viel engerer Begriff als die konstitutionelle Hydrolabalität FINKELSTEINS. Die Ersteren verstehen darunter jene angeborenen Zustände des Körpers, und zwar hauptsächlich des subkutanen Bindegewebes, vermöge dessen es leichter als bei normalen Kindern zur Bildung von latentem oder manifestem Ödem kommt. Der Zustand ist, manchmal in seinen höchsten Graden (idiopathisches Ödem) angeboren und wird durch die Art der Ernährung günstig oder ungünstig beeinflußt. Besonders bei Infekten kommt es leicht zu rapider Wasserabgabe und katastrophalen Gewichtsstürzen. Die konstitutionelle Hydrolabilität FINKELSTEINS betont weniger die Ödembereitschaft solcher Kinder, sondern im allgemeinen ihre Eigenschaft, die normale Stabilität des Wasserspiegels nicht aufrechterhalten zu können, sondern nach oben und nach unten große Schwankungen zu zeigen. Hauptsächlich letztere sind es, welche die große Bedeutung der konstitutionellen Hydrolabilität bei der Pathogenese und dem Verlauf von Ernährungsstörungen ausmachen. Ganz unbedeutende Anlässe genügen, um solchen Kindern einen rapiden und verhältnismäßig großen Gewichtssturz beizubringen. FINKELSTEIN trennt genau die konstitutionell erhöhte Bereitschaft, Wasser zurückzuhalten und leicht abzugeben von den alimentären Einflüssen, wo bei Zufuhr leicht wasserbindender Nahrung, Salzen und Kohlehydraten, es zu hohen Graden von Wasserbindung kommen kann. Addieren sich die beiden Faktoren, so tritt ein Höchstmaß von Wässerung ein.

Während also in der CZERNYschen Fassung auf den höheren Wassergehalt der Gewebe der Hauptwert gelegt wird, liegt die Betonung bei der FINKELSTEINschen Umgrenzung mehr auf der Labilität des Wassergehaltes nach oben und unten und den großen und leichten Schwankungen desselben. Nach neueren Untersuchungen (BENJAMIN) ist bei hydropischer Konstitution der Blutwassergehalt höher als in der Norm und „wahrscheinlich auch labiler" als bei gesunden Kindern gleichen Alters. GRUNEWALD und ROMINGER finden mit Hilfe der refraktometrischen Methode schon normalerweise im Säuglingsalter beträchtliche Schwankungen der Serumeiweißkurve, so daß sie bei Kindern mit klinisch sicheren Zeichen der hydrolabilen Konstitution eigentlich keinen Unterschied gegenüber diesen Normalkindern finden konnten.

Daß große Unterschiede im Wassergehalt der Gewebe bei einzelnen Individuen bestehen, geht schon aus den Leichenuntersuchungen hervor. BISCHOFF fand bei einem Neugeborenen 66.4 % Wasser, CAMERER jun. in einer Reihe von Analysen von ganzen Leichen Werte zwischen 69.15 und 72.88 %. SOMMERFELDS Gesamtanalysen ergaben

Wasserwerte von 70.15 bis 75.61%, Steinitz und Weigert fanden
bei einem 1 Jahre alten atrophischen und rachitischen Kinde einen
Wasserwert von 83.26%, bei einem tuberkulösen einen solchen von
83.06%, Steinitz Werte von 71.0, 79.9, 82.3 und 79.9% für den
Gesamtorganismus. Wir sehen also schon hier sehr erhebliche Differenzen im Wassergehalt des Gesamtorganismus, wenn auch dieselben
vom Alter der betreffenden Kinder und von vorhergegangenen Krankheiten sicher in weitem Maße abhängig sind.

Ähnliches sehen wir in den schon vorher zitierten Bestimmungen
des Blutwassergehaltes, bestätigt durch die älteren Untersuchungen
von Dennstedt und Rumpf, Lust, Lederer. Lust untersuchte Neugeborene von wenigen Stunden bis zu 30 Tagen Alter und fand Werte
von 71.8 bis 83%, Lederer solche von 71.8 bis 82.6%. Es mag
hier bemerkt werden, daß, so sehr die Methode der Blutwasserbestimmungen als Maß für den Wassergehalt des gesamten Körpers anfänglich bemängelt wurde, sie heute doch, wenn natürlich nur als uns
verhältnismäßig leicht zugängliches Hilfsmittel, anerkannt wird. Wir
wissen, daß bei dem sehr regen Wasserstoffwechsel des Neugeborenen
und Säuglings derselbe am gesamten Wasserhaushalt sehr lebhaft beteiligt ist und die großen Schwankungen des gesamten Wasserhaushalts mitmacht, während er erst mit fortschreitendem Alter gegen Ende
des 1. Lebensjahres stabiler wird, bis er schließlich beim Erwachsenen
wie ein starres Überlaufsrohr nur noch eine im wesentlichen vermit-
telnde Rolle im Wasserstoffwechsel spielt (Benjamin). Bei Neugeborenen
und Säuglingen können also die Schwankungen des Blutwassergehaltes
als Teilerscheinung der Schwankungen des Wassergehaltes des gesamten
Organismus bewertet werden[1]).

An dieser Stelle müssen wir auch kurz auf eine besondere Eigentümlichkeit des 1. Lebensquartals hinweisen, das ist die Unterbrechung
der „physiologischen Austrocknung". Vierordt, Bischoff, Voit und
Bezold haben, hauptsächlich gestützt auf die Untersuchungen von
Fehling an Föten, die physiologische Austrocknung, das immer zunehmende Ärmerwerden des Organismus an Wasser vom Momente
der Befruchtung an bis zur Vollendung des Wachstums bzw. des
Lebens, als kontinuierlich angenommen. Lederer hat gezeigt, daß
diese physiologische Austrocknung nach der Geburt bis ungefähr in
die Mitte des 3. Lebensmonats eine jähe Unterbrechung erleidet, indem das Blut des kindlichen Organismus in dieser Zeitperiode um
ungefähr 6 bis 10% an Wassergehalt zunimmt. Diese Zunahme steht
in unmittelbarem und direktem Zusammenhange mit der Menge der
aufgenommenen Brustmilch. Erst von der Mitte des 3. Monats an
beginnt die langsame physiologische Austrocknung. Dieser niedrige
Wassergehalt des Neugeborenen erscheint teleologisch zweckmäßig, weil
dadurch die Anlage eines kongenitalen Depots für Wasser, das extra-

---

[1]) In jüngster Zeit hat Rominger (Münch. med. Wochenschr. 1924, Nr. 4)
die Eigenheit des kindlichen Gewebes, Wasser schneller zu binden, als es
das des Erwachsenen tut, an Muskeln junger Ratten zahlenmäßig nachgewiesen.

uterin leicht beschafft werden kann, erspart wird. Da das normale Brustkind diese Erhöhung seines Wassergehaltes durch eine exquisit wasserreiche, aber salzarme Nahrung bewirkt, so ist anzunehmen, daß die rasche Aufnahme des Wassers in den ersten 2—3 Monaten nicht allein auf osmotischem Wege, sondern vorwiegend durch Quellung erfolgt. Dies ermöglicht eine Erhöhung des Wassergehaltes des Bindegewebes und der Muskeln, somit die Herstellung des für das normale Brustkind charakteristischen guten Turgors, der ja beim Neugeborenen fehlt. Die Beziehungen dieser raschen Wasseraufnahme zu dem besonders raschen Wachstum gerade im 1. Lebensquartal liegen auf der Hand.

Diese Bemerkungen waren notwendig zur Erkennung individueller, in der Konstitution begründeter Unterschiede des Wassergehaltes und, was damit in unmittelbarem Zusammenhange steht, des verschiedenen Wasserbedarfes verschiedener Kinder. O. und W. Heubner hatten an ihrem Kinde trotz ausreichender kalorischer Ernährung bemerkt, daß es in den 1. Lebenswochen nicht zunahm. Erst später stellte sich flotte Gewichtszunahme ein. Die beiden Autoren meinten, daß diese mangelnde Gewichtszunahme auf ein Zutrockensein der Nahrung zurückzuführen sei, daß es sich um eine besonders fettreiche Frauenmilch mit zu niedrigem Wassergehalt gehandelt habe, denn nach Zufütterung von Wasser stellte sich Zunahme ein. Samelson wiederholte den Versuch, aber die Zunahme blieb trotz Wasserzulage aus, und er erklärt diese Erscheinung mit einer Insuffizienz des Fett-, nicht des Wasserstoffwechsels, einer jener zahlreichen Unfertigkeiten des kindlichen Organismus in den 1. Lebenswochen, die wir auch auf anderen Gebieten finden (vgl. früher). Czerny hat wiederholt darauf hingewiesen, daß Kinder mit exsudativer Diathese, von der wir gleich des näheren auseinandersetzen werden, daß sie in nächsten Beziehungen zum Wasserstoffwechsel steht, ganz charakteristischer Weise in den 1. Lebenswochen Zunahme vermissen lassen, ja er hat in diesem Gewichtsstillstand in den 1. Wochen geradezu ein kardinales Symptom und einen Vorboten der kommenden Hauterscheinungen der exsudativen Diathese erblickt. L. F. Meyer, der den Heubnerschen Versuch nachrechnete und fand, daß dieses Kind im Gegensatz zum normalen, das 142 g Wasser pro Kilogramm und Tag aufnimmt, nur 126 g Wasser trank, hat dann an künstlich genährten Kindern 3 Typen aufgestellt, die sich nach ihrem Wasserbedürfnis unterscheiden. Als Maß gilt die Reaktion auf die Einschränkung der Flüssigkeitszufuhr. Die erste Gruppe sind solche Kinder, die bei Ernährung mit konzentrierter, kalorisch ausreichender, aber flüssigkeitsarmer Nahrung Gewichtsabfall und Temperatursteigerung zeigen, die zweite umfaßt diejenigen Kinder, die erst Gewichtsstillstand aufweisen, auf Wasserzulage dann zunehmen, die dritte, die schon bei konzentrierter Nahrung zunehmen, bei Wasserzulage dann aber besser gedeihen.

Für diese drei Gruppen von Kindern muß zweifellos ein konstitutionell verschiedener Vorrat an Wasser angenommen werden, aber auch ein in der Konstitution bedingter verschiedener Bedarf an

Flüssigkeit. Viel klarer und eindeutiger geht das meines Erachtens aus der Tatsache des verschiedenen Auftretens des „transitorischen Fiebers" bei Neugeborenen hervor; hier haben wir viel klarere Verhältnisse, denn es handelt sich erstens um ganz junge Kinder, zweitens um Ernährung an der Brust, bzw. mit Colostrum, einer bekanntermaßen „trockenen" Nahrung (CZERNY-KELLER). Wir wissen, daß durchaus nicht alle Kinder, die in den 1. Lebenstagen wenig Nahrung aufnehmen, ein transitorisches Fieber, dessen Wesen als „Durstfieber" sichergestellt ist, bekommen. Hier spielen konstitutionelle Momente im Sinne von offenbar groben Unterschieden im Wassergehalt die Hauptrolle. Tatsächlich hatte ein Neugeborenes mit einem anfänglichen Wassergehalt von 72.9%, der am Tiefpunkt der physiologischen Gewichtsabnahme sogar nur 71.8% betrug, ein „transitorisches Fieber" auf 38°, während ein anderes, das schon einen Anfangswert von 74.7% Blutwassergehalt hatte und dessen Blutwassergehalt infolge ausreichender Trinkmengen trotz physiologischer Gewichtsabnahme gleich von Anfang an in die Höhe ging (nach 24 Stunden schon 76%), kein Fieber. Es kann also gar keinem Zweifel unterliegen, daß der Wassergehalt des Neugeborenen konstitutionellen Verschiedenheiten unterliegt und daß demnach auch der Wasserbedarf in der Nahrung bei verschiedenen Kindern verschieden sein wird, also das Parallelgehen dieses Sektors der beiden Ringe, des Ringes der Ernährung und des Ringes der Konstitution, ist offensichtlich.

Wir werden also festzuhalten haben, daß es Kinder gibt, die sich in bezug auf ihren Wassergehalt schon als Neugeborene von anderen unterscheiden, deren Gewebe wasserreicher ist, als es der Norm entspricht (nur die extremsten Grade werden als Ödem in Erscheinung treten). Und für diese Kinder ist wohl die Bezeichnung hydropische Konstitution zu reservieren. Daß unter dem Einfluß von Ernährungsstörungen und Infektionen dieses Plus an Wasser leichter abgegeben wird als bei anderen wasserärmeren Individuen, ist selbstverständlich. Wie steht es aber mit dem weiteren Begriff der hydrolabilen Konstitution? Da scheint mir der „chemische Faktor" allzu sehr im Vordergrund zu stehen. Wir werden gleich sehen, daß die exsudative Diathese in nächsten Beziehungen zum Wasserhaushalt steht, daß jene Ernährungen, welche imstand sind, starken Wasseransatz zu befördern, vor allem Salze und Kohlehydrate, provozierend auf die Erscheinungen der exsudativen Diathese wirken, und daß die primären Erscheinungen der exsudativen Diathese nachweislich in direktem Zusammenhang mit den Erscheinungen des Wasserhaushaltes zu bringen sind. FINKELSTEIN sagt aber selbst: „Aber es gibt Hydrolabile, die so gar nichts ‚Exsudatives' darbieten, daß sie nur unter Anwendung von Gewalt für diese Diathese annektiert werden könnten. Richtiger betrachtet man die Hydrolabilität als eine Teilbereitschaft eigener Art, die häufig mit anderen Teilbereitschaften auftritt, denen sie gleichgestellt, aber nicht untergeordnet ist." Nun ich glaube, es ist gar nicht notwendig, da „Gewalt" anzuwenden, wenn wir berücksichtigen, daß die Schwankungen des Wassergehaltes nicht nur von

Quellungs- und osmotischen Verhältnissen abhängig sind, sondern daß
auch das Nervensystem einen weitgehenden Einfluß auf den Wassergehalt der Gewebe hat. Wer kennt nicht die Unterschiede im Verlaufe der Gewichtskurven bei leichten Ernährungsstörungen, bzw. in
der Reparation nach solchen. Solche Kurven finden sich in fast jedem
Hand- und Lehrbuche der Kinderheilkunde publiziert. Beim normalen
Kinde finden wir nach dem mehr oder minder steilen Gewichtssturz
ein langsames Einlenken der Kurve, die Abnahmen verringern sich,
die Kurve biegt langsam zur Horizontalen um, um dann mit begin-
nender Reparation wieder langsam und allmählich anzusteigen und
nach kürzerer oder längerer Zeit den Anfangspunkt vor Eintritt der
Ernährungsstörung zu erreichen. Anders beim Hydrolabilen. Steil
stürzt die Kurve nach abwärts und erreicht in fast ununterbrochener
Linie den Tiefpunkt. Gelingt die Reparation, dann biegt die Kurve
in spitzem Winkel nach oben, strebt steil nach aufwärts, um in verhältnismäßig viel kürzerer Zeit den Ausgangspunkt wieder zu erreichen.
Noch viel charakteristischer aber ist das klinische Verhalten solcher
Kinder. Dem normalen Kinde mit Ernährungsstörung merkt man,
sofern es sich nur um leichte Fälle handelt, seinen Gewichtsverlust
ja kaum an, jedenfalls erst viel später, als der tatsächliche Gewichtsverlust eigentlich statthat, die Kinder sehen eigentlich erst in der
Reparation „schlecht" aus. Anders der Hydrolabile. Sofortiger Ver-
fall, augenblickliches Nachlassen des Turgors, halonierte, bisweilen
eingesunkene Bulbi produzieren ein Krankheitsbild, das viel schlimmer
aussieht, als es eigentlich ist. Und ebenso rasch erholen sich solche
Kinder. Gestern noch schwerkrank aussehend, sind sie heute wieder
frisch, haben Turgor und Farbe, im Gegensatz zu den erstgenannten
sehen sie früher besser aus, als sie eigentlich ganz von ihrer Ernährungsstörung geheilt sind. Absolut gemessen sind die Gewichtsverluste unter Umständen annähernd gleich, und welche Verschiedenheit
im äußeren Verhalten! Aber von exsudativen Erscheinungen braucht
deswegen keine Rede zu sein. Solche brüske Veränderungen des
Wassergehaltes im schlechten und guten Sinne, die so sichtlich mit
schweren Störungen des Allgemeinbefindens einhergehen, können nur
auf rasch folgende und wechselnde Impulse des Nervensystems zurückgeführt werden.

Es besteht also entweder die Möglichkeit, den Begriff der konstitutionellen Hydrolabilität nur auf diese Fälle anzuwenden und die
exsudative Diathese gänzlich auszuschließen oder den Begriff im FINKEL-
STEINschen Sinne bestehen zu lassen. Dann muß man aber den Einfluß des Nervensystems im „Ring der Konstitution" als mindestens
gleichberechtigt neben den Einflüssen der durch Osmose und Quellung
wirksamen Faktoren aufnehmen und die exsudative Diathese als nur
durch letztere bedingt getrennt betrachten. Ich glaube, daß diese
Trennung ohne „Gewaltanwendung" unschwer gelingt und daß man
sich, da die Bezeichnung „konstitutionelle Hydrolabilität" nun einmal
da ist, sie ruhig bestehen lassen kann, da sie ja ziemlich umfassend
den Kern des Problems trifft. Nur muß man sich dessen bewußt

bleiben, daß die großen Schwankungen des Gewichts nicht allein durch chemische Prozesse, sondern eben auch unter dem Einfluß des Nervensystems zustande kommen können.

b) Die exsudative Diathese. (Wasser, Salze, Kohlehydrate, Fett; Einfluß des Nervensystems.)

Sehen wir schon bei diesen relativ einfach zu erklärenden Bildern, daß ihr Wesen nicht einheitlich ist, daß sie verschiedenen Sektoren des „Rings der Konstitution" angehören, so ist dies uns von den komplizierten klinischen Bildern ja wohl bekannt, und daher kommt ja die schwere Abgrenzbarkeit einzelner Konstitutionsanomalien voneinander. Schon PFAUNDLER hat die Notwendigkeit erkannt, hier zu trennen, hat die einzelnen Konstitutionsanomalien als „Kreise" aufgefaßt, deren Flächen sich vielfach überdecken. Der Unterschied gegenüber dem hier entwickelten Versuch einer Deutung liegt darin, daß PFAUNDLER klinische Bilder meinte, wenn er von „Zeichenkreisen" spricht, während hier pathogenetische Momente als Einteilungsprinzip figurieren. Daher auch die Verwirrung in der Namengebung. Im Neuro-Arthritismus geht wohl alles auf, was wir an konstitutionellen Anomalien im Kindesalter kennen. Würden wir bei dieser Bezeichnung bleiben, kämen wir wohl in der Erkenntnis der pathogenetischen Zusammenhänge nicht weiter. Aber auch der „Arthritismus" ist noch ein viel zu weiter Begriff. Die Lithämie, mit der die exsudative Diathese bald nach ihrer Zusammenfassung durch CZERNY identifiziert wurde, hat wohl, so sehr man die Erblichkeit der Gicht zugeben muß, im Kindesalter noch keine Daseinsberechtigung, denn die diesbezüglichen Untersuchungen von KERN, ORGLER, NIEMANN, UFFENHEIMER haben keinen Anhaltspunkt für eine Anomalie des Harnsäurestoffwechsels im Kindesalter ergeben.

Wenn wir uns zunächst an die CZERNYsche Umgrenzung halten, so sind unter den Manifestationen der exsudativen Diathese folgende zu verstehen: an der Haut Gneis, Milchschorf, Strophulus, Intertrigo, an den Schleimhäuten Landkartenzunge, die periodisch auftretenden Nasenrachenkatarrhe, Pseudocroup, Asthma, die rezidivierenden Bronchialkatarrhe, die Conjunctivitis eczematosa, die rezidivierende Balanitis und Vulvitis und bestimmte Formen von Darmkatarrhen, an den lymphoiden Organen die von Infektionen unabhängige Hyperplasie der Tonsillen, der Milz und der Lymphdrüsen, also der Status lympathicus. Das sind klinische Krankheitsbilder. An pathogenetischen Momenten wurden zunächst angeborene Störungen des Fettstoffwechsels verantwortlich gemacht und die Beziehungen zum Nervensystem immer hervorgehoben. Erst später wurde auch in Erwägung gezogen, daß dem Salzstoffwechsel eine größere Bedeutung in der Pathogenese der exsudativen Erscheinungen zukomme, bis schließlich CZERNY selbst, auf breiterer Basis bauend, allen jenen Momenten des Stoffwechsels, welche die großen Schwankungen im Wasserstoffwechsel der Gewebe bedingen, die Hauptbedeutung für das Wesen der exsudativen Diathese zuschrieb. Ich war der erste, welcher eine direkte zahlenmäßige Abhängigkeit der primären exsudativen Erscheinungen, hauptsächlich des Milchschorfes, vom Blutwassergehalt nachweisen konnte, indem ich zeigte, daß der Milchschorf bisweilen unabhängig von den Schwankungen des Körpergewichts auftrat und verschwand, aber regelmäßig in seinem Auftreten und Verschwinden dem Steigen und Fallen des Blutwassergehaltes, gleichgültig, wodurch derselbe bedingt war, parallel ging.

Nun wurde von jeher die Bedeutung der Mast für die Entstehung exsudativer Erscheinungen hervorgehoben. Wenn wir unter Mast im engeren Sinne den Fettansatz verstehen, so sind wohl die eindeutigen Beziehungen zwischen Fettansatz und exsudativer Diathese ziemlich widerlegt. Die Untersuchungen von STEINITZ und WEIGERT konnten keinen Zusammenhang zwischen Fettstoffwechsel und exsudativer Diathese nachweisen, die Beobachtungen von RISEL und von STOLTE sprechen ebenfalls dagegen. Verstehen wir aber unter Mast jede, durch welchen Nährstoff immer bewirkte, über das Normalmaß hinausgehende Körpergewichtszunahme, so werden die Beziehungen dieser zur exsudativen Diathese eindeutig. Und da das Auftreten von exsudativen Erscheinungen im Anschluß an unvermittelte, rasch auftretende Körpergewichtszunahmen, sowie deren Verschwinden bei plötzlichen Abnahmen immer auffällig war, wurde zunächst der Salzstoffwechsel zur Erklärung herangezogen. Die Untersuchungen von L. F. MEYER, FREUND, MENSCHIKOFF, J. MEYER, BRINCHMANN, OPITZ an Kindern, sowie von GROSZ bei Erwachsenen, die therapeutischen Versuche von FINKELSTEIN schienen den richtigen Weg zu weisen. Nun zeigte sich aber, daß durch die wechselnde Bindung und Abgabe des Wassers auf diesem osmotischen Wege allein die Erscheinungen nicht restlos zu erklären seien, daß dabei auch Quellungs- und Entquellungsvorgänge eine Rolle spielen müssen. Die älteren Untersuchungen von COBLINER und NOTHMANN, die neueren Befunde von MERTZ und ROMINGER ließen an dem Verhalten des Blutzuckers und der Zuckerausscheidung annehmen, daß es sich bei der exsudativen Diathese auch um eine erhöhte Quellungsbereitschaft handle. Aber schon FEER glaubte, daß durch einen Faktor allein das Wesen der exsudativen Diathese nicht zu erklären sei, und nahm daher zwei Sektoren des „Rings der Ernährung" als ätiologisch bedeutsam an, und zwar Fett und Salze, eine Anschauung, der sich auf Grund von Stoffwechselversuchen BRUCK anschloß. In ähnlicher Richtung bewegen sich sehr geistvolle Gedankengänge FINKELSTEINs, die in einer Diskussionsbemerkung zu einem Vortrage von LANGSTEIN niedergelegt sind: „Wenn man ein Kind auf $^1/_5$ l Milch setzt, ohne Veränderung der Nährstoffe, so findet zunächst eine Salzausschwemmung statt; dann aber stellt sich der Körper auf eine gewisse gleichbleibende Salzausschwemmung ein. Setzt man nun zu dieser Kost, die eine starke Unterernährung bedingt, Fett in reichlichen Mengen, so findet eine Retention von Salzen statt, die wir uns nicht anders erklären können als durch die Annahme, entweder daß das Fett, welches jetzt im Körper angesetzt wird, bei seinem Ansatz Salze bindet oder vorsichtiger gesagt, daß irgendwie unter dem Einfluß des Fettes Salz im Körper zur Ablagerung kommt. Wir haben uns nun die Vorstellung gebildet, daß eine Störung dieser (wenn ich den Ausdruck gebrauchen darf) Avidität des Fettes für Salze die Ursache des Ekzems ist, dergestalt etwa, daß das Fett eine geringere Avidität hat, so daß nicht alles Salz in regelrechter Weise zur Ablagerung kommt, sondern ein pathologischer Rest übrig bleibt, der mit dem Ekzem in Beziehung steht." Diese geistreiche Hypothese verschiebt aber die Frage schließlich doch auf das Geleise des Salzstoffwechsels und erklärt uns nicht das Auftreten und Verschwinden des Ekzems bei sehr salzarmen Nahrungen, z. B. bei Frauenmilch, wo doch hauptsächlich Quellungsvorgänge im Vordergrund stehen müssen.

Wenn wir daher das vorliegende Material auf einen gemeinsamen Nenner bringen wollen, so bleibt doch nichts anderes übrig — und das ist ja schließlich das Nächstliegende — das Wesen der exsudativen Diathese in einer Störung des Wasserstoffwechsels zu suchen, und zwar in einer besonderen Labilität desselben, gleichgültig ob die Schwankungen durch osmotische oder Quellungs- und Entquellungsvorgänge verursacht sind. Die zahlenmäßigen Beweise für diese Anschauung habe ich seinerzeit erbracht. Das geht nicht nur aus dem Verhalten des Blutwassers bei Auftreten und Verschwinden von Milchschorf hervor, sondern auch aus dem Verhalten des Blutwassergehaltes bei Umsetzung exsudativer, mit den Wasseransatz fördernder Nahrung genährter Kinder auf eine flüssigkeitsarme Kost. Gibt man einem bis dahin mit zu großer Flüssigkeitsmenge überernährten, aber keine exsudativen Erscheinungen bietenden Kinde plötzlich eine knappe Ernährung, so fällt das Gewicht und damit der Blutwassergehalt langsam und allmählich ab bis zu einem gewissen Tiefpunkte. Vorausgesetzt, daß die Nahrung kalorisch ausreichend ist, beginnt dann das Gewicht wieder anzusteigen, während der Blutwassergehalt niedrig bleibt. Das überschüssig im Körper angesammelte Wasser wird also langsam, ungefähr in 2—3 Wochen abgegeben, dann erst beginnt solider Gewebsansatz bei niedrig bleibendem Wassergehalt. Macht man dasselbe Experiment bei einem exsudativen Kinde, so beträgt die Zeit der Abgabe des überschüssigen Wassers Stunden bis Tage, und schon beginnt der, wie ich es seinerzeit nannte, „innere Umbau". Wir sehen also hier die kolossale Labilität der Wasserbindung des exsudativen Kindes gegenüber dem „normalen", auch wenn dasselbe früher unzweckmäßig ernährt worden war und einen wasserreicheren Organismus hatte, als es der Norm entspricht.

Da wir also Anhaltspunkte dafür haben, daß sowohl der Salz- wie der Kohlehydratstoffwechsel beteiligt sind, da die Labilität des Wasserhaushaltes bei exsudativer Diathese über allen Zweifel erhaben ist, so werden wir letzteren als das Dominierende, als den Ausgangspunkt der ganzen Frage anzusehen haben und werden dementsprechend anzunehmen haben, daß alle jene Faktoren, welche an der Wasserbindung und -abgabe beteiligt sind, am Wesen der exsudativen Diathese teilhaben. In diesem Falle, wo ja die Abhängigkeit des Manifestwerdens der konstitutionellen Erscheinungen von bestimmten Qualitäten der Ernährung klar und von allen Seiten zugegeben ist, erweist sich die

Gegenüberstellung alimentärer und konstitutioneller Faktoren besonders fruchtbar. Der konstitutionelle Defekt in jenen Geweben, welche die Schwankungen des Wasserhaushalts vermitteln, macht sich um so mehr bemerkbar, je größer der Defekt in den korrespondierenden Teilen der Ernährung ist. Umgekehrt lassen sich die verschiedenen Erfolge bei verschiedenen Formen des Ekzems mit verschiedenen Ernährungen damit gut erklären. Diese Gegenüberstellung der einzelnen Komponenten im „Ring der Konstitution" und im „Ring der Ernährung" drückt das schärfer und klarer aus, was FINKELSTEIN in einer anderen Publikation über die individuell wechselnden Aufgaben der diätetischen Behandlung des Säuglingsekzems und deren Erfolge und Mißerfolge folgendermaßen formuliert: „Es muß für jeden Fall diejenige Nahrung ermittelt werden, die qualitativ und quantitativ den vorliegenden Verhältnissen völlig angepaßt ist, mit anderen Worten, es müssen qualitative und quantitative Fehler abgestellt werden, die die bisherige Ernährungsweise in sich schloß. Das universelle Problem liegt also in der ‚Richtigstellung' der Ernährung, wie BIRK und LANGSTEIN es bezeichnen, oder, wie ich es an anderer Stelle ausgedrückt habe, in einer durch die Ernährungsweise zu bewirkenden Umwandlung der pathologischen Zusammensetzung der Körpergewebe und speziell der Haut in die normale. Wenn der Sonderfall vorliegt, daß der Krankheitszustand durch ‚Mästung' oder umgekehrt durch ‚Inanition' bedingt ist oder andere offensichtliche Verstöße gegen die Ernährungshygiene vorliegen, so ergeben sich die Methoden von selbst und wir haben leichtes Spiel. Wo diese äußeren Ursachen nicht obwalten, wo also vermutlich die zugrunde liegende Konstitutionsanomalie besonders hochgradig ist, fehlen uns noch sichere Richtlinien für den einzuhaltenden Weg." Ich möchte den konstitutionellen Defekt durchaus in den Vordergrund der Betrachtung rücken und die verschiedenen klinischen Bilder (magerer und fetter Typus usw.), sowie die verschiedenen Erfolge, welche einzelne Autoren mit durchaus verschiedenen Ernährungsmaßnahmen erzielt haben, speziell die der ursprünglichen Annahme von der Schädlichkeit jeder Mast entgegenstehenden Beobachtungen RISELs, STOLTEs und MOROs über glänzende Erfolge einer Fettmast, mit der konstitutionellen Verschiedenheit des Defektes in einzelnen Sektoren des „Ringes der Konstitution" erklären. Noch deutlicher wird das, wenn wir uns die neueren Feststellungen MONRADs vor Augen halten, der wieder gerade das Fett als die Causa peccans ansieht und seine Erfolge nur bei völligem Ausschluß von Fett in der Nahrung erzielt, vorausgesetzt, daß der kalorische Bedarf gedeckt ist und daß keine Unterernährung statthat. Die gewiß wertvollen Arbeiten MONRADs haben wieder den Fehler einer zu unizentrischen, summarischen Betrachtungsweise. GARTJE individualisiert schon mehr, indem er sagt, daß nur eine bestimmte Form der Ekzemkinder, nämlich der magere Typus mit trockenem Ekzem sich als überempfindlich gegen Fett erweist, indem Zulage von Fett in der Nahrung, ebenso von Lebertran, eine Verstärkung des Ekzems bewirkt. Er hat sogar den Versuch gemacht, durch Butter- und

Ölinjektionen eine Abschwächung der Hautüberempfindlichkeit zu bewirken.

Wenn man sich so diametral entgegengesetzte Beobachtungen und Anschauungen vor Augen hält, so muß man zur Erkenntnis kommen, daß nicht alle Formen der exsudativen Diathese in einen Topf geworfen werden dürfen, daß sie getrennt werden müssen nach dem Grade der konstitutionellen Abnormität, je nachdem ob einer oder mehrere Sektoren des „Ringes der Konstitution" defekt sind.

Freilich fehlt uns heute noch jede Möglichkeit, das einem Kinde anzusehen oder zahlenmäßige Beweise für diese Arbeitshypothese zu liefern, da uns ja, wie eingangs bemerkt, vorläufig noch die Normalzahlen für die Körperzusammensetzung fehlen.

Nun sind mit den angenommenen Defekten in jenen vier Sektoren des „Ringes der Konstitution", welche dem Wasserstoffwechsel vorstehen, also Wasser, Salz, Kohlehydrate, Fett, nicht alle Erscheinungen der exsudativen Diathese zu erklären. Schon CZERNY hat in den ersten Veröffentlichungen auf die Wichtigkeit der Beteiligung des Nervensystems hingewiesen, jener bekannten Erscheinungen, die anfänglich dazu veranlaßten, die exsudative Diathese im Rahmen der „universellen Konstitutionsanomalie" des Neuro-arthritismus aufgehen lassen zu wollen. Speziell gewisse Formen des Strophulus, das Asthma, der Pseudocroup, gewisse besondere Formen des Ekzems mit starkem Juckreiz, von CZERNY als neurogenes Ekzem, von BROCQ als Neurodermitis, von EPSTEIN und NEULAND als neurogene Dermatose bezeichnet, wiesen mit aller Deutlichkeit darauf hin, daß hier der verschiedenen Erregbarkeit des Nervensystems eine große und sowohl für Verlauf als für klinisches Aussehen bestimmende Rolle zuzuschreiben sei. Schon EPPINGER und HESS führten die Gefäßstörungen, die Dermatosen, die Neigung zur Exsudation auf eine Erhöhung des Vagustonus zurück und KRASNOGORSKI suchte durch große Dosen von Atropin das Ekzem zu behandeln und so die supponierte Hypertonie des Parasympathicus nachzuweisen. FRIEDBERG erzielte aber bei seinen systematischen pharmakologischen Prüfungen des vegetativen Nervensystems bei 15 Kindern mit ausgeprägten Erscheinungen von exsudativer Diathese durchaus ungleichförmige Resultate, so daß er zu der Ansicht kam, daß „Erregbarkeitssteigerungen im Sympathicus oder Parasympathicus nicht mit den ursächlichen Grundlagen der Diathese verbunden sind". Auch die Untersuchungen von ECKERT, sowie diejenigen von VIERECK ergeben keinen Anhaltspunkt für das Bestehen einer bestimmten, pharmakologisch nachweisbaren Über- oder Untererregbarkeit in einem bestimmten Nervengebiet. Neueste Untersuchungen von URBACH und SIMHANDL ließen im Blutserum von Ekzematikern ein durchaus normales Verhältnis des Ca- und K-Gehaltes erkennen und damit eine vagotonische Erkrankung ausschließen. BEREND hat aus seinen Beobachtungen mit Amylnitrit, auf dessen Applikation exsudative Kinder viel rascher und intensiver erblassen als normale, auf eine erhöhte Empfindlichkeit des Splanchnicusendes oder des vasomotorischen Zentrums der exsudativen Kinder gegenüber diesem gefäßerweiternden Gifte geschlossen und mit dieser Giftüberempfindlichkeit die annehmbarste Erklärung für die vasomotorische Labilität der exsudativen Kinder geben zu können geglaubt. Ja, er meinte sogar, ausgehend von der Annahme, daß Amylnitrit bei Hunden eine beträchtliche Salzretention bewirkt, daß auf Grund der durch das Amylnitrit bewirkten Kreislaufstörungen Verschiebungen im Salzumsatz auftreten, welche die Heilung des Ekzems bewirken oder zum mindesten eine Komponente des heilenden Prozesses darstellen.

Die Dinge scheinen auch hier noch nicht so weit zu liegen, daß wir mit unseren derzeit möglichen Methoden imstande wären zu sagen, welcher Teil des Nervensystems über- oder untererregbar ist. Daß das Nervensystem an gewissen, der exsudativen Diathese derzeit zugezählten Manifestationen beteiligt ist, steht außer Zweifel. Es bleibt also die Frage zu erörtern, welches diese Manifestationen sind und ob sie unter allen Umständen als obligate Teilerscheinungen der exsudativen Diathese zu werten sind oder ob sie, auf anderer Basis beruhend, nur besonders häufig mit den übrigen Manifestationen dieser Konstitutionsanomalie verbunden vorkommen.

Frei von Einflüssen des Nervensystems sind eigentlich nur jene Erscheinungen, welche als Ausdruck der erhöhten Entzündungsbereitschaft der Haut und der Schleimhäute gelten können, die Lingua geographica, der Gneis und die Hautbeschaffenheit, vermöge deren es leicht zum Ekzem kommt. Es ist das Verdienst FINKELSTEINS, auf diese lokale Beschaffenheit des Hautorgans besonders hingewiesen und sie schärfer umgrenzt zu haben. Es ist die Seborrhöe, die Asteatosis, die Parakeratose, welche es ermöglichen, daß das Epithel leichter abgerieben wird, die Verhinderung normaler Verhornung, die mangelhafte Einfettung, welche der Ekzementstehung erst die Wege ebnen. „Nicht das, was man Ekzem nennt, ist sonach die eigentliche Krankheit, sondern diese besteht in der abnormen Beschaffenheit der äußersten Epidermisschichten, und das Ekzem ist nichts weiter als ein erst durch Veränderung des Bodens ermöglichter Folgezustand.‟ Ähnliches dürfte wohl auch für die Schleimhäute anzunehmen sein; für die Lingua geographica ist das ja nachgewiesen (MORO, JELLINEK).

Bei allen übrigen Manifestationen der exsudativen Diathese aber macht sich ein bald mehr, bald weniger hervortretender Einfluß des Nervensystems geltend, manchmal nur im Sinne einer Vasomotorenlabilität (Urticaria, Strophulus), manchmal auch im Sinne der Erregbarkeit größerer Nervengebiete (Asthma, Pseudocroup). Wie weit bei der schon früher festgestellten erhöhten Entzündungsbereitschaft der Haut gegenüber mechanischen, chemischen, thermischen, bakteriellen Reizen zu Entzündungen (RACHMILEWITSCH, MAUTNER, SCHULTZ, neuerdings durch die „Blasenmethode‟ von GÄNSSLEN, auch gegenüber Insektenstichen von HESCHELES bestätigt) lediglich die abnorme Hautbeschaffenheit beteiligt ist und wieweit sich vielleicht auch hier vasomotorische Einflüsse geltend machen, wurde nicht entschieden. Sicher und unbestritten ist der Einfluß des Nervensystems außer bei den schon oben erwähnten, mit starkem Juckreiz verbundenen

Ekzemformen hauptsächlich bei der Urticariagruppe, was schon daraus
hervorgeht, daß nach übereinstimmenden Beobachtungen Strophulus
bei Kindern vorkommt, die niemals anderweitige Manifestationen der
exsudativen Diathese gehabt haben. Ob wir nun mit Török und
seinen Mitarbeitern die Urticariaquaddel als einen Entzündungsvorgang
erklären oder mit Mautner als durch Kontraktion kleinster Venen
während einer anaphylaktischen oder idiosynkrasischen Reaktion entstanden, eine Vorstellung, die sich der Unnaschen Annahme einer
Diskrepanz zwischen Arterien- und Venenquerschnitt zuungunsten des
letzteren nähert, oder mit Ebbecke und Gildemeister und Scheffler
als dreifach bedingt durch einen nervösen, einen muskulären und einen
zellulären Faktor, auf jeden Fall werden wir zwei Einflüsse, die nebeneinander wirksam sind, zu unterscheiden haben, die vasomotorische
Übererregbarkeit oder leichte Ansprechbarkeit und eine besondere Beschaffenheit der Haut, von Unna als lymphophil bezeichnet, von Finkelstein als unter die Hydrolabilität eingeordnet. Pulay hat in jüngster
Zeit Quellungs- und Entquellungsvorgänge der Haut auf Grund von
Elektrolytwirkungen im Anschluß an die früheren Untersuchungen von
Luithlen angenommen. Es ist meines Erachtens vollständig gleichgültig, ob man nun diese vasomotorische Übererregbarkeit im Sinne
Pfaundlers zu einer eigenen, der Anfälligkeit und eigentümlichen
Beschaffenheit der Haut koordinierten Teilbereitschaft verselbständigt
oder sie ihr unterordnet mit Rücksicht darauf, daß diese beiden Teilbereitschaften in der überwiegenden Mehrzahl der Fälle miteinander
kombiniert vorkommen, wenn man sich nur klar darüber Rechenschaft
gibt, welchen Einflüssen die „reinen" exsudativen Erscheinungen und
welchen die eben genannten ihre Entstehung verdanken.

Viel deutlicher treten diese Verhältnisse beim Asthma der Säuglinge, bzw. bei der asthmatischen Bronchitis hervor, und wir schließen
uns hier insofern der Czernyschen Auffassung an, als nicht das Asthma
selbst der exsudativen Diathese zugehörig ist, sondern die auslösende
Bronchitis. „Ob nun ein Kind bei einer solchen diffusen Bronchitis
asthmaartige Erscheinungen von Beklemmung, Atemnot, Angst usw.
zeigt, hängt nicht von der Bronchitis, sondern vielmehr von der Erregbarkeit des Nervensystems des erkrankten Kindes ab. Die Asthma-
erscheinungen stehen zur Bronchitis in gleicher Beziehung wie der
Juckreiz zur Prurigo oder dem Milchschorf." „Mir scheint es deshalb
richtiger, nicht das Asthma, sondern die diffuse Bronchitis mit der
exsudativen Diathese in Zusammenhang zu bringen." Nun hat Lederer
in einer größeren Abhandlung gezeigt, daß die chronische oder rezidivierende Bronchitis nicht durchaus immer auf Basis der exsudativen
Diathese entstehen muß, daß vielmehr andere Momente, wie familiäre
Vererbung, lokale Organminderwertigkeit, Klima, Jahreszeit, feuchte
Wohnung usw. wohl imstande sind, eine solche Erkrankung hervorzurufen und zu unterhalten, und daß das Asthma bzw. die asthmatische
Bronchitis sich als Neurose jeder dieser Erkrankungen aufpfropfen
kann. Von exsudativen Erscheinungen braucht dabei keine Rede zu
sein. Neueste Untersuchungen von de Vries Robles bestreiten eben-

falls einen ursächlichen Zusammenhang zwischen Asthma und exsudativer Diathese. **Wir werden daher das Asthma der Säuglinge nicht als obligates Symptom der exsudativen Diathese zu betrachten haben, sondern lediglich als den Ausdruck der Übererregbarkeit im Vagusgebiet, die sich unter Umständen auch bei auf exsudativer Basis beruhender Bronchitis äußern kann.** Dafür sprechen auch die therapeutischen Erfolge LANGSTEINs durch Milieuwechsel.

In verstärktem Maße gilt dies vom **Pseudocroup**, als ausgesprochener Neurose, der entsprechend der Häufigkeit rezidivierender Katarrhe bei der exsudativen Diathese entsprechend oft eben auch bei exsudativen Kindern auftritt, aber sicher lediglich Ausdruck einer nervösen Übererregbarkeit ist, die auch bei anderen leichtesten Erkrankungen der Atmungswege sich diesen hinzugesellen kann.

Dasselbe gilt von gewissen **Darmerscheinungen**, wo es zu einer mächtigen Sekretion von Schleim kommt, der in großen Fetzen, die meist mit eosinophilen Zellen durchsetzt sind, abgestoßen wird. Für einen näheren Zusammenhang mit angioneurotischen Zuständen, also mit einem Überwiegen des Einflusses des Nervensystems, während die Überempfindlichkeit und Sekretionsbereitschaft der Schleimhaut mehr zurücktritt, spricht die Tatsache, die ich wiederholt beobachten konnte, daß solche „Darmkrisen" gleichzeitig mit frischen Eruptionen von Strophulus auftreten.

Dagegen scheint die Neigung mancher exsudativer Kinder zu vermehrter Desquamation der Epithelien der Harnwege (LUST, BECK) mehr in Analogie zu den eigentlichen exsudativen Erscheinungen der Haut und der übrigen Schleimhäute zu stehen.

Bezüglich der viel umstrittenen Frage der Eosinophilie (BETTMANN, CANNON, ZAPPERT, HELMHOLZ, ROSENSTERN, GUNDOBIN, CARSTANJEN, KARNITZKY, ASCHENHEIM, BENFEY, KROLL-LIFSCHÜTZ, PUTZIG, daselbst ausführliche Literatur), ob nämlich dieselbe eine Folge des Ekzems bzw. der sich daselbst abspielenden bakteriellen oder toxischen Vorgänge oder eine der exsudativen Diathese beigeordnete Konstitutionsanomalie ist, scheint mir der Standpunkt von E. SCHWARZ der einleuchtendste, wenn auch seine Ableugnung jedes konstitutionellen Faktors bei der Eosinophilie zu weitgehend ist. SCHWARZ faßt das Wesen der Eosinophilie dahin auf, daß die eosinophilen Zellen ein Reaktionsprodukt des Körpers darstellen, in Analogie zu setzen mit der allergischen Reaktion, bedingt teilweise direkt durch Einbringung körperfremder Stoffe (Jod, Arsen, Antimon usw.), teilweise durch das Fehlen oder die Veränderung gewisser innersekretorischer Stoffe, teilweise entstanden auf dem Umwege über das autonome Nervensystem. Dementsprechend hält SCHWARZ auch die Eosinophilie beim Ekzem nicht für eine den Hautprozessen koordinierte Erscheinung, sondern für durchaus abhängig von der Dermatose und erst durch sie, bzw. durch die Veränderungen hauptsächlich des Epithels bedingt. Ein wirklicher Beweis für die Entscheidung der viel diskutierten Frage in diesem Sinne scheint mir die Beobachtung von BENFEY zu sein, der meinte, daß, wenn die Eosinophilie ein den Hauterscheinungen koordiniertes Symptom und nicht von diesen abhängig sei, bei Kindern, die später an exsudativen Erscheinungen erkranken, schon vor denselben sich eine Eosinophilie nachweisen lassen müßte. In seinem Falle waren beide Eltern des Kindes und einige Geschwister an schwerster exsudativer Diathese jahrelang leidend, das neugeborene Kind hatte keine Eosinophilie, erkrankte gleichwohl im 2. Lebensjahre an Ekzem.

Keinesfalls aber scheint es berechtigt, wie STÄUBLI eine eigene eosinophile Diathese anzunehmen, der die übrigen Erscheinungen untergeordnet wären.

In der Frage des Lymphatismus ist wohl heute eine Entscheidung nicht mehr so schwer wie früher. Man braucht weder einen extremen Standpunkt zu vertreten, daß der Lymphatismus eine Konstitutionsanomalie ganz eigener Art ist, noch dem anderen Extrem zu huldigen und ihn einfach mit der exsudativen Diathese zu identifizieren. Jedenfalls trifft der zweite Standpunkt das Richtigere. Die Unterschiede gegenüber der exsudativen Diathese sind nur zeitlicher und örtlicher Art. So wie wir schon früher gesehen haben, daß die einzelnen Manifestationen der exsudativen Diathese zeitlich getrennt auftreten, daß in der ersten Säuglingszeit vorwiegend die Erscheinungen der Haut überwiegen, während später solche des Respirationstraktes und der Drüsen, weiter der vermehrte Einfluß des Nervensystems sich geltend machen, so wird das auch bei den Hyperplasien der lymphoiden Organe, die sich erfahrungsgemäß erst später, um die Wende des 1. Lebensjahres und häufiger noch später geltend machen, sein. MORO und KOLB, sowie STRANSKY und WEBER haben das an großem Material, das nach Jahren nachuntersucht wurde, gezeigt. Auch die eigenartige Beschaffenheit der Haut bei den Lymphatikern, das „Pastöse", macht sich erst später geltend. Diese zeitliche Differenz im Auftreten der lymphatischen Erscheinungen bringt es auch mit sich, daß infolge vermehrter exogener Einflüsse dieselben sich bald sekundär verändern, was viel dazu beigetragen hat, konstitutionell bedingte, ursprünglich vorhandene Veränderungen mit sekundären Folgen äußerer Einwirkungen, hauptsächlich bakterieller und toxischer Art zusammenzuwerfen. CZERNY hat immer wieder diese beiden Faktoren betont und zu deren Auseinanderhaltung aufgefordert. In neuerer Zeit ist das ja auch durch BENFEY und BAHRDT geschehen. Daß nicht nur eine Beeinflussung dieser sekundären Prozesse durch die zugrundeliegende Konstitutionsanomalie hauptsächlich . in dem Sinne eines längeren und torpiden Verlaufes erfolgt, sondern auch umgekehrt, die sekundären Prozesse die konstitutionellen Erscheinungen beeinflussen im Sinne weiterer Steigerung, ist heute erwiesen. Die neueren Ansichten über die plötzlichen Ekzemtodesfälle scheinen dafür ebenfalls beweisend zu sein. Nachdem FEER plötzliche Überschwemmung des Körpers mit Giftprodukten und mangelhafte Ausscheidung derselben für den plötzlichen Tod verantwortlich gemacht hatte, konnte BERNHEIM-KARRER zeigen, daß die Ursache eine Myokarditis, hervorgerufen durch Streptokokkensepsis, sei. Die Infektion erfolgte durch das Ekzem. REHN sah Ähnliches.

Diese gegenseitige Beeinflussung innerer und äußerer Momente gilt vor allem für die Skrophulose, die ja nur einen Spezialfall der gegenseitigen Beeinflussung von Lymphatismus und einem exogenen Faktor, in diesem Falle der Tuberkuloseinfektion darstellt, was schon ESCHERICH erkannte, in ganz präziser Form aber MORO ausgesprochen hat: „Der äußere Symptomenkomplex des Lymphatismus weist mit jenem der Skrophulose weitgehende Ähnlichkeiten auf. Unter Umständen vermag einzig und allein der Ausfall der Tuberkulinreaktion die Entscheidung zu treffen. Der Grund, warum zwei ätiologisch anscheinend so verschiedenartige Zustände zu so ähnlichen Krankheitstypen führen können, liegt wahrscheinlich darin, daß die lymphatische Konstitution den Boden darstellt, auf dem eine gelegentliche Tuberkuloseinfektion zur Entwicklung der Skrophulose führt. Die angeborene Konstitutionsanomalie wäre also gewissermaßen die Vorbedingung für die Entwicklung der Skrophulose." „Das wesentlichste Merkmal der lymphatischen Konstitution besteht in der großen Neigung des Organismus zu Entzündungsreaktionen hartnäckiger und rezidivierender Natur, an. denen sich primär oder sekundär das lymphatische Gewebe in ausgesprochener Weise beteiligt. Die gleiche Eigentümlichkeit finden wir bei der Skrophulose wieder. Diese erhöhte Reizbarkeit der Haut, der Schleimhäute und des lymphatischen Gewebes bei Skrophulose wird aber nicht erst durch die Tuberkuloseinfektion erworben, sondern ist als vornehmste Äußerung der angeborenen lymphatischen Diathese anzusehen. Im innigsten Zusammenhang mit der diesen Kindern angeborenen großen Neigung zur reaktiven Entzündung steht die oft enorm gesteigerte Empfindlichkeit Skrophulöser gegenüber dem Tuberkulin."

Mit dieser gegenseitigen Beeinflussung von Konstitutionsanomalie und äußeren Faktoren mag es ja auch zusammenhängen, daß es nur in den wenigsten Fällen gelingt, so wie das CZERNY seinerzeit angab, bei einer Skrophulose die Erscheinungen exsudativ-diathetischer Art durch ein sachgemäßes Ernährungsregime „weg zu behandeln", während die tuberkulösen Erscheinungen bestehen bleiben, bzw. umgekehrt, durch Mast die Skrophulose zu verschlimmern. Auch hier hat MORO mit Recht darauf hingewiesen, daß man sehr oft gerade das Gegenteil sehen kann, nämlich Abheilung auch der exsudativen Erscheinungen eben durch Mast. In der Annahme, daß durch die Tuberkulose die exsudativen Erscheinungen ungünstig beeinflußt werden, gelingt es, die exsudative Diathese zur Abheilung zu bringen, wenn es gelingt, die Tuberkulose, sei es durch Tuberkulinbehandlung oder durch Sonnenbehandlung oder durch Mast auszuheilen. Wenn dieser Reiz aufhört, dann erlischt auch die exsudative Diathese. Neben diesen Momenten werden wir uns bei der Betrachtung so verschiedener Resultate an das oben über die Behandlung der primär exsudativen Erscheinungen im Säuglingsalter Gesagte zu erinnern haben. Wir werden auch bei skrophulösen Kindern Verschiedenheiten in den angeborenen

Defekten anzunehmen haben, die auch auf verschiedene äußere Beeinflussung hin verschieden reagieren. Die „Richtigstellung" der Ernährung ist wohl auch hier das Maßgebende, und ein Universalmittel dürfte wohl auch in der Behandlung der lymphatischen Erscheinungen nicht existieren. Auf diesem Umwege kommen wir auch für den Lymphatismus zu dem Schluß, daß es sich dabei um dieselben angeborenen Defekte wie bei der exsudativen Diathese handeln werde, die sich vielleicht noch mehr in einer von der Norm abweichenden Verteilung und Ansammlung von Wasser und Fett im Organismus äußert. Es besteht daher kein Grund, den Lymphatismus als Konstitutionsanomalie eigener Art bestehen zu lassen. Wir werden ihn, als auf derselben konstitutionellen Basis beruhend, wenn auch zeitlich, örtlich und graduell in gewisser Hinsicht abweichend, als eine Teilerscheinung der exsudativen Diathese auffassen.

c) Fett und Kohlehydrate in ihren Beziehungen zur Ernährung und zu Ernährungsstörungen.

Hatten wir es hier mit recht komplizierten und durch die Beteiligung mehrerer Komponenten der Körper- und Nahrungszusammensetzung recht schwer deutbaren Verhältnissen zu tun, so liegen die Dinge bei den jetzt zu beschreibenden konstitutionellen Formen gewisser Ernährungsstörungen viel einfacher. Wenn man rückblickend die Entwicklung der Lehre von den Ernährungsstörungen des Säuglings verfolgt, so bemerkt man, daß in den verschiedenen, einander recht schnell folgenden Perioden des Aufbaues dieses wichtigsten Teiles unseres Spezialfaches hintereinander alle Komponenten der Nahrung für die Entstehung der Ernährungsstörungen verantwortlich gemacht wurden. Nachdem einmal die „pathologisch-anatomische" Aera, die Betrachtung der Ernährungsstörungen als lokale Darmprozesse, überwunden und die Erkenntnis gereift war, daß es sich nicht um lokale Entzündungen der Darmschleimhaut sondern um Störungen des ganzen Stoffwechsels handelt, wurden hintereinander Eiweiß, Fett, Zucker, die Molkensalze als die Causa peccans angesprochen. Zeiten vollständiger Vernachlässigung der bakteriellen Vorgänge im Darm folgten solchen, wo dieselben wieder allzu sehr in den Vordergrund der Betrachtung geschoben wurden. Heute wissen wir, daß bakterielle, chemische und physikalisch-chemische Vorgänge, allgemein biologische Prozesse (Immunität usw.) miteinander Hand in Hand gehen und jede einseitige Betrachtungsweise nur zu einseitigen Ergebnissen führen kann. Über all dem wurde aber an den Einfluß der Konstitution auf Ernährung, Stoffwechsel und Ernährungsstörungen mehr oder weniger vergessen, wenn man die von Czerny-Keller stark in den Vordergrund gestellte Betrachtung des Einflusses der Konstitutionsanomalien im engeren Sinne des Wortes auf die Ernährung und umgekehrt davon ausnimmt. Wie wir aber gleich sehen werden, darf der konstitutionelle Faktor auch bei den „Ernährungsstörungen ex alimentatione" nicht vernachlässigt werden.

So wechselnd wie die Ansichten über die Entstehung der Ernährungsstörungen, war die Namengebung. Nicht umsonst war das „Rotwälsch der Pädiater" bei den Praktikern so gefürchtet. Ich glaube, diese Angst ist auch heute noch infolge der noch immer wechselnden Bezeichnungen berechtigt, da Bezeichnungen, die vor einigen Jahren eingeführt wurden und sich eben eingebürgert haben, von denselben Autoren jetzt fallen gelassen und dafür neue eingeführt werden. Für die vorliegenden Betrachtungen erweist es sich jedenfalls als fruchtbarer, bei derjenigen Bezeichnung zu bleiben, welche das ätiologische Moment der Entstehung der jeweiligen Ernährungsstörung und das momentane klinische Zustandsbild zur Grundlage der Benennung wählt. Denn wir haben ja die Aufgabe, aus diesem scheinbar einheitlichen Faktor des „Nährschadens" noch das konstitutionelle Moment gleichsam herauszulösen. Dabei habe ich nicht den Ehrgeiz, wenn dies gelingen sollte, etwa wieder einen neuen Namen für die betreffenden Zustandsbilder zu schaffen. Auf den Namen kommt es wahrlich nicht an, wenn man sich über das Wesen der Sache klar wird. Und so werden wir uns vorläufig der von Czerny-Keller eingeführten ätiologischen Bezeichnung des „Milchnährschadens", „Mehlnährschadens" usw. bedienen. Die Verschiedenheit des momentanen klinischen Bildes, sowie die verschiedene Bezeichnung desselben nach Finkelstein kann dabei ohneweiteres berücksichtigt werden.

α) Toleranz und Intoleranz gegen Fett und Kohlehydrat.
Milch- und Mehlnährschaden.

Wenn man Gelegenheit hat, eine große Zahl von „gesunden" Säuglingen, sei es in Ambulatorien oder Fürsorgestellen, sei es in der Privatpraxis in ihrer Ernährung zu überwachen, so kann man bald ein verschiedenes Verhalten der Kinder (es kommen hier nur solche in Betracht, welche nach außen hin keinerlei konstitutionelle Anomalien und keinerlei Krankheitssymptome aufweisen) gegenüber verschiedenen Ernährungen feststellen, und zwar betreffen die Unterschiede hauptsächlich das Verhalten gegen Ernährung mit Fett- und mit kohlehydratreichen Nahrungsgemischen. Ist man gezwungen, nach kürzerer oder längerer Ernährung an der Brust einen gesunden Säugling künstlich zu ernähren, so verträgt ein Teil der Säuglinge die allgemein übliche Ernährung mit Milch und zwei Kohlehydraten (Mehl und Zucker) ausgezeichnet und gedeiht dabei gut. Ein anderer Teil aber kommt bei dieser Ernährung nicht vorwärts. Die Kinder bleiben im Gewichte stehen, werden blaß, der Bauch wird aufgetrieben, die Stühle werden hart, lehmartig, übelriechend, von der Windel abkollernd, kurz, es resultiert das Bild des Milchnährschadens, wie es Czerny-Keller gezeichnet haben und wie wir es sonst nur von Kindern zu sehen gewohnt sind, die mit großen Fettmengen und Mangel an Kohlehydraten ernährt worden sind, von welch letzterem hier aber keine Rede sein kann. Leitet man nun die gewohnte Therapie ein, d. h. zunächst einmal Milchreduktion, dann Steigerung der Mehl- und Zuckermengen, und wenn das alles nichts nützt, Zugabe eines dritten Kohlehydrats in Form von Malz in einer der üblichen Anwendungsweisen, so ändert das an dem Bilde gar nichts, die Kinder bleiben weiter blaß, die Gewichtszunahme geht nicht vorwärts, vor allem bleibt die hartnäckigste Obstipation bestehen. Wie mit einem Schlage ändert sich das Bild, wenn man von der kohlehydratreichen Ernährung Abstand nimmt und zu einer einseitigen Fettkost, entweder in Form von Vollmilch allein nur mit geringem Zuckerzusatz oder in Form von Zulagen von gewaschener Butter zur Milch oder in Form von Ramogen übergeht. Sofort beginnt die Gewichtskurve zu steigen, die Kinder nehmen weitaus mehr zu als dem Durchschnitt entspricht, und holen ihren während der Kohlehydraternährung akquirierten Gewichtsstillstand sehr bald ein, Turgor und Farbe bessern sich auffallend, und vor allem die Obstipation verschwindet sofort.

Beispiel: G. R., geboren 25. XI. 1920. Mutter hat eine konstitutionelle Agalaktie, weswegen eine Amme aufgenommen wurde. Während 6wöchiger Stillperiode gedieh das Kind leidlich. Aus äußeren Gründen mußte die Amme entlassen und das Kind künstlich ernährt werden, zunächst mit Halbmilch und Schleim, nach der 10. Woche mit Halbmilch und Mehl, beides mit 5% Rohrzucker. Bei dieser Ernährung gedieh das Kind sehr schlecht. Ohne daß eine akute Ernährungsstörung bestanden hätte, wollte die Gewichtskurve absolut nicht ansteigen, daß Kind war blaß und unruhig, es bestand immer Obstipation. Gutes Gedeihen setzte erst ein, als die Mutter, ohne ärztlichen Rat einzuholen, Vollmilch gab. Sowohl Gewichtsanstieg als Beseitigung der Obstipation waren die Folge. Gelegentlich eines Furunkels, den der Kleine hatte, suchte die Mutter mit dem Kinde einen Kinderarzt auf, der sich angeblich über die Ernährung des damals 4monatigen Kindes mit Vollmilch sehr abfällig äußerte und meinte, man müßte das Kind jetzt durch ein paar Tage erst vollständig milchfrei, später mit einem Milchmehlgemisch ernähren. Nach 48 Stunden milchfreier Diät bekam das Kind einen akuten Durchfall und erheblichen Gewichtssturz, was die Mutter veranlaßte, mein Ambulatorium aufzusuchen. In Anbetracht der von der sehr intelligenten Mutter gegebenen Anamnese wagte ich es, dem Kinde ohne Zwischenschaltung einer Hungerpause sofort Vollmilch, der noch 3% gewaschener Butter zugesetzt wurden, mit 5% Zucker, in einer Gesamtmenge von 600 g pro Tag zu geben. Der Durchfall sistierte sofort, das Gewicht stieg steil an, und das Kind gedieh fortan sehr gut. Ich kenne das Kind jetzt seit nahezu 3 Jahren. Es ist ein ausgesprochen cerebraler Typus, sehr sensibel, von nervösen Eltern abstammend, zart, aber nicht anfällig, hat keinerlei sonstige Krankheiten durchgemacht, ist aber auch jetzt noch in seiner Ernährung hauptsächlich auf fetthaltige Nahrungsmittel angewiesen, gehört auch zu jenem, ja wohlbekannten Typus von Kindern, die eine ganz bestimmte „Geschmacksrichtung" haben. Dieses Kind verschmäht Süßigkeiten, Schokoladen usw. vollständig. Ein „Schmalzbrot" ist für ihn immer Gegenstand des Wunsches.

Eine zweite ähnliche Beobachtung, die sich über 1½ Jahre erstreckt, möge noch kurz vermerkt werden.

H. H., ♂, von sehr langen Eltern abstammend, mit einem Geburtsgewicht von 3500 g und 53 cm Körperlänge geboren, zunächst von der Mutter gestillt, nach 1 Monat wegen doppelseitiger Mastitis abgesetzt und mit Halbmilch und 5% Rohrzucker ernährt. Kein Gedeihen, mangelnde Gewichtszunahme, sofort harte Stühle, häufiges Erbrechen, starke „Krämpfe", immer unruhig, preßt vor dem Stuhlgang. Mit 2 Monaten Ernährung des sehr langen, mageren, blassen Kindes mit Halbmilch und Mehl. Mit Rücksicht auf die Abstammung von sehr großen Eltern und die eigene große Körperlänge des Kindes mit Mengen, die den Durchschnitt stark überschritten, ernährt. Sehr bald wegen der Obstipation Steigerung des Mehl- und Zuckergehaltes. Die Erscheinungen blieben dieselben. Liebigsuppe, später KELLERS Malzsuppe, ohne jeden Erfolg. Obstipation und mangelhafte Gewichtszunahme blieben dauernd bestehen. Zulage von Suppe und Gemüse im 5. Monat änderten an dem Bilde gar nichts. Erst jetzt entschloß ich mich zur Ernährung mit Vollmilch, der Butter zugesetzt wurde. Wie mit einem Schlage waren alle unangenehmen Erscheinungen verschwunden. Rapide Gewichtszunahme, tadellose Stühle. Nach 1 Monat ist aus dem mageren, unruhigen, obstipierten Kinde ein draller, fester Säugling geworden.

Wir sehen also, daß in solchen Fällen nach außen hin das Bild des „Milchnährschadens" nach CZERNY-KELLER, der Milchdystrophie nach FINKELSTEIN entsteht, das entgegen allen Erwartungen durch die Ernährung mit fetthaltiger Nahrung in Heilung übergeht. Bei diesen Fällen spielt weder die von den ersteren Autoren angenommene einseitige Fetternährung noch die von FINKELSTEIN für die Ätiologie der Milchdystrophie aufgestellte These eines Mangels an Kohlehydraten irgendwie eine Rolle. Die Annahme eines konstitutionellen Momentes wird hier unabweislich.

Das erhellt auch aus Fällen, die, wie der folgende, bei Vollmilchernährung gut gedeihen, bei einem Versuch, Kohlehydrate in die Ernährung einzuführen, sofort mit dyspeptischen Erscheinungen reagieren.

H. E., ♂, 4200 g Geburtsgewicht, sehr kräftiges Kind, gedeiht zunächst bei Brust ausgezeichnet. Wegen Mastitis in der 4. Woche plötzlich abgesetzt, und zwar, ohne ärztlichen Rat einzuholen, auf Vollmilch. Im Alter von 3 Monaten sah ich das Kind, glänzend gedeihend, 7100 g schwer, ohne jede Zeichen irgendwelcher Konstitutionsanomalie, wegen einer leichten grippalen Affektion. Ein Versuch, die Milch zu reduzieren und $^2/_3$ Milch mit 4% Mehlzulage zu geben, wurde sofort mit Dyspepsie beantwortet, weswegen wieder zur Vollmilchernährung zurückgekehrt wurde, bei der das Kind weiter gut gedieh. Im Alter von 6 Monaten erfolgte auf die erste Suppenmahlzeit sofort wieder Durchfall und Gewichtssturz, so daß man wieder zur ursprünglichen Ernährung zurückkehren mußte. Selbst Griesbrei wurde im Alter von 7 Monaten nur mit ganz geringen Zusätzen des Kohlehydrats vertragen. Erst mit 9 Monaten konnte Suppe gegeben werden.

Hierher gehören auch alle jene Fälle, die bei ausschließlicher Ernährung mit Frauenmilch glänzend gedeihen und die bei dem ersten Versuch, Suppe zu geben, sofort dyspeptisch werden. Ich glaube, jeder Kinderarzt hat solche Fälle wiederholt erlebt und sie wahrscheinlich auf irgend einen äußerlichen Faktor, schlechte Zubereitung oder Verderbnis der verwendeten Materialien zurückgeführt. Wenn man aber solche Fälle weiter verfolgt, so sieht man, daß noch lange Zeit eine Intoleranz gegen Nahrungen besteht, in denen die Kohlehydrate dominieren, während diese Kinder bei allen fetthaltigen Ernährungen gut gedeihen.

Umgekehrt gibt es Kinder, die nur bei fettarmen und kohlehydratreichen Nahrungsgemischen gut gedeihen und sie auch benötigen. Hierher gehört vor allem ein großer Teil der „schlecht gedeihenden Brust-

kinder", die bei der fettreichen Brustmilch immer vermehrte, schlechte
Stühle haben, im Gewicht nicht vorwärts kommen, unruhig sind und
bei Zufütterung von sehr kohlehydratreichen Nahrungsgemischen (Buttermilch) glänzend gedeihen. Weiter gehören jene Kinder hierher, die
bei Eiweißmilch nur dann gedeihen, wenn relativ sehr große Mengen
von Kohlehydrat zugelegt werden. Schon FINKELSTEIN hat mit Recht
darauf aufmerksam gemacht, wie verschieden sich einzelne Kinder bei
Eiweißmilchernährung, die ja eine ausgezeichnete Folie zur Anstellung
von Vergleichen abgibt, verhalten. Die einen benötigen 3% Zucker,
um vorwärts zu kommen, bei den anderen muß man auf das doppelte
Quantum, ja selbst noch höher gehen, um Ansatz zu erzielen. Weiter
gehören hierher alle künstlich genährten Kinder, die selbst bei relativ
geringen Fettmengen, wenn nicht genügend Kohlehydrat gegeben wird,
den „Milchnährschaden" bekommen, und zwar nicht nur im strengeren
Sinne des Wortes mit Gewichtsstillstand, Blässe, Fettseifenstühlen,
sondern unter Umständen auch die dyspeptische Form der Milchdystrophie. Das sind also alles Kinder, die größere Mengen Fett nicht
vertragen, dagegen sehr gut große Mengen Kohlehydrat und dieselben
auch benötigen.

O. F., ♂, 6 Monate alt, zunächst an der Brust genährt, aber wegen unge-
nügenden Mengen zugefüttert. Nach 4 Monaten ausschließliche Ernährung mit
Halbmilch und Mehl, bei welcher Ernährung er sehr gut gedeiht. Im 5. Monat
Versuch, auf $^2/_3$ Milch zu gehen, der sofort mit Durchfällen beantwortet wird,
ein zweiter Versuch im 6. Monat fällt genau so aus. Suppe und Gemüse werden
anstandslos vertragen. Der ältere, jetzt 7jährige Bruder ißt und verträgt keinerlei Fett, weder Butter noch fettes Fleisch.

Die Beispiele aus dieser, nach meinen Erfahrungen wesentlich
größeren Gruppe von fettintoleranten, kohlehydratbedürftigen Kindern
ließen sich beliebig vermehren. Nur die Außerachtlassung dieses konstitutionellen Momentes in der Aufzucht von Säuglingen konnte dazu
führen, daß man Jahrzehnte hindurch bald den einen, bald den anderen
Bestandteil der Nahrung abwechselnd als den alleinig Schuldtragen-
den an den Ernährungsstörungen der Säuglinge betrachtete, und weiter
sind die so wechselnden Erfolge bei der einen oder anderen Heil-
nahrung nur dadurch zu erklären, daß man eben auf dieses konstitutionelle Moment keine Rücksicht nahm, besonders, da es sich bei
den exquisiten Heilnahrungen immer um differente Nahrungsgemische,
die in ihrem Fett- oder Kohlehydratgehalt sehr prononziert sind, handelt.
Der wechselnden Erfolge mit FINKELSTEINscher Eiweißmilch je nach
verschiedenem Zusatz von Kohlehydraten wurde oben schon gedacht.
Ich erinnere hier nur an die geradezu niederschmetternden Mißerfolge
mit dieser Nahrung nach der ersten Angabe dieses Autors, wo die
Notwendigkeit der Zugabe von mitunter sehr reichlichen Kohlehydrat-
mengen noch nicht erkannt war. Ich erinnere weiter an die bisweilen
so glänzenden Erfolge der Liebigsuppe oder der Kellerschen Malzsuppe, denen auf der anderen Seite bisweilen bedrohliche akute Störungen entgegenstehen. Und auch die CZERNY-KLEINSCHMIDTsche
Buttermehlschmelze teilt dasselbe Schicksal. Auf der einen Seite glän-

zende Erfolge, auf der anderen gänzliche Versager. Ebenso sind die Resultate bei der Ernährung mit den von PIRQUET angegebenen, sehr kohlehydratreichen Mischungen zu erklären. Da, wie gesagt, die Fälle von guter Kohlehydrattoleranz häufiger sind als diejenigen von guter Fettoleranz, so werden gewiß mit den von PIRQUET angegebenen Mischungen, die bis zu 17% Zucker enthalten, oft gute Resultate zu erzielen sein; ich habe aber bei dieser Ernährung mitunter verhängnisvolle Mißerfolge gesehen. Dieser konstitutionelle Faktor darf eben nicht übersehen werden, und jedes Schematisieren kann da unermeßlichen, manchmal nicht wieder gutzumachenden Schaden stiften.

Der einzige Autor, der auf diese Verhältnisse Rücksicht nahm und auch den Versuch machte, dafür eine nachweisbare Grundlage zu schaffen, war NIEMANN, auf dessen Arbeit über „Die alimentäre Glykämie des Säuglings" hier nachdrücklich hingewiesen sei. NIEMANN unterscheidet zwei Gruppen von Säuglingen, die sich in Bezug auf alimentäre Glykämie verschieden verhalten: 1. solche, die auf Zufuhr von Kohlehydrat eine hohe alimentäre Glykämie mit Werten von über 0,120 bekommen, und 2. solche, bei denen die Kohlehydratzufuhr nur alimentäre Glykämiewerte erzeugt, die wesentlich darunter liegen. Bei weiterer Beobachtung dieser beiden Gruppen von Säuglingen stellt sich heraus, daß sie auch in ihrer Reaktion auf die Energiespender in der Nahrung (Kohlehydrat und Fett) verschieden reagieren. Die erste Gruppe, bei der die alimentäre Glykämie nach Zufuhr von Kohlehydraten hohe Werte erreicht, gedeiht auch bei Kohlehydraten gut, d. h. bei den üblichen Milchmischungen mit zwei Kohlehydraten, Mehl und Zucker, dagegen verhalten sie sich dem Fett gegenüber refraktär. Die zweite Gruppe mit niedriger alimentärer Glykämie zeigt ein wesentlich anderes Verhalten. Sie gedeihen bei einer mit Fett angereicherten Nahrung sehr gut, dagegen sind sie mit ein oder zwei Kohlehydraten, wenn Fett in der Nahrung fehlt, nicht weiter zu bringen. Wir haben also in Kindern mit hochgradiger alimentärer Glykämie solche zu sehen, die viel Kohlehydrat brauchen und es gut verwerten, in denen mit niedriger alimentärer Glykämie jedoch solche, bei denen das Gegenteil der Fall ist und die Darbietung von Fett an Stelle von Kohlehydraten den besseren Ernährungsmodus darstellt. „Der normale Säugling wird, das lehrt uns ja auch die Praxis, beide Arten von Energiespendern vertragen und gut verwerten. Nur bei dem schwieriger zu ernährenden Säuglingsmaterial, wie wir es zumeist in den Kliniken sehen" ... ist die Entscheidung schwierig und praktisch sehr wichtig. Von welch großer praktischer Wichtigkeit die Kenntnis dieser Dinge ist, geht aus folgenden Sätzen NIEMANNs hervor: „Uns ist dieses zu wissen wichtig: Nährt man Säuglinge kohlehydratreich oder gibt man ihnen zwei Kohlehydrate als Testnahrung, so muß man auf zwei verschiedene Arten der Reaktion gefaßt sein. Die einen gedeihen gut dabei; bei ihnen kommt es zu einer hohen alimentären Glykämie. Das sind dieselben Kinder, bei denen, wie ich an anderer Stelle gezeigt habe (Jahrb. f. Kinderheilk. 82), eine geringe Dosis von Zucker sogleich eine intensive Harnretention bewirkt. Bei diesen Kindern gelangt der Zucker offenbar sehr schnell in die Zirkulation und entfaltet seine Wirkung im intermediären Stoffwechsel. Jedenfalls ist dieses Verhalten des Kohlehydrats im Stoffwechsel die Vorbedingung für ein gutes Gedeihen mit kohlehydratreichen Mischungen, das ja dann auch bei solchen Kindern gewöhnlich erzielt wird.

Eine andere Gruppe von Säuglingen aber bleibt bei einer niedrigen alimentären Glykämie, auch wenn Kohlehydrate angeboten werden. Bei diesen kann mit einer kohlehydratreichen Nahrung dann auch kein Gedeihen erzielt werden. Das ist für die Frage der künstlichen Säuglingsernährung von größter Wichtigkeit. Solchen Kindern muß Fett, im schlimmsten Falle Frauenmilch, angeboten werden. Es scheint mir nicht richtig, diesen Kindern allein das Prädikat ‚normal‘ zu verleihen. Ob sie oder die anderen Kinder in der Mehrzahl sind, ist ungewiß und müßte durch Untersuchungen an einem sehr großen Material festgestellt werden.“

Worauf die verschiedene Wirkung des Kohlehydrats beruht, ist ungewiß. Niemann erwägt die Möglichkeit, daß die Kohlehydrate sich schon im Darmkanal verschieden verhalten, sowohl durch verschiedene Resorption als durch verschiedene Grade der Vergärung. Dadurch könnte der eine Säugling das angebotene Kohlehydrat in Form von Zucker, der andere in Form von Säure resorbieren. Oder es könnte die erhöhte alimentäre Glykämie nur eine scheinbare sein, vorgetäuscht durch einen durch die Verdauung bewirkten vermehrten Zustrom von Flüssigkeit in den Darm und eine dadurch hervorgerufene vorübergehende Konzentrationssteigerung im Blut.

Natürlich ist das Hilfsmittel der erhöhten alimentären Glykämie nur in der Klinik anwendbar. In der Praxis wird man schon in der Anamnese Anhaltspunkte für das so verschiedene Verhalten der Säuglinge finden.

Ich möchte diesen Antagonismus zwischen Fett und Kohlehydrat noch schärfer betonen und meinen, daß diese tiefgreifenden Unterschiede im Verhalten der Säuglinge fett- und kohlehydratreichen Nahrungsgemischen gegenüber nichts anderes sind als der Ausdruck einer in der Anlage begründeten Verschiedenheit in der Körperzusammensetzung solcher Kinder. Im „Ring der Konstitution“ ist das eine Mal das Fett, das andere Mal das Kohlehydrat stärker oder schwächer vertreten. Handelt es sich um quantitativen oder qualitativen Defekt im Fettbestand, so werden solche Säuglinge bei fettreichen Nahrungen gut gedeihen, sie werden Fett benötigen. Besteht der Defekt im Kohlehydratbestand, so brauchen sie Kohlehydrat und vertragen es dementsprechend gut. Daß wir diese Defekte von außen nicht erkennen können, hat schon NIEMANN hervorgehoben, aber die Ernährung ist uns das Testobjekt für die Konstitution. Die Gegenüberstellung des „Rings der Konstitution“ und des „Rings der Ernährung“ erweist sich auch hier als notwendig und erfolgversprechend.

Gehen wir in dieser Betrachtung noch einen Schritt weiter, so wird uns das Entstehen gewisser Formen von Ernährungsstörungen in dem einen, das Ausbleiben derselben bei gleicher Ernährung im anderen Falle klar. Der Säugling mit konstitutionellem Defekt an Fett wird bei fettreicher Nahrung gut gedeihen, der „normale" wird bei einseitiger Fetternährung einen „Milchnährschaden" akquirieren. Eine Hydrolabilität dafür verantwortlich zu machen, wie FINKELSTEIN meint, ist nicht notwendig. Umgekehrt wird der Säugling mit konstitutionellem Defekt an Kohlehydrat bei kohlehydratreicher Nahrung gut gedeihen, ja sogar bei einseitiger Kohlehydratnahrung mit vollständigem oder nahezu vollständigem Ausschluß von Milch, wie alle jene Fälle von Mehlkindern beweisen, die wochen- und monatelang einseitig mit Mehlkost ernährt werden, ohne einen „Mehlnährschaden" zu bekommen. CZERNY sagte immer in seinen Vorlesungen, daß aus der falschen Ernährung noch lange nicht der „Nährschaden" folge. Erst wenn diese Ernährung zu lange fortgesetzt werde oder wenn sich andere Defekte, hauptsächlich an Eiweiß und Salzen, bemerkbar machen, dann resultieren die verschiedenen Formen des Mehlnährschadens, je nach Beteiligung noch eines oder mehrerer Sektoren des „Ringes" (hydrämische und atrophische Form).   .

An dieser Stelle möge kurz die hypertonische Form des Mehlnährschadens ihre Besprechung finden. Ich habe seinerzeit nachgewiesen, daß sowohl die hydropische wie die hypertonische Form des Mehlnährschadens mit einer erheblichen Erhöhung des Blutwassergehaltes einhergeht, und daß, da ja ein Teil der Fälle bei einem erheblichen Defizit an Salzen ernährt wird, bzw. seine Ernährungsstörung akquiriert, diese Erhöhung des Wassergehaltes auf Quellungsvorgänge zurückzuführen ist, Quellungsvorgänge, die in der Haut bzw. im Unterhautzellgewebe zur hydropischen, in der Muskulatur zur hypertonischen Form führen. Denn wir wissen aus den Untersuchungen von BISCHOFF und VOIT, sowie aus den Experimenten WEIGERTS, daß einseitige Ernährung mit Kohlehydraten zur Wasseranreicherung des Organismus führt. Die letzteren Versuche werden ja allgemein für die Herabsetzung der Immunität durch die Wasseranreicherung des „Nährbodens" verantworllich gemacht. Weiter wissen wir aus den Versuchen von ENGELS, daß das „Depotwasser" sich hauptsächlich in Muskeln und Haut vorfindet. Eine gewisse Unabhängigkeit dieser Wasseraufnahme von der Salzaufnahme zeigen die Untersuchungen von HAUBERISSER und SCHÖNFELD, sowie ein Befund von TOBLER an einer Kindesleiche bei Mehlnährschaden. Jedenfalls ist für den Mehlnährschaden mit CZERNY-KELLER ein Vielfaches an pathogenetischen Momenten anzunehmen, Armut an Eiweiß, an Fett, an Salzen und erhöhte Quellung durch Aufnahme an Kohlehydraten.

Es muß aber jedenfalls angenommen werden, daß diesen exogenen Defekten im „Ring der Ernährung" auch Defekte im „Ring der Konstitution" entsprechen. Sonst ließe es sich nicht erklären, daß durchaus nicht alle Kinder, welche einseitig mit Mehl ernährt werden, Mehlnährschaden bekommen, ja daß sogar solche Kinder mitunter recht gut gedeihen. Wie oben schon erwähnt, wird es sich hauptsächlich also um konstitutionelle Defekte an einem dieser vier Bestandteile handeln, und je nachdem, ob der eine oder andere Defekt überwiegt, werden wir bald die hydropische (Salz), bald die hypertonische (Kohlehydrate), bald die atrophische Form (Eiweiß, Fett) finden. Nur bei der hypertonischen Form des Mehlnährschadens scheint noch ein zweites Moment wirksam zu sein. HEIM hat 1914 zuerst von hypertonischer Konstitution gesprochen, ein Begriff, der später von E. KLOSE übernommen wurde. Wir haben schon oben gesehen, daß Hypertonie ja auch bei Brustkindern vorkommt, jenen Kindern, welche „von Geburt an einen auffallend erhöhten Tonus zeigen, der sich im Laufe der Entwicklung immer mehr zu pathologischen Werten steigert und deren Steifigkeit und enorme Muskelentwicklung selbst dem Laien auffällt. Bei diesen Kindern fehlen die Zeichen einer schweren Ernährungsstörung oder andersartiger Erkrankung völlig. Nur zeigen sie die Neigung zu verlangsamter Entwicklung, sie nehmen Wochen und Monate selbst an der Brust nicht an Körpergewicht zu, trotzdem sich andere Störungen und Veränderungen im Verdauungs- und Stoffwechsel klinisch nicht nachweisen lassen." Es scheint also, daß bei Entstehung der Hypertonie neben chemischen oder physikalisch-chemischen Vorgängen auch solche in der Anlage des Muskels oder des Nervensystems begründete Veränderungen sich abspielen, und die bei einseitiger Fütterung mit Kohlehydraten neben den die Quellung im Muskel begünstigenden Faktoren eine Rolle spielen und dieselben verstärken und eben deswegen Veranlassung geben zur Entstehung der schweren Formen des hypertonischen Mehlnährschadens. Die Kreatininausscheidung im Harn ist mehr eine Funktion der Muskelmasse als des Spannungszustandes (SCHIFF und BÀLINT).

β) Die Erythrodermia desquamativa (LEINER).

Die Einreihung und Besprechung dieses Krankheitsbildes an dieser Stelle mag vielleicht befremdend erscheinen; aber seine Beziehungen zu konstitutionellen Störungen und zu bestimmten Faktoren der Ernährung rechtfertigen dieses Vorgehen. Die Auffassung dieses Krankheitsbildes als reiner Dermatose, ursprünglich schon von LEINER nicht als solche angenommen, aber von späteren Beobachtern gelegentlich geäußert, läßt sich wohl nicht mehr aufrecht erhalten. Auch die Beziehungen zur exsudativen Diathese werden heute allgemein geleugnet, sei es in der Fassung MOROS als seborrhoisches Ekzem ex intertrigine, sei es ganz allgemein als eine Form des exsudativen Ekzems (WITTMANN). Hat sich doch in vielen Beobachtungen nachweisen lassen, daß Kinder, welche Erythrodermie überstanden haben, später niemals wieder Zeichen von exsudativer Diathese zu haben brauchen (STRANSKY und WEBER). Wenn das der Fall sei, so handle es sich um zufälliges Zusammentreffen (OCHSENIUS).

Wenn man der Ätiologie dieses Krankheitsbildes näher kommen will, muß man meines Erachtens nicht die Haut- sondern die Darmerscheinungen in den Vordergrund der Betrachtung rücken. Hat ja schon LEINER in seiner ersten Beschreibung hervorgehoben, daß die Magen-Darmerscheinungen im Krankheitsbild der Erythrodermie niemals fehlen, ja daß sie dem Ausbruch der Hauterscheinungen vorausgehen. „Die in keinem Falle fehlende Darmstörung gibt uns einen Fingerzeig ab, daß in den Störungen des Darmtraktes die Ursache für die Hauterkrankung gelegen ist. Hierfür scheint schon der Umstand zu sprechen, daß bei den meisten Fällen bereits vor dem Ausbruch der Hauterkrankung Darmsymptome vorhanden sind, gewissermaßen die Erkrankung einleiten, und daß sie während des ganzen Verlaufes derselben anhalten, ja daß eine Zunahme der Darmstörungen auch eine Verschlechterung der Hauterkrankung zur Folge zu haben scheint." Dementsprechend faßt LEINER die Hauterkrankung als autotoxisches Erythem auf. So einfach scheinen aber die Verhältnisse nicht zu liegen. Daß die Hauterscheinungen von der Ernährung und den Erscheinungen im Magen-Darmkanal abhängig sind, dafür spricht auch schon der Umstand, daß die Erkrankung fast ausschließlich bei Brustkindern beobachtet wird, und daß nach übereinstimmenden Erfahrungen zur Ausheilung der Erkrankung Zufütterung von künstlicher Nahrung, mitunter sogar vollständige Ablaktation unbedingt erforderlich ist. Diesen Auffassungen entsprechend wäre es am Nächstliegenden gewesen, in rein exogenen Mängeln der Nahrung die Ursache für die Krankheit zu suchen, vielleicht begünstigt durch eine besondere Beschaffenheit der Haut, wie es seinerzeit STOLTE annahm, der beobachtete, daß Kinder mit besonders reichlicher Vernix caseosa später eine besondere Prädisposition der Haut für die Erkrankung an Erythrodermie aufweisen. Unseres Wissens ist aber diese Beobachtung noch nicht bestätigt. Daß möglicherweise ein Mangel an Vitaminen vorliege, nahm neuestens NOBEL an, doch bedürfen seine Befunde der Ausheilung der Erythrodermie nach Zulage von vitaminreicher Kost noch der Bestätigung.

Es ist vielleicht kein Zufall, daß sich, wenigstens hier in Wien, die Erythrodermie-Fälle besonders in den ersten Jahren nach dem Umsturz, zu den Zeiten schlechtester Ernährung, besonders häuften. Sämtliche Kollegen hier bestätigten mir die Erfahrung, daß sie niemals vor oder nachher so viele einschlägige Fälle gesehen hätten, wie in den Jahren 1919—1921. Da ich in dieser Zeit gerade meine Beobachtungen über Hypogalaktie und deren Wirkung auf den Säugling anstellte, benützte ich, damals auch ausgehend von der Meinung, daß es sich bei der Erythrodermie vielleicht um qualitative Mängel der

	Trocken-substanz	Wasser	Stickstoff	Eiweiß	Zucker	Fett	Kalorien
1	11.94	88.06	0.283	1.8027	2.794	2.9	455
2	15.413	84.587	0.304	1.9365	5.611	3.15	597
3	11.566	88.434	0.154	0.9810	6.641	2.8	566
4	14.438	85.562	0.371	2.3633	7.718	5.83	948
5	13.846	86.154	0.406	2.586	5.455	4.0	696
6	12.283	87.717	0.255	1,623	5.565	3.2	587

Frauenmilch handeln könnte, die Gelegenheit, eine Anzahl von solchen Frauenmilchen zu untersuchen. (Über die Methodik dieser Untersuchungen vgl. meine Arbeiten über Hypogalaktie.) Ich gebe im folgenden eine kurze tabellarische Übersicht über die Frauenmilch-Analysen bei 6 Fällen von Erythrodermie.

Wenn wir von Fall 4 absehen, der weitaus übernormalen Gehalt an Brennstoff hat, und von Fall 5, der ungefähr der Norm entspricht, zeigen die übrigen vier Fälle doch weitgehende Defekte an einzelnen Bestandteilen der Frauenmilch. Die Differenzen in den einzelnen Bestandteilen sind aber nicht so regelmäßig wie bei den von mir beschriebenen Fällen von Hypogalaktie, wo sich die Differenzen mit großer Regelmäßigkeit auf den Zuckergehalt und nur in geringerem Maße auf den Fettgehalt erstreckten, während der Eiweißgehalt fast immer normal war. Bei diesen Erythrodermiefällen sieht man bald ein Minus an Zucker, bald ein solches an Fett, bald eines an Eiweiß oder auch in verschiedenen Kombinationen. Jedenfalls zeigen vier von den sechs Fällen Kalorienwerte unter 600 pro Liter und erinnern dementsprechend stark an jene Fälle konstitutioneller Störungen bei Brustkindern, von denen FINKELSTEIN behauptet, daß „irgendwie die Inanition im Spiele sein" müsse, jene Brustkinder, die wie alle Kinder, welche an Erythrodermie leiden, nicht zunehmen, häufig schlechte Stühle haben, habituell erbrechen, ewig unruhig und von Koliken geplagt sind und die, wenn man entweder durch Zwang die Aufnahme eines größeren Quantums von Frauenmilch herbeiführt oder wenn man sie mit künstlicher Nahrung zufüttert, von diesen Erscheinungen befreit werden und dann zunehmen.

Nun läßt sich aber mit diesem exogenen Faktor allein die Entstehung der Erythrodermie nicht erklären, denn diesen Mangel in der Zusammensetzung der Frauenmilch hatten unzählige Säuglinge zu erdulden, ohne an Erythrodermie zu erkranken. Daß ein konstitutioneller Faktor mit im Spiele ist, beweist schon die Ähnlichkeit der Magen-Darmstörungen bei Erythrodermie mit jenen Magen-Darmstörungen der Brustkinder, die als ausgesprochen auf konstitutioneller Basis entstanden bekannt sind. Dafür spricht aber auch, daß gerade diese letzteren Brustkinder außerordentlich häufig neben ihren Magen-Darmstörungen Dermatosen vom Typus des intertriginösen und seborrhoischen Ekzems haben, die vielleicht nur rudimentäre oder Übergangsformen zur vollausgebildeten Erythrodermie darstellen. Für die Mitwirkung eines konstitutionellen Faktors spricht weiter, daß, wie ELIASBERG an einem größeren Material beobachten konnte, diese Erythrodermie-Kinder auch zahlreiche andere konstitutionelle Abweichungen darbieten. Von 25 untersuchten Kindern zeigten vier schon im Alter von 4 Monaten eine ausgedehnte Kraniotabes, sechs wiesen dauernde Zeichen nervöser Übererregbarkeit auf, zwei litten an häufigen Katarrhen der oberen Luftwege und zwei an Intertrigo, schließlich hatten 17 eine hydropische Konstitution mit Neigung zu Ödem und eine echte Anämie, welche die Erkrankung überdauerte und dann ausheilte. Die Autorin faßt daher alle diese Erscheinungen als Ausdruck koordinierter, aber zusammengehöriger Symptome einer angeborenen konstitutionellen Minderwertigkeit auf. Weiter ist für das Bestehen eines konstitutionellen Faktors ins Treffen zu führen, daß die Erkrankung ausgesprochen familiär auftritt. Schon LEINER erwähnte dieses Vorkommnis, HACKEL beschreibt Erythrodermien, die tödlichen Verlauf nahmen, bei Zwillingen, und ich verfüge über drei Beobachtungen von Erythrodermie bei Geschwistern.

Wir werden also neben einem exogenen Defekt im „Ring der Ernährung" noch einen Defekt im „Ring der Konstitution" anzunehmen haben, der uns die Entstehung dieses sonderbaren Krankheitsbildes erklären kann, und je nachdem, in welchem quantitativen Verhältnis die beiden (endogenen und exogenen) Störungen zueinander stehen, ob sie sich teilweise kompensieren oder verstärken, werden wir anzunehmen haben, daß entweder nur leichte Übergangsformen oder das voll entwickelte, schwere, oft tödlich endigende Krankheitsbild entsteht. Haben wir aus den oben wiedergegebenen Analysen der Frauenmilch schon wenig exakte Anhaltspunkte dafür gewonnen, ob sich der exogene Defekt nur auf einen oder auf mehrere Bestandteile der Frauenmilch erstreckt, so können wir natürlich über den konstitutionellen Defekt gar nichts aussagen. Aber es ist vielleicht gestattet, aus den Resultaten der Zufütterung bestimmter Nahrung einige Schlüsse auf die Art der konstitutionellen Störung zu schließen. Von allen Beobachtern wird übereinstimmend angegeben, daß Zufütterung von Kuhmilch zur Brust unbedingt nötig ist, um die Erythrodermie zur Ausheilung zu bringen. Ja, ich verfüge über eine dramatische Beobachtung, wo ich ein solches Kind mit schwerer Erythrodermie von der Brust brüsk auf Kuhmilch-Mehlmischung absetzte, nach 2 Tagen aber mich durch das Drängen der Mutter, die sehr bedauerte, das Kind nicht mehr stillen zu können, verleiten ließ, das Kind, dem es bei Kuhmilch sichtlich besser ging, neuerdings wieder anzulegen, in der Absicht, nun Zwiemilchernährung durchzuführen, und das nach der zweiten Brustmahlzeit plötzlich starb. Daß das Nervensystem auch bei den leichteren Fällen irgendwie beteiligt sein muß, scheint schon aus der großen Unruhe leichter erkrankter Kinder, aus der Hypermotilität und Hypersekretion des Darmes hervorzugehen, ähnlich wie wir das ja von den konstitutionellen Ernährungsstörungen der Brustkinder ohne Erythrodermie annehmen. Daß aber neben diesem konstitutionellem Defekt noch ein bestimmter chemischer Defekt vorhanden sein müsse, möchte ich mit aller Vorsicht aus den folgenden, immer wieder gemachten Beobachtungen erschließen. Es ist mir aufgefallen, daß die Kinder mit Erythrodermie sehr frühzeitig, schon im Alter von 4—6 Wochen, Mehlnahrung nicht nur gut vertragen, sondern gierig danach verlangen, unwahrscheinlich große Mengen davon trinken und dabei glänzend gedeihen, während die Hauterscheinungen gerade bei Mehlnahrung besonders rasch abheilen. Erinnern wir uns hier an jene anderen konstitutionellen Störungen bei Brustkindern, die erst bei starker Steigerung der Trinkmengen, bei Erhöhung des Energiequotienten auf weit über 100, manchmal bis 200 zu gedeihen anfangen, von denen wir ebenfalls annehmen, daß es sich bei ihnen irgendwie um eine Inanition an irgendeinem Baustein der Ernährung handeln müsse, der erst bei Verabreichung großer Nahrungsmengen voll gedeckt ist, so liegt ein entsprechender Analogieschluß für die Kinder mit Erythrodermie sehr nahe. Der konstitutionelle Defekt müßte eben hier im Sektor „Kohlehydrate" des „Ringes der Konstitution" liegen, wobei aber auch dem Einflusse des Nervensystems und vielleicht auch Defekten an anderen Bausteinen ein Platz eingeräumt werden müßte.

d) Die Rachitis.

$$\left[\text{Salze}\left(\text{Quotient } \frac{Ca}{P}\right), \text{ Vitamine, Innere Secretion, Nervensystem.}\right]$$

Die älteren Theorien über die Entstehung der Rachitis seien hier als bekannt vorausgesetzt. Auf ihre Wiedergabe kann um so eher verzichtet werden, als sie in neuer Gewandung wieder auferstanden sind und gerade in den letzten Jahren hauptsächlich an Hand tierexperimentellen Materials den Einflüssen von Ernährung und äußeren Umweltfaktoren ein dominierender Einfluß bei der Entstehung der „Krankheit" Rachitis eingeräumt wurde. Besonders die Unsumme von Arbeiten, die hauptsächlich in Amerika und England in den letzten Jahren an Hekatomben von Tieren und mit dem Aufgebot des ganzen Rüstzeugs moderner Laboratoriumsmethoden dieser Frage gewidmet wurden, muß den Neid und die Bewunderung jedes verarmten Mitteleuropäers erwecken, für den die Anschaffung und Erhaltung schon eines Versuchshundes beinahe ein Problem bedeutet. Leider sagen uns aber die mit so unendlicher Mühe erreichten Arbeitsresultate, die meist im Tierexperiment erhoben wurden und daher lediglich zur Lösung konditioneller Fragen, in diesem Falle also zur Aufklärung jener Momente dienen, welche bei gegebener Veranlagung die rachitische Knochenerkrankung auszulösen imstande sind, für das Problem, welches uns hier interessiert, nicht viel aus, besonders da, wie es allen neueren Anschauungen entspricht, auch die auslösenden Faktoren der Rachitis nicht einheitlicher, sondern komplexer Natur sind. Wir wollen aber wenigstens in aller Kürze auf diese neueren Forschungsergebnisse eingehen, da sie uns vielleicht gewisse Rückschlüsse auch auf die konstitutionellen Defekte bei der Rachitis zu schließen in die Lage versetzen.

In erster Linie war es ja bekanntlich der Kalkstoffwechsel, bzw. seine Veränderungen, welchen man für die Entstehung der Rachitis verantwortlich machte. Und je nach der Arbeitsmethode wird die eine oder andere Abweichung vom Normalen in den Vordergrund gerückt. Als sicher dürfen wir annehmen, daß bei Rachitis negative Kalkbilanzen bestehen (Schabad und Mitarbeiter, Schloss und Mitarbeiter), die durch Lebertran allein entweder nur wenig oder gar nicht, im Verein mit Ca oder mit Ca + P oder mit eiweißhaltigen Substanzen gebessert werden können, ebenso durch parenteral eingeführten Kalk, wenn er nicht in jonisierter Form gegeben wird, sondern als

glyzerinphosphorsaures Salz (GROSSER). Weiter wissen wir, daß diese
negativen Kalkbilanzen den eigentlich klinischen Erscheinungen vorausgehen (ORGLER, BIRK und ORGLER, C. MEYER). Die von DIBBELT
in zahlreichen klinischen und experimentellen Arbeiten versuchte Be-
weisführung, daß Rachitis durch kalkarme Fütterung entstehe, hat sich
nicht aufrecht erhalten lassen. Auch die etwas paradoxe Annahme von
ETIENNE, daß durch lange fortgesetzte Darreichung größerer Dosen
von $CaCl_2$ mit und ohne Adrenalin nach anfänglicher Kalkanreiche-
rung eine Kalkverarmung entstehe, die zu osteomalacieähnlichen Verbiegungen der Knochen führt, hat keine Bestätigung gefunden. FIND-
LAY, PATON und SHARPE haben nachgewiesen, daß durch Fütterung mit
Ca-armer Nahrung wohl rachitische Veränderungen am Knochen entstehen, die aber von der Art der Osteoporose und nicht wahre Rachitis sind. Bei diesen experimentellen Erscheinungen verarmen nur
die Knochen, aber nicht die anderen Gewebe an Ca, der Gehalt des
Blutes an letzterem bleibt normal. Aber schon KASSOWITZ wußte,
daß es nicht auf den Kalkgehalt des Skelettes allein ankommt und
eine ganze Reihe von Organanalysen bestätigen diese Ansicht und
damit auch das. Wesen der Rachitis nicht als isolierte Skeletterkran-
kung. ASCHENHEIM und KAUMHEIMER fanden verminderten Ca-Gehalt
in der Muskulatur von Rachitikern, also eine Koordination der Stoffwechselstörung im Knochen, was später von GUTSTEIN durch histologische Untersuchungen bestätigt wurde. PROVINCIALI fand auch in
den Eingeweiden Rachitischer, wenn auch mit großen Schwankungen
niedrigeren Kalkgehalt als in denjenigen Normaler, POLLINI fand den
Kalkgehalt eines Rachitikergehirns besonders niedrig. Für den Nachweis eines verminderten Kalkgehaltes im Blut standen anfänglich nicht
die genügenden Methoden zu Verfügung (über Methoden der Kalk-
bestimmung vergleiche R. MAYER), so daß die meisten Untersuchungen
sehr an Wert verlieren (vgl. Kapitel Spasmophilie). Ein definitives
Urteil hierüber haben erst die Untersuchungen von HOWLAND und
MARIOTT gebracht, die mit einwandfreier Methodik nachwiesen, daß
in der Norm auf 100 ccm Serum 10—11 mg Ca kommen, daß bei
Rachitikern der Serumkalkwert wohl etwas herabgesetzt ist, aber nie
unter 9 mg sinkt, so daß die Rachitis sicher nicht mit dem verminderten Ca-Gehalt des Blutes zusammenhängt. Diese Zahlen wurden
später von HOWLAND und KRAMER, sowie von GYÖRGY und KNESCHKE
vollauf bestätigt. Aber schon SCHABAD schloß aus seinen zahlreichen
Stoffwechselversuchen, daß das Negativwerden der Kalkbilanzen bei
der Rachitis nicht den primären Prozeß darstellt, sondern die Phos-
phorverminderung, eine Ansicht, die heute wohl als gesichert angenommen werden kann und der entsprechend wir auch in den von den
eben genannten Autoren gemachten Untersuchungen bedeutend reduzierte Phosphorwerte im Serum finden.

Daß es dabei nicht auf phosphorarme Ernährung allein ankommt,
hat schon SCHMORL gezeigt, denn diese Veränderungen sind nicht mit
Rachitis zu verwechseln, da die Vaskularisation der Wucherungszone,
periostale Auflagerungen und kalklose Säume nicht nachgewiesen wer-

den konnten. Die Veränderungen ähneln vielmehr der Barlowschen Krankheit. Diese Befunde wurden später von MASSLOW bestätigt. In den letzten Jahren wurde in zahlreichen Arbeiten hauptsächlich amerikanischer Autoren gezeigt, daß zur Erzeugung von experimenteller Rachitis (hauptsächlich waren Ratten die Versuchstiere) vor allem Phosphormangel, zu niedriges Ca-Angebot, Fehlen des fettlöslichen A-Faktors notwendig sind. Ich nenne hier nur die Namen MC. COLLUM, SIMMONDS, SHIPLEY, PARK, KINNEY, SHARPE, PARSONS, ZUCKER, PAPPENHEIMER, MC. CLENDON, BECKER, BAUGUESS, BARNETT, GUTMAN, KNEELAND, MC. CANN, SHERMAN, KORENCHEVSKY, die in ungezählten Tierversuchen jene Nahrungen und Nahrungsmischungen feststellten, durch welche Rachitis zu erzeugen ist, den Austausch einzelner Bestandteile der Nahrung in ihrem Einfluß auf das Entstehen von experimenteller Rachitis studierten und die Bedingungen angaben, unter welchen Besserung oder Heilung des Krankheitsbildes zu erzielen ist. Während von den meisten genannten Autoren alle rachitiserzeugenden Faktoren in ihrem gegenseitigen Abhängigkeitsverhältnisse voneinander betrachtet wurden, hat lediglich D. N. PATON den Phosphorstoffwechsel in den Vordergrund seiner Betrachtungen geschoben und in Analogie zu gewissen Erscheinungen im Tierreich (Krabbe, Hühnerembryo, Lachs) geschlossen, daß Kalk und Phosphate unabhängig voneinander im Blute kreisen und daß bei der Entstehung der Rachitis ein erniedrigtes Phosphatangebot eine Rolle spielen müsse. Als Ort der Stoffwechselstörung nimmt er die Leber an, eine Hypothese, die scheinbar von SHARPE gestützt werden konnte. Doch erweist sich hier Nachprüfung dringend erforderlich.

Das wesentliche Ergebnis aller dieser Untersuchungen scheint mir in einer der letzten Arbeiten von SHIPLEY, PARK, MC. COLLUM und SIMMONDS zusammengefaßt zu sein[1]). Durch bestimmte Futterarten lassen sich bei Ratten Skelettveränderungen erzeugen, welche der menschlichen Rachitis ähnlich sind, und zwar sind diese Futterarten in ihren organischen Bestandteilen einander sehr ähnlich. Es fehlen ihnen die im Lebertran enthaltenen Wirkungsfaktoren und sie unterscheiden sich durch ihren Mineralgehalt voneinander. Diese Rachitis der Ratten entsteht entweder durch Phosphatverminderung bei reichlicher oder überschießender Kalkzufuhr oder bei Kalkverminderung bei ausreichender Phosphatzufuhr. In Anlehnung an die Serumbefunde von HOWLAND und KRAMER, KRAMER, TISDALL und HOWLAND, wo bei Rachitis niedriger Phosphatgehalt bei fast normalem Kalkgehalt, bei Tetanie niedriger Kalkgehalt mit hohem Phosphatgehalt gefunden wurde, schließen die Verfasser auf die Einwirkung zweier verschiedener Stoffwechselstörungen auf das Skelett, und zwar messen sie dem Verhältnis $\dfrac{\text{Kalk}}{\text{Phosphat}}$ eine entscheidende Bedeutung für das Zustandekommen einer normalen Kalkeinlagerung bei. Demgemäß gebrauchen

---

[1]) Interessenten finden die einschlägige Literatur unter einem der hier zitierten Namen im Literaturverzeichnis.

sie direkt den Ausdruck „Phosphatverminderungsform" und „Kalkverminderungsform" der Rachitis. Besonders bei der letzteren Form könne Tetanie auftreten, doch komme sie auch bei der ersteren Form vor. Auch die sekundäre Anämie bei Rachitis soll zur Kalkverminderungsform gehören.

Daß aber große Verschiedenheiten in den Versuchsergebnissen bestehen und damit ein Fingerzeig auf das eigentliche Wesen der Rachitis mit diesen scheinbar ganz exakten Fütterungsversuchen gegeben ist, geht aus Arbeiten zum Teil derselben Autoren und auch anderer hervor. In einer Arbeit von Mc. Collum, Simmonds, Kinney, Shipley und Park z. B. wurden Tiere mit einem Futter genährt, das nur wenig unter dem Optimum von Ca und P zurückblieb. Aber nur ein Teil der Tiere erkrankte schwer an Rachitis, ein anderer Teil nur ganz leicht, und zwar mit Knochenveränderungen, die mehr den Charakter der Osteoporose aufwiesen, während in den schweren Fällen die Diagnose auf Rachitis sichergestellt war. In einer anderen Arbeit von Shipley, Park, Mc. Collum und Simmonds wurden Ratten bei einer Kost gehalten, die arm an P, A-Faktor und an hochwertigem Eiweiß war. Von diesen Tieren erkrankten 13 an typischer menschlicher Rachitis, 9 an typischer Osteoporose, 27 zeigten Veränderungen bald des einen, bald des anderen Typus. Die Autoren führen die Verschiedenheit der Versuchsresultate darauf zurück, daß ein Teil der Nahrungsstoffe während der Versuche mehrmals neu bezogen werden mußte. Ähnliches erlebten Osborne und Mendel und Hopkins. Alle diese Beobachtungen weisen meines Erachtens zwingend darauf hin, daß es sich hier weniger um Verschiedenheiten in der dargereichten, Rachitis erzeugenden oder, sagen wir gleich besser, auslösenden Nahrung, als vielmehr um konstitutionelle Unterschiede bei den verwendeten Versuchstieren gehandelt habe.

Ähnliches sehen wir bei den Vitaminen. Funk, der Begründer der Vitaminlehre, hat die Rachitis als reine Avitaminose aufgefaßt. Aber schon Mellanby, der sich ja ebenfalls für die Auffassung der Rachitis als Avitaminose einsetzte, hat erkannt, daß auch andere Einflüsse sich dabei geltend machen (Domestikation) und hat in seinen ausgedehnten Versuchen an nahezu 400 Hunden(!) darauf hingewiesen, wie verschieden sich einzelne Tiere gleicher Nahrung gegenüber verhalten. Daß er das antirachitische Vitamin mit dem A-Faktor nicht für identisch hält, tut hier nichts zur Sache. Der Mellanbyschen Auffassung haben sich im wesentlichen Drummond und Coward, Davidson, Cramer, Drew und Mottram, Cozzolino, Hamburger und Stransky und Mc. Carrison angeschlossen, letzterer allerdings schon mit einem bedeutungsvollen Hinweis darauf, daß sich auch im Vitaminbedarf individuelle Unterschiede je nach Geschlecht, Alter, Art usw. bemerkbar machen. Eine glatte Ablehnung erfuhr die Vitamintheorie der Rachitis nur durch Elliot, Crichton und Orr, durch Hess, Mc. Cann und Pappenheimer, durch Zilva, Golding und Drummond und durch C. E. Bloch, während Toxer auch bei Meerschweinchen große individuelle Unterschiede fand.

In Deutschland hat sich zuerst Stoeltzner der Avitaminosenlehre angeschlossen, der die großen Unterschiede im Verhalten der Kinder teils durch den verschiedenen Gehalt der Kuhmilch an Vitamin-A — je nachdem es Grünfutter oder Trockenfutter ist —, zum Teil aber durch die verschieden gute Ausstattung des Säuglings von der Mutter her mit Vitaminen erklärt. Auch H. Chick und ihre Mitarbeiter verfolgen ähnliche Gedankengänge. Speziell die Frage Wachstum und Rachitis ließ darauf hinweisen, daß mit einer Erklärung der Rachitis als reiner Avitaminose nichts getan sei. Hatte schon Mellanby erkannt, daß das antirachitische Vitamin und der A-Faktor nicht identisch sei, so konnten Hess und Unger an klinischem, gut beobachtetem Material dasselbe bestätigen. Und Wengraf und seine Mitarbeiter konnten diese Dissoziation von Rachitis und Wachstumshemmung, die auch röntgenologisch von Wimberger erkannt wurde, nur durch Aufstellung einer Theorie der Rachitis als Hypovitaminose erklären. Ich glaube, man tut den Dingen gar keinen Zwang an, wenn man auch in der Vitaminfrage zur Erklärung der großen individuellen Unterschiede konstitutionelle Faktoren, vor allem die verschiedene Ausstattung des Säuglings und auch des jungen Tieres mit Vitaminen einerseits und die verschiedene Möglichkeit der Verwertung zugefütterter Vitamine andererseits, heranzieht. Daß hier speziell weitgehende konstitutionelle Unterschiede eine Rolle spielen, geht schon aus der verschiedenen Verbreitung der Rachitis bei verschiedenen Menschenrassen hervor. Nur sind leider die Angaben darüber so mangelhaft und einander widersprechend (O. Peiper, Masanori), daß sie zu exakter Bearbeitung des Materials noch nicht ausreichen.

Bei dem Einfluß äußerer Faktoren (Licht, Luft, Pflege usw.) tritt der konstitutionelle Faktor scheinbar in den Hintergrund. Die Lehre von der respiratorischen Noxe Kassowitz' und die Domestikationstheorie v. Hansemanns waren wohl zu allgemein gehalten, um das wirksame Moment finden zu können. Auch die älteren Beobachtungen von Diesing, G. Levy, Apert und Lemaux ließen über den wirksamen Faktor im unklaren. Raczynski war einer der Ersten, welcher darauf hinwies, daß es die Sonnenstrahlen wären, welche bei Ausheilung der Rachitis besonders wirksam sind. Cropp wies im Tierexperiment nach, daß das Halten von Tieren in einer Luft von einem Kohlensäuregehalt von 0.5 — 1.0% allein, sowie bei Lichtabschluß nicht allein genüge, um Rachitis zu erzeugen. Auch die künstliche Inhalation mit Staub- und Luftkeimen allein ist nicht wirksam (Wauschkuhn), ebensowenig wie die Erzeugung von gastrointestinalen Störungen (Bull). Wieder waren es amerikanische Autoren, welche in großen Versuchsreihen nachwiesen, daß es teils die direkte Einwirkung des Sonnenlichtes, teils die damit verbundene indirekte Wirkung durch größere Bewegungsfreiheit und bessere Pflege seien, welche neben den vorher erwähnten Momenten des Stoffwechsels und der Ernährung Rachitis zu heilen imstande sind. Die von Huldschinsky gemachte Entdeckung der heilenden Wirkung des Lichtes der Quarzlampe, die eine außerordentliche Bereicherung unseres therapeutischen Schatzes in der Behandlung der Rachitis bildet, war bei diesen Versuchen zum Teil willkommenes Testobjekt. FINDLAY stellte sogar den Mangel an genügendem Luftraum, die damit verbundene Bewegungsfaulheit und die Unmöglichkeit der Mutter, in überfüllten Wohnungen ihrem Kinde die genügende Pflege angedeihen zu lassen, in der Ätiologie der Rachitis vor die übrigen Faktoren der Ernährung und des Stoffwechsels, wofür Versuche an Hunden von PATON, FINDLAY und WATSON, PATON und WATSON sprechen. Reichlich mit Milch- und Butterfett genährte Hunde wurden rachitisch, wenn sie in Käfigen gehalten wurden, während die Rachitis selbst bei einer Insuffizienznahrung ausblieb, wenn die Hunde auf dem Lande in Freiheit lebten. Auf exaktere Basis stellten ihre, in der gleichen Richtung sich bewegenden Versuche HESS und seine Mitarbeiter (UNGER, GUTMAN, PAPPENHEIMER). Sie fanden die kurzwelligen ultravioletten Strahlen des Sonnen-, Quarz- und Kohlenbogenlichtes fähig, Rachitis zu heilen, selbst wenn in den Rattenversuchen mit dem Phosphorgehalt der Nahrung auf die sonst sicher Rachitis erzeugende Menge heruntergegangen wurde. Sie fanden weiter die wesentliche Bedeutung des Hautpigmentes, indem schwarze Ratten leichter rachitisch wurden als weiße. Weiter gelang der Nachweis, daß unter dem Einflusse der Quarzlampe der niedrige Phosphorgehalt im Serum bei rachitischen Ratten in die Höhe ging, also dieselbe Wirkung erzielt wurde wie durch Lebertran. Doch finden sich bei diesen exakten Versuchen schon reichlich individuelle Unterschiede bei den einzelnen Tieren. Dieselben Resultate erzielten in mehreren Versuchsreihen POWERS, PARK, SHIPLEY, MC. COLLUM und SIMMONDS, doch halten sie die Lichtwirkung ebenso wie die des Lebertrans nicht für eine direkte, sondern meinen, daß durch das Fehlen gewisser Strahlensorten oder eines Bestandteiles des Lebertrans der Mineralstoffwechsel des Körpers so umgestellt werden kann, daß Rachitis auftritt. Damit machen sie sich auch von ihrer früheren Ansicht los, als ob Rachitis nur durch die beschriebenen exogenen Faktoren im Mineralgehalt der Nahrung zustande kommen könne, sondern deuten an, daß dieselben endogenen Momente für die Entstehung der Rachitis wirksam sein dürften.

Damit kommen wir, wenn wir nur kurz die Ansicht RIBBERTs streifen, daß die von ihm gefundene Zellnekrose in der Nähe der Markräume die primäre Ursache der mangelhaften Kalkablagerung ist, ferner die Versuche von J. KOCH, durch Infektion mit gewissen Streptokokkenarten experimentell Rachitis hervorzurufen, Versuche, die übrigens in ähnlicher Anordnung schon 3 Jahre vorher von MIRCOLI gemacht worden waren, auf einem Umwege wieder zur endogenen Entstehung der Rachitis.

Hier waren es vor allem die innersekretorischen Drüsen, deren Störungen für das Entstehen der Rachitis verantwortlich gemacht wurden. Es sind so ziemlich der Reihe nach sämtliche Drüsen mit innerer Sekretion in den Bereich der Betrachtungen gezogen worden. Dies allein schon ein Beweis dafür, daß die innersekretorische Störung bei der Rachitis nicht auf ein Zentrum allein beschränkt sein kann, sondern pluriglandulärer Natur ist, so wie es neuerdings J. BAUER und ASCHENHEIM ausgesprochen haben. Die ersten Versuche an der Thymus schienen allerdings sehr zugunsten der Ansicht zu sprechen, daß Thymusausfall Rachitis hervorrufe (MATTI, BASCH, KLOSE). Die negativen Versuche R. FISCHELS konnten, als mit ungeeigneter Methodik angestellt, an den Resultaten dieser Autoren nichts ändern. Da aber, wie gleich besprochen werden soll, sicher auch andere Drüsen mit innerer Sekretion beteiligt sind, so kann die ursprüngliche Ansicht nicht aufrecht erhalten werden, sondern höchstens in dem von SWEET, früher schon von C. HART geäußerten Sinn, daß nicht das Fehlen oder der Schwund der Thymus Rachitis erzeuge, sondern nur eine Umwälzung im ganzen endokrinen System und im Gesamtorganismus hervorrufe, welche ihrerseits Rachitis- oder Osteomalazie-ähnliche Symptome hervorrufen könne, die in ihrer Summe das Bild der Krankheit vortäuschen können, denn an Leichenmaterial von Rachitikern finden sich nur dort reduzierte Thymen, wo außerdem noch eine schwere konsumierende Krankheit vorlag, sonst oft sogar vergrößerte Thymen.

ERDHEIM schuldigte die Epithelkörperchen für das Entstehen von Rachitis an, da er nach Exstirpation der Epithelkörperchen bei Ratten an den Nagezähnen Verkrümmungen, Frakturen, Schmelzdefekte, mangelhafte Verkalkung sah, Versuche, die von TOYOFUKU bestätigt wurden. Andererseits wurden von TODYO bei Osteomalazie und Osteoporose histologische Veränderungen der Epithelkörperchen gefunden, die auf eine Beziehung derselben zum Kalkstoffwechsel schließen ließen, Befunde, die neuerdings von RITTER erweitert wurden. Andererseits wurden die ERDHEIMschen Angaben neuerdings von KORENCHEVSKY an parathyreoidektomierten Ratten nachgeprüft, die aber entweder bei normaler oder bei Ca- und Vitamin-A-armer Kost gehalten wurden. Die Angaben ERDHEIMS bezüglich der Zähne wurden bestätigt, doch wurden dieselben Veränderungen auch bei nicht operierten Tieren beobachtet, die an Ca, Vitamin-A oder an beiden in der Nahrung Mangel gelitten hatten. Auch aus diesem Befunde geht hervor, daß beim Zustandekommen des „Krankheitsbildes" Rachitis offenbar endo- und exogene Faktoren zusammenwirken müssen. Die Versuche BIELINGS, durch Injektion von Epithelkörperchen-Extrakten (Paraglandol) die Ca- und P-Retention zu heben, seien hier vermerkt.

Ausgehend von dem sicheren Zusammenhang der menschlichen Osteomalazie mit den weiblichen Geschlechtsdrüsen, wurden auch für die Rachitis die Hormone des Ovariums als ätiologischer Faktor in Betracht gezogen (STOCKER). Etwas Sicheres darüber aber wissen wir nicht. Die STOELTZNERsche Anschauung von der Insuffizienz der Nebenniere bei Rachitis erfuhr scheinbar eine Stütze durch die Versuche von LEHNERDT und WEINBERG, die durch Adrenalininjektionen günstige Erfolge bei einer Anzahl von Rachitikern erzielten, während H. und L. HIRSCHFELD im Serum von Rachitikern im Gegenteil eine Vermehrung der vasokonstringierenden Substanzen fanden. Einzelne Autoren erzielten durch Einspritzung von Hypophysenpräparaten gute Erfolge (R. KLOTZ, MALTZAHN, TRÖGELE, K. WEISS), französische

Autoren setzten sich für eine thyreogene Ätiologie ein (VARIOT und
PIRONNEAU, CLAUDE und ROUILLARD), sogar Pankreasstörungen, damit
verminderte Bildung von Fettsäuren und infolgedessen verminderte
Kalkadsorption wurden für das Entstehen von Rachitis verantwortlich
gemacht (DODDS).

Ein Beweis für alle diese Anschauungen liegt nicht vor. Weder
ROMINGER noch BEUMER konnten mit Hilfe des Abderhaldenschen
Dialysierverfahrens eine Dysfunktion irgendeiner Drüse mit innerer
Sekretion nachweisen, und die pharmakologische Prüfung des vegeta-
tiven Nervensystems durch FRIEDBERG bei Rachitikern bietet keinerlei
Stütze für irgendeine der innersekretorischen Theorien. Soviel scheint
sicher, daß die Störung eine pluriglanduläre ist. —

Wenn wir also das bisher besprochene Material ordnen, so finden
wir, daß sicher eine ganze Reihe von Faktoren an der Entstehung
des Krankheitsbildes Rachitis beteiligt ist. Wir finden die Störungen
des Kalk- und Phosphorstoffwechsels, wir finden Vitaminmangel,
weiter Einflüsse hauptsächlich des Lichtmangels und solche der Pflege,
allenfalls vorausgehende Infektionen, und wir finden zum Schluß eine
pluriglanduläre Störung. Nun können alle diese Rachitis auslösenden
Faktoren nicht nebeneinander und gleichwertig betrachtet werden, es
handelt sich darum, sie zu gruppieren und in ihrer Wertigkeit abzu-
grenzen. Und da müssen wir doch wieder auf die Klinik zurück-
greifen.

Haben wir schon bei der Besprechung der einzelnen Tierexperi-
mente wiederholt auf die großen individuellen Verschiedenheiten in
den Versuchsergebnissen hingewiesen, so muß uns die klinische Beobachtung — und das wird ja von keiner Seite bestritten — die
Wichtigkeit des konstitutionellen Faktors bei der Entstehung der
Rachitis besonders einleuchtend machen. Haben wir Anhaltspunkte
dafür, daß nicht das Krankheitsbild Rachitis, sondern die Veranlagung
zu der für Rachitis charakteristischen Stoffwechselstörung auf Veränderungen der Konstitution beruht? Die Frage ist wohl sicher mit
Ja zu beantworten. Schon die Tatsache, daß sich die Veränderungen
nicht ausschließlich am Skelett abspielen, sondern daß auch andere
Organsysteme beteiligt sind, die Veränderungen der Muskulatur, die
Anomalien des Nervensystems in motorischer (Wechseln des Bewegungs-
triebes) und in sensorischer Hinsicht (Geschmacksanomalien) und des
Seelenlebens (Labilität der Stimmung usw.), spricht dafür, daß es sich
nicht um eine lokalisierte, sondern um eine allgemeine Störung handelt
(KARGERS cerebrale Rachitis). Weiter muß beachtet werden, daß auch
am Skelett selbst die Veränderungen durchaus nicht gleichartiger Natur
sind und je nach dem Alter, in dem die Knochenerscheinungen manifest werden, ihre Lokalisation ändern. Es ist allen Beobachtern ge-
läufig und erst jüngst wieder von MARFAN hervorgehoben worden,
daß die Rachitis, wenn sie vor dem 4. Lebensmonate auftritt, immer
den Schädel befällt, später erst die Rippen, zum Schluß die Extremi-
tätenknochen. Tritt sie bei älteren Kindern auf, so bleibt der Schädel
verschont, es werden erst die Rippen befallen, dann die Arme vor

den Beinen. Dasselbe hebt wiederholt WIELAND hervor. Wir sehen also hier Analoges wie bei der exsudativen Diathese, wo auch die verschiedenen Manifestationen, der Konstitutionsanomalie in verschiedenen Lebensaltern mit verschiedener vorwiegender Häufigkeit auftreten. Wir sehen weiter bei der Rachitis eine ähnliche Geschlechtsverteilung wie bei der exsudativen Diathese, indem nach einer großen Statistik PRIESTLEYS an 75000 Kindern nahezu doppelt so viel Knaben befallen werden wie Mädchen.

Als wichtiger Indikator für das Beruhen der Rachitis auf konstitutioneller Veranlagung hat die Erblichkeit zu gelten. Alle Autoren, die sich mit der Rachitisforschung beschäftigt haben, sind darüber einig, daß der Heredität bei der Veranlagung zur Rachitis eine dominierende Rolle zukommen müsse. Besonders RITTER v. RITTERSHAIN, SIEGERT, WIELAND heben diesen Umstand hervor. In neuester Zeit hat sich besonders CZERNY für die Erblichkeit der Konstitutionsanomalie eingesetzt. Nach seinen Erfahrungen ist die Rachitis sowohl vom Vater als von der Mutter auf die Nachkommenschaft vererbbar. Doch soll der Mutter der größere Einfluß zukommen. Die Veranlagung zur Rachitis kann bei den Kindern eine Steigerung erfahren, wenn beide Eltern betroffen sind, oder auch abgeschwächt werden, wenn der Vater, oder noch mehr, wenn die Mutter rachitisfrei ist. „Die Erblichkeit beansprucht ferner besonderes Interesse, weil sie sich nicht nur auf die Rachitis im allgemeinen, sondern sogar auf deren Details bezieht. So finden wir Familien, deren Mitglieder vorwiegend Schädelrachitis aufweisen, andere, bei denen sich besondere Wachstumsstörungen des Thorax oder der Wirbelsäule oder der Extremitäten geltend machen. Neben solchen Familien, bei welchen alle Kinder gleichartige Veranlagungen aufweisen, finden sich aber auch solche, bei denen sich die einzelnen Kinder so ungleich verhalten, daß eines fast frei von Rachitis bleibt, während das andere schwere Erscheinungen derselben zeigt. Dies darf nicht als ein Widerspruch gegen die Lehre von der Erblichkeit aufgefaßt werden. Gleichen Unregelmäßigkeiten begegnen wir bei allen erblichen Konstitutionsanomalien. Sie finden sich hauptsächlich dort, wo große Gegensätze in der Konstitution des Elternpaares bestehen. In solchen Familien zeigen die Kinder oft schroff nebeneinander die Eigenschaften des Vaters oder der Mutter. Dies gilt auch für die Rachitis." Für die Erblichkeit der Veranlagung spricht auch das gleichartige, nach Zeit, Auftreten und Lokalisation vollständig homologe Vorkommen bei eineiigen Zwillingen (LANGSTEIN, eigene Beobachtungen), ferner bei Geschwistern, bei denen neben der Rachitis noch andere konstitutionelle Veränderungen gleichartig vorkommen (Splenomegalie + Rachitis, LANGMEAD).

Nichts dagegen hat die Frage der Erblichkeit der Rachitis mit der angeborenen Rachitis zu tun. Von KASSOWITZ, FISCHEL u. a. immer betont, von WIELAND, KUSSKOPF, DE JAGER, ROSENSTERN bestritten, hat die Frage, ob es eine angeborene Rachitis gibt oder nicht, für die Entscheidung, ob Rachitis erblich ist oder nicht, natürlich gar keine Bedeutung. Bestreiten allerdings muß ich die Meinung

CZERNYs, daß das Verhältnis von Kopfumfang zu Brustumfang bei Neugeborenen im Sinne eines Überwiegens des ersteren bei der Geburt für ein Zeichen angeborener Rachitis zu gelten habe. Wie ich im Kapitel „Konstitution und Habitus" gezeigt habe, ist das starke Überwiegen des Kopfumfanges über den Brustumfang ein wesentliches Merkmal des Typus cerebralis. Daß derselbe mit Rachitis (angeborener und nicht angeborener) nichts zu tun zu haben braucht, geht aus zahlreichen fortlaufenden Beobachtungen hervor, wo dieses Verhältnis zwischen Kopf- und Brustumfang, das gegen Ende des 1. Lebensjahres „normalerweise" schon so gestaltet sein soll, daß die beiden Maße entweder gleich sind oder daß der letztere den ersteren überwiegt, bis in das 2., ja sogar bis in das 3. Lebensjahr aufrechterhalten bleibt bei Kindern, die niemals, auch bei rigorosester Betrachtung, irgendwelche Zeichen von Rachitis darboten, sondern eben immer nur cerebrale Typen waren. Umgekehrt konnte ich zeigen, daß Angehörige des Typus muscularis, bei denen schon von Geburt an der Kopfumfang kleiner ist als der Brustumfang, dieses Verhältnis auch aufrechterhalten bleibt trotz schwerer Schädel- oder Thoraxrachitis. Ich halte also diese beiden Körperproportionen nicht für geeignet, die Frage der angeborenen Rachitis zu klären, doch hat, wie gesagt, diese Frage mit der Frage der Erblichkeit nichts zu tun. (Über Rachitis bei verschiedenen Menschenrassen vgl. früher.) Im übrigen hat auch PFAUNDLER nachdrücklich auf den hereditären Faktor bei der Entstehung der Rachitis hingewiesen.

Wollen wir also jetzt die vorhin genannten Rachitis auslösenden Faktoren um diese zweifellos vorhandene konstitutionelle Veranlagung gruppieren, so muß noch eines Momentes Erwähnung getan werden, das imstande ist, einzelne der rachitogenen Noxen zu verbinden, und das ist die Acidose. Schon KASSOWITZ wies auf die Bedeutung der NH_3-Ausscheidung im Harn der Rachitiker hin und nahm an, daß diese „respiratorische Noxe" mit eine der Ursachen der Rachitis wäre, eine Annahme, die von RAUDNITZ experimentell nicht gestützt werden konnte und seither auch fallen gelassen wurde. In neuester Zeit hat nun die Acidose in anderer Form wieder ihre Auferstehung gefeiert durch Arbeiten von FREUDENBERG und seinen Mitarbeitern, die dem Problem Rachitis auf kolloidchemischem Wege an den Leib rückten. FREUDENBERG stellt sich den Vorgang der Verkalkung so vor, daß das der Verkalkung anheimfallende Gewebe Ca-Ionen im Austausch gegen H- oder Alkali-Ionen an sich zieht und an Proteine bindet und daß es dann zu einer Bindung dieser Ca-Proteine mit Phosphaten kommt. FREUDENBERG nimmt nun an, daß bei der Rachitis schon der erste Vorgang, d. h. die Aufnahme der Ca-Ionen in das Knochengewebe, nicht stattfindet, weil die regressiven Vorgänge, die normalerweise im Knorpel- und Knochengewebe vor der Verkalkung stattfinden, ausbleiben. Als Veranlassung für diesen Vorgang weisen FREUDENBERG und seine Mitarbeiter auf die chemischen Veränderungen des Blutes, die Verminderung des anorganischen Phosphors bei relativ geringer Verminderung des Blutkalkes, ferner die starke Vermehrung der P- und NH$_3$-Ausscheidung im Harn hin. Dadurch käme es zu einer relativen Acidose, die ihrerseits wieder durch eine Stoffwechselverlangsamung bedingt sei. Diese wieder sei hervorgerufen durch das Fehlen einer Reihe stimulierender Vorgänge (Lichtreiz, Vitamine, Hormone). Die Acidose setzt durch vermehrte Phosphatausscheidung, die sie im Urin auslöst, den Blutphosphatgehalt herab, führt zu einer verstärkten Mobilisierung von Kalk, so daß der Blutkalkwert trotz dauernder Kalkverluste normal bleibt, und schafft damit eine abnorme Ionenzusammensetzung im Blutplasma. „Das pathologische Verhalten der Gewebe bei der Rachitis in den zur Ossifikation bestimmten Abschnitten stellt die Reaktion auf die ‚Dysionie' des Blutes dar, also auf die Acidose in letzter Linie."

Abgesehen von dem Einwand, den ASCHENHEIM dieser Theorie macht, daß sie nämlich die histologischen Befunde v. RECKLINGHAUSENS, daß einerseits das rachitische Osteoid an sich krankhaft gebildet ist und andererseits bei der Rachitis eine gesteigerte Zerstörung des vorgebildeten Knochens stattfindet, nicht erklärt, sehen wir in der Acidose-Theorie FREUDENBERGS, die übrigens neuerdings auch von HODGSON vertreten wird, ein gewisses Zusammenwerfen von Ursache und Wirkung. Einmal soll die Acidose das Primäre sein und die Verkalkung verhindern, das andere Mal ist sie Folge des gestörten Mineralstoffverhältnisses. Ich glaube, wenn wir eine Analogie ziehen zu anderen Prozessen, in denen es zur Acidose kommt, sagen wir zum Diabetes, so werden wir wohl niemals eine Acidose als ein primäres Moment auffassen können, sondern immer nur als einen Folgezustand, und werden die FREUDENBERGsche Theorie nur in jenen Teilen als richtig annehmen können, in denen wir die Acidose als eine Folge des gestörten Mineralstoffverhältnisses sowohl im Knochen als im Blute ansehen müssen. **Und damit kommen wir zur Annahme, daß die primäre Ursache der Rachitis, die konstitutionelle Veranlagung eben offenbar in einem von der Norm abweichenden Verhalten einzelner Mineralstoffbestandteile des Organismus, wahrscheinlich in einem Mißverhältnis von Kalk: Phosphor zu Ungunsten des Letzteren gegeben ist.**

Vielleicht spielt dabei noch die verschiedene Ausstattung einzelner Individuen mit Vitaminen, hauptsächlich mit Vitamin A eine Rolle; wobei es aber unentschieden zu bleiben hat, ob dieser Vitaminbestand des Körpers auf einem wirklich erblichen Faktor beruht, also konstitutioneller Natur ist oder auf einem verschiedenen Gehalt an Vitaminen in der mütterlichen Nahrung, sei es bei Mensch oder Tier, beruht.

Wenn wir nunmehr zu gruppieren versuchen, so läßt sich zwanglos folgendes sagen: Wir können wieder als konstitutionelles Moment bei der Entstehung der Rachitis den Defekt im „Ring der Konstitution", also in diesem Falle im Sektor Mineralsalze $\left(\text{Quotient } \dfrac{\text{Ca}}{\text{P}}\right)$, allenfalls auch im Sektor Vitamine suchen. Ist dieser Defekt sehr groß, so genügt ein geringer gleichartiger Defekt im „Ring der Ernährung", also wiederum Verminderung der Phosphatzufuhr, um das Krankheitsbild Rachitis entstehen zu lassen. Dasselbe gilt für Vitamin-A. Jahreszeit, Mangel an Licht, hauptsächlich an den wirksamen kurzwelligen Strahlen, Mangel an Bewegung, Pflege usw. sind ausschließlich als auslösende Faktoren zu betrachten, das endokrine System dagegen als Mittler und Umschaltestation zwischen den rein exogenen und den konstitutionell bedingten Faktoren. Bei dem immer deutlicher werdenden Einfluß äußerer Faktoren auf die Tätigkeit der endokrinen Drüsen einerseits, den immer klarer werdenden Beziehungen der Vitamine zu den Hormonen andererseits, erscheint diese Annahme im Gegensatz zu derjenigen ASCHENHEIMS als einer primären Störung des pluriglandulären Systems in der Ätiologie der Rachitis gerechtfertigt. Die primäre erbliche Veranlagung der Rachitis ist offenbar in einer Störung des Chemismus der Mineralstoffe zu suchen.

Die FREUDENBERGsche Theorie ist daher nur insoweit als richtig zu betrachten, daß die Acidose eine Folge des konstitutionell gegebenen Mißverhältnisses zwischen Ca und P ist, während letzterer als das Primäre anzusehen ist.

e) Der kindliche Skorbut. (Vitamine.)

Wenn ER. SCHIFF vor kurzem sagte, daß der Morbus Barlow und die Xerophthalmie die Avitaminosen des Kindesalters seien, so ist das gewiß zum allergrößten Teil, aber doch nur bedingt richtig. Daß der Vitaminmangel bei diesen beiden Krankheiten die Hauptrolle spielt, ist heute von allen Seiten anerkannt und jede Diskussion darüber überflüssig. Wir werden also, in unsere Sprechweise übersetzt, bei der Entstehung dieser Krankheitsbilder den Defekt vor allem als exogenen, im „Ring der Ernährung" befindlichen betrachten. Trotzdem läßt sich nicht leugnen, daß gewisse konstitutionelle Momente bei der Entstehung der Krankheitsbilder mitspielen, nur treten sie eben gegenüber dem exogenen Faktor des Vitaminmangels stark in den Hintergrund.

ABELS, der bei der Entstehung des kindlichen Skorbuts neben dem Vitaminmangel hauptsächlich toxisch-infektiösen Prozessen die Hauptrolle zuschreibt, nimmt doch eine veränderte Reaktionsart der von der Krankheit befallenen Individuen an, die er mit dem Namen skorbutische Dysergie bezeichnet. Wir sehen aber schon aus den Tierversuchen, daß sich bei der Entstehung des Skorbuts nicht nur eine bestimmte individuelle Reaktionsart, sondern tieferliegende, nur in der Konstitution begründete Unterschiede geltend machen, was vor allem in dem unterschiedlichen Verhalten einzelner Tierrassen und in derselben Tiergattung wieder dem unterschiedlichen Verhalten einzelner Individuen gegenüber denselben skorbuterzeugenden Faktoren zum Ausdruck kommt. Wir sahen ja ähnliches schon oben bei den Rattenversuchen über Rachitis. Seit den grundlegenden Versuchen von AXEL HOLST und FROEHLICH benützt man zur Skorbutforschung immer das Meerschweinchen, das für Skorbut besonders empfänglich ist. GRALKA weist nun mit Recht darauf hin, daß bei einer dem Meerschweinchen so nahestehenden Tiergattung, wie es die Ratte ist, Kostformen vollauf zu dauerndem Gedeihen genügen und keinerlei skorbutartige Erscheinungen zum Ausbruch kommen lassen, die beim Meerschweinchen sich als unzureichend zur Verhütung der Krankheit erweisen. „Diese auffallende Verschiedenheit in der Wirkung gleichartig zusammengesetzter Nahrungsgemische bei den verwandten Tierarten deutet darauf hin, daß die individuelle Disposition bei der Entstehung des Skorbuts eine bedeutsame Rolle spielt. Das für Skorbut sehr empfängliche Meerschweinchen braucht, anders ausgedrückt, prozentual erheblich größere Mengen von antiskorbutischen Stoffen in seiner Nahrung, um gesund zu bleiben, als die für diese Krankheit fast unempfängliche Ratte. Auch von menschlichen Säuglingen, die mit der gleichen, an antiskorbutischem Vitamin armen Nahrung aufgezogen werden, erkrankt stets nur ein kleiner Teil, während die Mehrzahl verschont bleibt; es bestehen eben auch bei ihnen Verschiedenheiten in bezug auf den Bedarf an diesen Nährstoffen. Denken wir uns Meerschweinchen und Ratten an den Anfang und das Ende einer die Empfänglichkeit für Skorbut darstellenden, allmählich abfallenden Kurve gesetzt, so müssen wir den Menschen im frühen Kindesalter ungefähr in die Mitte zwischen beiden einreihen, aber doch so, daß die Mehrzahl der Kinder dem für die Ratten gewählten Endpunkt nahesteht."

In etwas anderer Fassung hat das L. F. Meyer ausgedrückt. Zum Zustandekommen des kindlichen Skorbuts gehören drei Faktoren, die in ihrer Wertigkeit stark variabel sind. 1. Faktoren, die zwar notwendig, aber doch in hohem Grade variabel sind (= unwesentliche Bedingungen, Alter und Konstitution), 2. Faktoren, die zwar notwendig sind, aber nicht die Art des Geschehens beeinflussen (= wesentliche Bedingungen, Infekte), und 3. Faktoren, die nicht nur notwendig sind, sondern die Art des Geschehens bestimmen (= spezifische Faktoren, Avitaminose). Die in der Konstitution gegebenen Bedingungen faßt er unter dem Namen „skorbutische Diathese" zusammen. Da hier die Verhältnisse so einfach liegen, ist es wohl naheliegend anzunehmen, **daß das konstitutionelle Moment beim kindlichen Skorbut eben in einem endogenen Defekt des kindlichen Organismus an antiskorbutischem Vitamin zu suchen ist.**

f) Die Xerophthalmie. (Vitamine.)

Ebenso eindeutig liegen die Verhältnisse bei der Xerophthalmie, deren Entstehung durch Vitaminmangel ja über jeden Zweifel erhaben ist. Daß aber auch hier die konstitutionelle Veranlagung eine Rolle spielt, geht sowohl aus den Erfahrungen am Tierexperiment wie aus der klinischen Beobachtung hervor. Mc. Collum und Davis sahen bei einem Material von über 1000 Ratten bei ganz gleichen Bedingungen nur etwa 50% der Tiere an Xerophthalmie erkranken. Die Augenärzte sehen unter ihren Erkrankten sehr oft Frühgeburten und Zwillinge oder das Auftreten von mehreren Fällen in einer Familie. Schulz berichtet über ein an Xerophthalmie erkranktes Kind, das konstitutionell durchaus minderwertig war (13. Kind einer hochgradig anämischen Frau). Mori beschreibt einen Fall bei einem Brustkind, dessen Mutter an Hemeralopie litt. Genck, deren Arbeit diese Angaben entnommen sind, berichtet über einen Erkrankungsfall an Xerophthalmie bei einem in bester Rekonvaleszenz befindlichen, mit Buttermilch genährten Kinde, für dessen Erkrankung lediglich konstitutionelle Momente in Betracht kommen konnten. Neueste Untersuchungen von R. Wagner berichten überdies über ein beschleunigtes Auftreten der Xerophthalmie bei schilddrüsengefütterten Ratten, offenbar infolge rascheren Verbrauchs der im wachsenden Körper vorhandenen Vorräte an A-Vitamin. Das spricht für eine Wechselwirkung zwischen dem das Wachstum beeinflussenden innersekretorischen Faktor und dem Faktor der akzessorischen Nährstoffe.

Wir werden also nicht fehlgehen, auch bei der Xerophthalmie einen, wenn auch gegenüber dem exogenen Faktor des Vitaminmangels durchaus in den Hintergrund tretenden, endogen konstitutionellen Faktor als zum Zustandekommen des Krankheitsbildes notwendig anzunehmen.

g) Die Spasmophilie[1]).

$$\left[\text{Salze}\left(\text{Quotient }\frac{\textbf{Alkalien}}{\textbf{Erdalkalien}}\right),\text{ Innere Sekretion, Nervensystem.}\right]$$

Das Interesse an der Erforschung der Pathogenese der Spasmophilie hat in der letzten Zeit auffällig zugenommen, nachem in den Jahren vorher der Ausbau des von Escherich, Thiemich und Mann begonnenen klinischen Gebäudes die Autoren beschäftigt hatte. Zwei Jahrzehnte mühevoller Arbeit waren notwendig, um die Unterordnung der verschiedenen Krampfformen des Kindesalters unter den gemeinsamen Gesichtspunkt der Übererregbarkeit des zentralen und peripheren Nervensystems durchzuführen. Daß dabei manches nicht Hierhergehörige als Spasmophilie im engeren Sinne des Wortes bezeichnet wurde (Gebhardt), darf nicht wundernehmen, ebensowenig, daß diese letztere Tatsache in neuerer Zeit dazu veranlaßte, das nicht Zugehörige wieder auszuscheiden und mit feineren Methoden nachzuweisen, daß durchaus nicht alles, was bisher als tetanische Krampfform bezeichnet wurde, tatsächlich zur Spasmophilie gehört, und daß selbst die als unbestritten zur Spasmophilie gehörigen Krampfformen nicht als gleichwertig zu halten sind (Sachs, Bossert und Gralka, Salge, Nassau, Gött und Wildbrett, Rosenstern). Meines Erachtens mit Recht macht Pohl neuestens darauf aufmerksam, daß das zeitlich verschiedene Auftreten der einzelnen Manifestationen der Tetanie Funktion einer Altersdisposition und durch die besondere Erregbarkeit der Hirnrinde junger Säuglinge zu erklären ist. Ob diese Untersuchungen tatsächlich imstande sein werden, an dem Bau der Spasmophilie zu rütteln (vgl. die Einwände

---

[1]) Dieser Abschnitt ist unter dem Titel „Zur Pathogenese der Spasmophilie" vor kurzem in etwas geänderter und gekürzter Form in der Festschrift für Czerny erschienen.

Ecksteins gegen Bossert und Gralka), vielleicht sogar die bisher als Fundamente dieses Baues angesehenen klinischen und experimentellen Tatsachen umzustoßen, muß die Zukunft lehren. Sehr wahrscheinlich erscheint uns diese Prognose nicht, und so werden wir für die folgenden Betrachtungen vorderhand noch als gesicherten Bestand des derzeitigen Wissens annehmen, daß Laryngospasmus, Karpopedalspasmen und Eklampsie samt den verschiedenen Formen der Übererregbarkeit am vegetativen Nervenapparat zusammengehörige Krankheitsbilder darstellen, vereint auf dem gemeinsamen Boden der mechanischen und elektrischen Übererregbarkeit.

Dem Plane dieser Arbeit entsprechend handelt es sich vor allem darum, über die Pathogenese der Spasmophilie klare und mit dem derzeitigen Stande unseres Wissens vereinbare Vorstellungen zu gewinnen. Es scheint aber, daß die ganze Frage je nach der Methode, die der einzelne Forscher bevorzugt, auf ein Nebengeleise zu geraten droht, von dem aus es schwer halten wird, zum eigentlichen Ausgangspunkt zurückzukehren. Und dieser Ausgangspunkt muß für uns Kinderärzte immer lauten: Worin besteht das Wesen der kindlichen Spasmophilie? Es ist unseres Erachtens nicht mehr angängig, das spontan auftretende Krankheitsbild oder, sagen wir vielleicht gleich besser, die Konstitutionsanomalie „Spasmophilie" auf eine Stufe zu stellen mit teils freiwillig, teils unfreiwillig hervorgerufenen Krankheitsbildern beim Menschen (parathyreoprive, Überventilationstetanie) oder gar mit Tierexperimenten (Guanidin-, Oxalsäuretetanie). Wenn Orgler in seinem letzten Referate sagt, daß es vier Formen von Tetanie gibt und die eben genannten als Repräsentanten derselben, als gleichwertig nebeneinander bestehende Bilder bezeichnet, so ist dem entgegenzuhalten, daß es natürlich nur eine kindliche Tetanie oder Spasmophilie als Konstitutionsanomalie gibt, für die ja auch die Erblichkeit festgestellt ist (Glejzor, Schiffer), und daß die anderen Formen, die ja zweifellos die Kardinalerscheinungen der Erkrankung darbieten, als mehr weniger gelungene, teils klinisch, teils tierexperimentell gewonnene Stützen zu betrachten sind, aus denen wir das allen Gemeinsame herauslösen müssen, um zu einer Erklärung für die Ursache der spontan auftretenden Tetanie zu kommen.

Es wird daher notwendig sein, im folgenden die bisher gefundenen Forschungsergebnisse zu sichten und auf ihre Brauchbarkeit zu prüfen. Erst dann können wir daran gehen, einen Ruhe- und Haltepunkt zu gewinnen, von dem aus das, wie sich zeigen wird, recht wild wuchernde Gestrüpp der bisherigen Forschungsergebnisse überblickt werden kann, und der vielleicht geeignet ist, uns einen Ausweg zu zeigen und auf induktivem Wege der zukünftigen Forschung wegweisend zu dienen.

Erwähnen wir zunächst kurz den Versuch von Kling, die spasmophile Diathese als anaphylaktischen Zustand aufzufassen. Abgesehen von gewissen Ähnlichkeiten zwischen den manifesten Symptomen der Spasmophilie und dem anaphylaktischen Shock konnte er nachweisen, daß Kaninchen, die durch intravenöse Injektion mit Kuhmilch anaphylaktisch gemacht worden waren, eine galvanische Übererregbarkeit auf-

wiesen, und nahm an, daß die anaphylaktogene Substanz im Molken-
eiweiß zu suchen ist. Durch Untersuchungen von LARSSON und WERN-
STEDT wurden diese Befunde nicht bestätigt und nachgewiesen, daß
die die Übererregbarkeit erzeugenden Substanzen nicht an irgend ein
Eiweiß der Milch, sondern an einen der Molkenbestandteile, und zwar
an eines der Salze gebunden ist. MOLL gelang es, bei jungen Kaninchen durch Milch- und Mehlkost bei entsprechender Dosierung Ernährungsstörungen und in einem bestimmten Stadium spasmophile Erscheinungen hervorzurufen und diese letzteren gleichzeitig mit den
Ernährungsstörungen durch normale Kost zum Verschwinden zu bringen.
Die Heilwirkung schreibt er der Cellulose zu. Unseres Wissens wurden
diese Versuche nicht weiter nachgeprüft und eine Bestätigung der Erklärung nicht versucht, so daß wir sie nur registrieren.

Ein weiterer Versuch, die Entstehung der Spasmophilie durch exogene Momente erklären zu wollen, betrifft jene Arbeiten, die der Ernährung einen maßgebenden Einfluß bei der Auslösung des Krankheitsbildes zuschreiben. SCHABAD wies zahlenmäßig nach, daß die
Kalkretention aus der relativ kalkärmeren Muttermilch etwa 70%, aus
reiner Kuhmilch dagegen nur etwa 30% beträgt. Bei künstlicher Ernährung mit verdünnter Kuhmilch, wie sie in den ersten Lebens-
monaten angewendet wird, wird daher das physiologische Kalkbedürf-
nis des wachsenden Organismus nicht gedeckt. Daß dieser äußerliche
Faktor der Ernährung aber keine Rolle beim Entstehen der Tetanie
spielen kann, wurde sehr bald nachgewiesen. PEXA vermißte bei einem
kalkfrei gefütterten Hunde jede Steigerung der elektrischen Erregbarkeit, trotzdem der Kalkgehalt des Zentralnervensystems deutlich ab-
genommen hatte. DOTTI will auch nicht die Ernährung als einzigen
Faktor für das Entstehen der Spasmophilie verantwortlich machen,
sondern glaubt, daß lediglich die Ernährungsstörungen die Tetanie aus-
lösen. Im übrigen zeigen die lange Zeit durchgeführten Analysen von
BAHRDT und EDELSTEIN, wie vorsichtig man in der Bewertung des
Ernährungsfaktors, gerade in Beziehung auf den Kalkgehalt der Nahrung, sein muß.

Wenn wir auch weiterhin von einer historischen Verfolgung der
Entwicklung der ganzen Spasmophilie-Pathogenese-Forschung absehen
und zunächst jene Lehrmeinungen besprechen, welche in einer exo-
oder endogenen Vergiftung das Wesen der Spasmophilie erblicken,
so geschieht dies, um den Stoff übersichtlicher zu gruppieren und
leichter zu einer Heraushebung des Wesentlichen und Wichtigen zu
gelangen. Da sind es vor allem die Anhänger der „Intoxikations-
theorie", denen wir einige kurze Betrachtungen widmen müssen. FAR-
NER und KLINGER, PATON und FINDLAY, KOCH, FRANK, in neuester
Zeit wieder FRANK, STERN und NOTHMANN waren es, welche das
Guanidin, mehr noch das Methylguanidin als das „tetanigene" Gift
ansprachen. Während ein Teil der Autoren eine direkte Giftwirkung
annimmt, glauben andere die Giftwirkung in einer Bindung des Kal-
ziums an die pathologisch entstehenden Aminobasen, dadurch Störung
des Ionengleichgewichts zwischen Kalzium und den Alkalien zu finden

(Jarlöv). In ähnlichen Gedankengängen bewegt sich die Auffassung Fuchs' von dem Wesen der Tetanie als Ergotismus. Da das Ergotoxin mit dem β-Imidazoläthylamin identisch ist, spricht Biedl die Vermutung aus, „daß in den Aminobasen, vor allem im β-Imidazoläthylamin vielleicht das postulierte, aber bisher nicht nachgewiesene Tetaniegift gesucht werden könne." In neuerer Zeit glaubt Sharpe nachgewiesen zu haben, daß in den Fäzes von vier Tetaniefällen nur ungefähr der zehnte Teil Diacetylguanidin ausgeschieden wurde wie in sechs Normalfällen. Resch, der die verschiedenen Aminobasen, die im Darm entstehen, auf ihre tetanigenen Eigenschaften untersuchte, kam allerdings zu negativen Resultaten und durch die neuesten Untersuchungen von A. Fuchs über die Erzeugung typischer Encephalitis bei Katzen durch Guanidin hat die ganze Guanidintheorie der Tetanie einen starken Stoß erlitten.

Es ist klar, daß durch diese Kenntnisse von der Bedeutung der Aminobasen, die zweifellos Beziehungen zu den innersekretorischen Zwischenprodukten haben, eine Brücke geschlagen wurde zur Lehre von der Bedeutung der Epithelkörperchen und anderer inkretorischer Drüsen für die Entstehung der Tetanie. Seit den bahnbrechenden Untersuchungen von Erdheim (ausführliche Literatur über die Bedeutung der Epithelkörperchen und der Aminobasen bei Biedl und bei Aschenheim) wissen wir, daß nach Wegfall der Epithelkörperchen Tetanie entsteht, und die anatomischen Befunde von Yanase bei der menschlichen Tetanie ließen die am Tier gewonnene experimentelle parathyreoprive und die menschliche Tetanie als identisch erscheinen. Doch konnten vor allem die anatomischen Befunde Yanases durchaus nicht immer bestätigt werden (Bliss, Auerbach, Grosser und Betke). Wir selbst haben uns bei an manifester Tetanie gestorbenen Kindern wiederholt von dem Fehlen jeglicher anatomischer Veränderungen an den Epithelkörperchen, vor allem von Blutungen oder Blutungsresten, überzeugt, und auch die Einpflanzung von Nebenschilddrüsen bei postoperativer und bei kindlicher Tetanie ergaben durchaus keine einheitlichen Resultate (Borchers, Lange, Jäger u. a.). Versuche Uhlenhuths an Salamanderlarven, welche hauptsächlich der Thymus eine Bedeutung für die Entstehung der Spasmophilie zuschreiben, bedürfen noch der Bestätigung.

Damit sind die Anhänger der „Regulationsstörungstheorie" wieder auf einem toten Punkt angelangt. Sowohl im engeren Sinne genommen, d. h. die Entstehung der Spasmophilie lediglich auf Ausfall der Epithelkörperchenfunktion als fehlende Entgiftung der Aminobasen betrachtet, als im weiteren Sinne, d. h. im Fehlen einer Zusammenwirkung mit anderen Drüsen mit innerer Sekretion (Aschenheim, Pincherle und Maggesi) — in letzter Zeit wurde hauptsächlich den Nebennieren eine wichtige Rolle bei der Entstehung von Krämpfen zugeschrieben (Fischer u. a.), doch fielen die Nachprüfungen durchaus nicht ermutigend aus — würden wir auch auf dieser Bahn nicht weiterkommen, wären nicht in neuerer Zeit Arbeiten erschienen, die uns zeigen, daß wir auch bei dieser, ursprünglich so überraschenden und bestechenden und scheinbar so fernab liegenden Erklärungsmöglichkeit der Tetanieentstehung jenem Gebiete zusteuern, wo die wirkliche Ursache der Spasmophilie gelegen ist, dem Gebiete des Mineralstoffwechsels. TOGAWA hat gezeigt, daß bei Hunden, denen die Parathyreoidea entfernt wurde, und die die typischen Tetaniesymptome zeigen, immer eine Azidose besteht, daß diese dagegen bei Hunden, denen die Nebenschilddrüse wohl entfernt wurde, die aber nicht tetanisch waren, fehlt. Über weitere einschlägige Arbeiten später[1]. Ein in letzter Zeit von REYHER gemachter Versuch, die Spasmophilie als Avitaminose vom Typus der Beriberi aufzufassen, mag hier erwähnt werden.

Damit wären wir bei der Betrachtung der Störungen des Mineralstoffwechsels als Ursache der Spasmophilie angelangt. Daß solche schon seit längerer Zeit im Vordergrund des Interesses standen, ist bekannt. Aber welche Summe von Arbeit mußte geleistet werden, ehe man, von einseitiger Betrachtungsweise ausgehend und mit einseitigen Methoden arbeitend, dem Wesen der Sache nahe kam. Daß man den Kalk, in neuerer Zeit noch besonders begünstigt durch die unbestrittenen und verblüffenden Erfolge der Kalktherapie, in den Vordergrund des Interesses schob, nimmt nicht wunder. Auf drei Wegen suchte man zunächst dem Problem an den Leib zu rücken, durch Bestimmung des Kalkstoffwechsels, durch Feststellung des Kalkgehaltes der Organe, hauptsächlich im Zentralnervensystem und durch Bestimmung des Blutkalks. Wir werden sehen, daß keine der Methoden, für sich allein angewendet, zum Ziele führt.

CYBULSKI war der erste, der bei Tetanie eine Herabsetzung der Kalkretention fand. Dann kam STOELTZNER mit seiner Lehre von der „Kindertetanie als Calciumvergiftung", und eine ganze Reihe folgender Arbeiten mußte sich damit beschäftigen, diese von vornherein unwahrscheinliche These zu widerlegen (RISEL, SCHABAD, BOGEN u. a.). SCHWARZ und BASS fanden in neuester Zeit, daß bei bestehender Tetanie die Kalkretention nicht vermindert ist und daß nach dem Abklingen der Tetanie diese Retention steigt. Stoffwechselversuche führten also, wie man sieht, zu keinem einheitlichen Resultat.

Ähnlich unbefriedigend sind die Untersuchungen am Nervensystem und im Blut. Während QUEST Verminderung des Hirnkalks bei Tetanie, CATTANEO dasselbe Resultat bei experimenteller und kindlicher Tetanie erhält und SABBATANI gefunden hatte, daß die Benetzung der entblößten Hirnrinde mit isotonischer $CaCl_2$-Lösung eine Verminderung der elektrischen Erregbarkeit hervorrief, während Salzlösungen, die der Hirnrinde Kalk entzogen, Steigerung der Erregbarkeit bis zu Konvulsionen bewirkten, vermißte PEXA jede Steigerung der Erregbarkeit des zentralen und peripheren Nervensystems bei einem kalkfrei gefütterten Hund, trotz erheblichen Kalkdefizits im Gehirn. WEIGERT dagegen fand Kalkherabsetzung bei einem unter Krämpfen einge-

---

[1] Die in den jüngsten Arbeiten von H. ZONDEK niedergelegten Anschauungen schaffen ja Übergänge zwischen der Tätigkeit der inkretorischen Drüsen und der an der Peripherie erfolgenden Ionenwirkung.

gangenen Hund, bei dem aber die tetanische Natur der Krämpfe
nicht festgestellt war. Mc COLLUM und VOEGTLIN fanden im Blut
und Gehirn parathyreoidektomierter Tiere deutliche Kalkherabsetzung.
Die grundlegende Arbeit in diesem Teil der Forschung hat zweifellos
ASCHENHEIM geleistet, der feststellte, daß im Gehirn von an Tetanie
verstorbenen Kindern nicht eine absolute Verminderung des Calciums
statthat, sondern daß die Relation $\dfrac{\text{Alkali}}{\text{Erdalkalien}}$ zu ungunsten des Calciums verschoben ist.

Dagegen lauten ziemlich übereinstimmend alle Berichte dahin, daß
der Kalkgehalt des Blutes sowohl bei der kindlichen als bei der para-
thyreopriven Tetanie herabgesetzt ist und daß durch Kalkzufuhr dieser
Blutkalkgehalt gesteigert wird (QUEST, SABBATANI, CATTANEO, NEU-
RATH, KATZENELLENBOGEN, Mc COLLUM und VOEGTLIN, STHEEMANN,
DENIS und MINOT, JACOBOWITZ, MEYSENBUG, VOORHOEVE, GEUSSEN-
HAIMER, HOWLAND und Mc K. MARIOTT, ZAHN, LEICHER). Allerdings
leiden die meisten der Arbeiten an dem Fehler, mit unzureichenden
Methoden durchgeführt zu sein, so daß wir in Unkenntnis darüber
sind, wie sich das Verhältnis von freiem zu gebundenem Kalk darstellt, zum Teil liefern die Arbeiten nur relative Vergleichswerte, soweit sie sich mit der Steigerung des Blutkalkspiegels nach Verabreichung von Kalk beschäftigen. Es ist aber ohne weiteres klar, daß
die rohe Bestimmung des Blutkalkgehaltes über die Kalkbilanz also
nichts aussagen kann, da, wie VOORHOEVE richtig bemerkt, das Blut
nicht nur den aufgenommenen Kalk den Geweben zuführt, sondern
ihn auch von den Geweben nach den Kalk sezernierenden Organen
abführt. Es kann daher ein hoher Blutkalkgehalt nicht nur bei einer
stark positiven, sondern auch bei einer stark negativen Kalkbilanz
gefunden werden. Wenn wir weiter in Betracht ziehen, daß bei den
subtilen und meistens sehr rasch erfolgenden Verschiebungen der
freien Calciumionen die Bestimmung des Gesamtblutkalkgehalts immer
nur die Resultierende verschiedener, bisweilen einander entgegenwir-
kender Komponenten darstellt, wie dies FREUDENBERG und GYÖRGY
in ihren neuesten Untersuchungen dargetan haben, so muß festgestellt
werden, daß das Rätsel der Spasmophilie durch Blutkalkbestimmungen
wohl kaum gelöst werden wird.

Noch bestärkt in ihren Anschauungen von der pathogenetischen
Rolle des Kalkdefizits wurden die Anhänger dieser Lehre durch die
Erfolge der Calcium- (und Magnesiumtherapie) (NETTER, MELTZER,
ROSENSTERN, BEREND, BEUMER, BEUMER und SCHÄFER, NOTHMANN,
DENIS und MINOT, BROWN, Mc LACHLAN und ROY SIMPSON, KLEIN,
SCHLOSS, SCHLESINGER, JÄGER, BLÜHDORN, BOJESEN, E. KLOSE, ROH-
MER). Kritische Forscher haben aber bald erkannt, daß die Wirkung
von Calcium und Magnesium eine symptomatische ist, daß aus ihrer
prompten Wirkung kein umgekehrter Schluß auf ihre Bedeutung für
die Pathogenese der Spasmophilie gezogen werden darf. MANSFELD
und BOSANYI, SCHÜTZ, GENSLER haben gelegentlich ihrer Arbeiten über
Magnesiumnarkose darauf hingewiesen, daß bisher keine Magnesium-

vermehrung im Gehirn Magnesium-narkotisierter Tiere bei einmaliger Injektion gefunden wurde, wenn STRANSKY auch das Eindringen kleinster Magnesiummengen in das Gehirn nicht für ausgeschlossen hält. W. HEUBNER konnte nach Kalkinjektionen bei Tieren keine Calciumdifferenzen an den Organen vor und nach der Injektion finden, trotz deutlich bestehender Kalkwirkungen. Er zieht daraus den Schluß, daß eine Abhängigkeit der Calciumwirkung von der Konzentration an Calciumionen unwahrscheinlich ist; die Wirkungen müssen irgendwie indirekt zustande kommen, während der zugeführte Kalküberschuß vermutlich rasch in die Knochen geht. Ähnliches glauben SIEBURG und KESSLER. Am prägnantesten hat die Frage wohl GÖPPERT formuliert: „Wir besitzen im Kalk bestimmt nicht das Heilmittel der Spasmophilie, sondern ein wichtiges Hilfsmittel zur Heilung der Krankheit und zur Abwehr der aus ihr entspringenden Gefahren. Mit der Frage, inwieweit Spasmophilie mit gestörtem Kalkstoffwechsel zu tun hat, ist diese Therapie nie in Verbindung zu bringen" (zitiert nach BACHENHEIMER).

Wichtiger erscheint es uns hervorzuheben, daß die bei langdauernder Verabreichung von Calcium, vor allem in Verbindung mit Lebertran hervortretenden guten Wirkungen und dauernden Heilungen der Spasmophilie uns tiefere Einblicke in die pathogenetische Störung dieser Affektion gestatten (FRANK und SCHLOSS, SCHLOSS). Die Auffassung von FREUDENBERG und KLOCMAN, daß es sich bei der Lebertranwirkung um eine Erhöhung der oxydativen Kräfte des Organismus handelt, daß also bei der Spasmophilie es sich um eine Störung der oxydativen Funktionen dem Fett gegenüber als wichtigen ätiologischen Faktor handelt, findet ihre Bestätigung in Arbeiten von LIEFMANN (Vermehrung des Acetons im Urin Spasmophiler) und von ORGLER, der feststellt, daß, je oleinreicher ein Fett ist, das dem Säugling zugeführt wird, desto größer die im Blute kreisende Kalkmenge werden kann. Auch diese letztgenannten Anschauungen müssen uns darauf hinweisen, daß der ätiologische Faktor der Spasmophilie nicht im Kalk, bzw. im Kalkdefizit allein gesucht werden kann, sondern in einer Korrelationsstörung mit anderen Metallgruppen.

Dieser Fehler der einseitigen Betrachtungsweise einer Gruppe wurde meist von den Autoren, die die erregbarkeitssteigernde Wirkung der Alkalien studierten, nicht gemacht und bei aller Hervorhebung dieses letzteren Momentes doch immer auf den Antagonismus: Alkalien und Erdalkalien hingewiesen. Schon MC. CALLUM und VOEGTLIN beobachteten bei parathyreoidektomierten Tieren die erregbarkeitssteigernde Wirkung der Kaliumsalze. LUST sowohl wie ZYBELL konnten an spasmophilen Kindern diese Angaben bestätigen, eine Tatsache, an der die neuesten Untersuchungen von WETZEL wohl kaum etwas ändern dürften. Auch FRANK nahm eine erregbarkeitssteigernde Wirkung der Alkalien, bzw. eine Störung der Korrelation Alkalien: Erdalkalien an, allerdings auf dem Umwege der Guanidinvergiftung. Auch GRULEE sah nach großen Dosen von Kalium- und Natriumsalzen Erregbarkeitssteigerung. WERNSTEDT, der anscheinend in seinen ersten

Arbeiten an ein rein exogenes Moment im Sinne einer schädigenden Wirkung der Kaliumsalze der Kuhmilchmolke dachte, kommt in seiner letzten großen Arbeit (Acta pediatr.) doch zu der etwas resignierten Anschauung, daß aus seinen Untersuchungen keine anderen Schlüsse gezogen werden können, als „daß die Kuhmilch bei schon spasmophilen Kindern (im Original nicht gesperrt!) einen steigernden Einfluß auf die Symptome ausübt und zwar hauptsächlich durch die in der Kuhmilch vorhandenen. Salzmischungen. Aber gleichzeitig lassen sie uns erkennen, daß ein wesentlicher, vielleicht der wesentlichste Ausdruck für die Störung, die der Spasmophilie zugrunde liegt, eine Veränderung der Relation zwischen den Alkalien und Erdalkalien des Organismus oder gewisser seiner Gewebe ist." NASSAU kommt zu ähnlichen Schlüssen. JEPPSSON glaubt, lediglich durch Zufuhr von Alkaliphosphaten sämtliche Symptome der Tetanie hervorrufen zu können. Er hält diese durch rein äußere Einwirkung hervorgerufenen Bilder nicht als bedingt durch eines der beiden Ionen allein, da sowohl mit anderen Kaliumsalzen als auch mit Natriumphosphat Erregbarkeitssteigerung gefunden wurde, hält aber doch die P_2O_5-Anhäufung im Organismus für das wesentlich wirksame Moment, ein Befund, der in Arbeiten von ELIAS und WEISS über die Erhöhung des anorganischen und des gesamten Phosphors im Serum von Tetaniekranken anscheinend Bestätigung findet, von CALVIN und BOROVSKY aber nicht erhoben werden konnte.

Diese Versuche leiten fließend über zu den Ergebnissen jener Arbeiten, die sich mit der Höhe der Wasserstoffionen-Konzentration im Blute der Tetaniker befassen. Ausgangspunkt dieser Studien ist die Entdeckung von GRANT und GOLDMANN, die Überventilationstetanie betreffend, als deren Folge die genannten Autoren eine Alkalose annehmen. Unter deren Einfluß kommt es zu einer Beschlagnahme eines Teiles des Calciums, dadurch zu einem Überwiegen der erregbarkeitssteigernden Kationen Natrium und Kalium. FRANK, COLLIP und JARLÖV schließen sich dieser Anschauung an, letzterer unter Betonung der Meinung, daß diese Alkalose nicht primär von Kalium und Natrium hervorgerufen sein könne, sondern von den Ammoniumbasen verursacht zu sein scheine. Umgekehrt hat wieder ELIAS durch perorale Verabreichung von Säuren, also durch Hervorrufung einer Azidose tetanische Erscheinungen erzeugt, die durch Zufuhr von Alkali glatt kupiert werden konnten. SCHEER wiederum heilte Tetanie durch Verabfolgung von mit geringen Mengen von HCl versetzter Kuhmilch. Die gute Wirkung sieht er in zwei Momenten, einmal dadurch, daß die HCl eine erhöhte Löslichkeit und daher bessere Resorbierbarkeit der Calciumsalze bewirkt (also Calciumwirkung), außerdem nimmt die Phosphorsäure, die unter dem Einfluß der HCl in vermehrter Menge durch die Niere ausgeschieden wird, lösliche Natrium- und Kaliumsalze mit sich und vermindert dadurch die erregend wirkenden Ionen. FREUDENBERG und GYÖRGY betonen ebenfalls, daß bei Tetanie eine alkalotische Tendenz des Stoffwechsels besteht, bei dem Phosphat zurückgehalten und NH_3 in verminderter Menge ausgeschieden wird. Ein Beweis für die Richtigkeit ihrer Anschauungen sehen sie in der guten Wirkung eines exquisit azidotisch wirkenden Mittels bei Tetanie, des Ammoniumchlorids. Die Schlußfolgerungen von BERENDT und FREUDENBERG über die Angriffspunkte der tetanigenen Reize erscheinen noch hypothetisch. Hauptsächlich GYÖRGY hat in letzter Zeit in zahlreichen Arbeiten diese Auffassung der Spasmophilie als Alkalose zu stützen versucht, indem er bei Tetanie verringerte Säureausscheidung im Urin nachwies, und gemeinsam mit VOLLMER zeigen konnte, daß auch die Guanidinvergiftung durch Säurezufuhr günstig beeinflußt wird. FRANK, NOTHMANN und ihre Mitarbeiter GUTTMANN und WAGNER haben sich im wesentlichen diesen Auffassungen angeschlossen, während NELKEN bei der Guanidinvergiftung sogar Vermehrung des Blutkalkes findet, und LORENZ die Auffassung GYÖRGYs, daß die Ca-Wirkung nur auf dem Umwege über eine Säurewirkung zu erklären sei, bekämpft und die direkt erregbarkeitsmindernde Wirkung des Ca für das Wesentlichste hält — womit natürlich die ganze Alkalose-Theorie fallen würde. ELIAS, der ursprünglich die tetanigene Wirkung lediglich der Säurezufuhr verfocht, kommt jetzt mit seinen Mitarbeitern KORNFELD und WEISSBARTH zu dem Ergebnis, daß es sich bei der Tetanie nicht um eine isolierte Störung der Säureausscheidung, sondern um eine allgemeine Störung des Wasser- und Mineralstoffwechsels handelt. PORGES und ADLERSBERG haben in neuester Zeit bei Überventilationstetanie von Erwachsenen die Alkalosis, d. h. die Herabsetzung der CO_2-Spannung im Blute gasanalytisch nachgewiesen. Auch sie konnten durch ein azidotisch wirkendes Mittel, nämlich einbasisches Ammonphosphat, tetanische Erscheinungen zum Verschwinden bringen und erklären die von JEPPSSON gefundenen tetanigenen Wirkungen seiner Alkaliphosphatgaben einfach durch Alkaliwirkungen, da JEPPSSON Binatrium- bzw. Kaliumphosphat verabreicht hatte. PORGES hebt aber selbst hervor, daß die Tetanie durchaus nicht einer Alkalosis gleichzusetzen ist, daß aber eine dekompensierte Alkalose eine latente Tetanie manifest machen kann. In letzter Linie wäre es der Mangel an physiologisch wirksamem Kalk, der die Tetanie macht, eine Ansicht, der sich BLÜHDORN neuerdings anschließt.

Damit stehen wir vor einer schier unentwirrbaren Fülle von Tatsachen, die zum Teil aneinander vorbei, zum Teil einander diametral entgegenlaufen. Wir wissen noch nicht, was Ursache ist, was Wirkung, was primär ist, was sekundär. Einseitige Methoden und einseitige Betrachtungsweise können da nicht weiterhelfen. Machen wir uns einmal von dem Gedanken frei, daß es verschiedene Tetanien gebe, halten wir daran fest, daß die menschliche Spasmophilie eine Konstitutionsanomalie ist, und daß alles andere, die parathyreoprive, die Guanidin-, die Überventilationstetanie samt allen ihren kleineren Anhängseln künstlich erzeugte Gebilde sind, die entweder von der Natur oder von uns selbst hervorgerufen werden, und die mit vielen an ihnen gefundenen Tatsachen und Versuchsergebnissen sehr wohl geeignet sind, unsere Anschauungen über das Wesen der menschlichen Tetanie zu erklären und zu festigen, und suchen wir den gemeinsamen Nenner aller Tetanieformen zu finden, so kommen wir nach Weglassung alles klinischen und experimentellen Beiwerkes immer wieder zu einer gesicherten Tatsache — das ist die Störung des Mineralstoffwechsels im Sinne eines Überwiegens der Alkalien über die Erdalkalien. Wir finden das bei der parathyreopriven Tetanie ebenso wie bei der Ammoniumbasen- und Überventilationstetanie als Folge der Beschlagnahme von freien Calciumionen und dadurch Überwiegens der freien Kalium- und Natriumionen, wir finden es weiter bei allen künstlich hervorgerufenen Alkalosen, sei es durch Überventilation, sei es durch Zufuhr alkalotisch wirkender Agenzien, und müssen daraus den Schluß ziehen, daß die Alkalose nicht das primäre Moment darstellt, sondern, als so vielen auf die verschiedenste Weise hervorgerufenen Tetanieformen gemeinsames Merkmal, als solche auch schon eine Folgeerscheinung darstellt. Den primären Faktor werden wir in der Störung des Mineralstoffgleichgewichts zu suchen haben[1]).

Wenn wir uns daraufhin nach wirklich gesicherten Tatsachen umsehen, so kommen wir zu folgenden Resultaten. Als einziger bisher unwidersprochener Befund bei der menschlichen Spasmophilie steht derjenige ASCHENHEIMS fest, daß im Gehirn Spasmophiler der Quotient $\frac{\text{Alkalien}}{\text{Erdalkalien}}$ zu ungunsten der Erdalkalien verschoben ist. Weiter wurde durch die mit einwandfreier Methodik angestellten Untersuchungen von KRAMER, TISDALL und HOWLAND festgestellt, daß bei jeder manifesten Spasmophilie der Ca-Gehalt des Blutserums erniedrigt, der K-Gehalt erhöht ist. Als weiterer, sehr wichtiger Befund müssen ferner die Feststellungen von REISS betrachtet werden, der die Reihe der Alkalien und Erdalkalien auf ihre erregbarkeitssteigernden Wirkungen untersucht hat. Er fand, daß das Calcium das einzige der untersuchten und für den tierischen Organismus wesentlichen Kationen ist, das gleichzeitig die Erregbarkeit herabsetzt und die Polwirkung umkehrt. Es ist also das einzige Salz, dessen Verminderung allein genügt, um beide Symptome der Spasmophilie hervorzurufen, die Übererregbarkeit und das Vortreten der Kathodenöffnungszuckung. Die anodische Übererregbarkeit wird dagegen durch einen Calciummangel nicht erklärt. Einige Symptome, besonders das Sinken der Anodenschließungszuckung in gewissen Fällen, stimmen nicht mit der Annahme eines Calciummangels als einzige Ursache der Spasmophilie überein. REISS schließt daraus, daß zur Herabsetzung des Calciumgehalts noch die Veränderung eines anderen Bestandteiles hinzukommen muß, um die Symptome restlos zu erklären. Die Wirkung des Calciums ist durchaus abhängig von seiner quantitativen Beziehung zu den an-

---

[1]) An diesen Feststellungen können die jüngsten Beobachtungen OCKELS (Arch. f. Kinderheilk. 73, H. 4) über die Nichtbeeinflussung der elektrischen Erregbarkeit durch Zufuhr saurer oder alkalischer Valenzen in der Nahrung nichts ändern.

deren Salzen, und jede Veränderung dieser letzteren kann die Verhältnisse verschieben.

Ein helles Streiflicht auf diese Fragen werfen die neuen Untersuchungen von FREUDENBERG und GYÖRGY. Beim Einlegen von Knorpelmasse in $CaCl_2$-Lösung zeigt sich Calciumbindung, die eine Funktion der Wasserstoffionen-Konzentration ist. Bei saurer Reaktion tritt geringe oder gar keine Bindung ein, je alkalischer die Lösung, desto stärker die Bindung. Bei Gehirnrinde ergaben sich ähnliche Verhältnisse, wenn auch nicht in so hohem Grade. Die Autoren schließen eine Deutung der Befunde als Adsorption aus. Es wird angenommen, daß der Calciumbindung eine Alkaliverdrängung entspricht. Mit Recht messen die Autoren diesem Vorgang eine grundlegende Bedeutung für den biochemischen Antagonismus der Alkalien und Erdalkalien bei. Nun ergibt sich aber die Frage: Ist diese im Modellversuch willkürlich herbeigeführte Veränderung der P_H bei der kindlichen Spasmophilie (dieselben und andere Autoren haben ja, wie oben gezeigt wurde, Alkalose bei Tetanie nachgewiesen) Ursache oder Folge des pathogenetischen Prozesses? Ist nicht der Vorgang bei der spontanen kindlichen Spasmophilie die Umkehr des hier gemachten Experiments? Ist nicht das Überwiegen der hauptsächlich an Cl gebundenen Alkalien über die vorwiegend an P_2O_5 gebundenen Erdalkalien der primäre, die Veränderung der P_H nach der alkalischen Seite hin der sekundäre Vorgang? Ein Gegenbeweis wurde bis jetzt nicht erbracht.

Eine Stütze für diese Betrachtungsweise finden wir in einer Arbeit von ARON, die allerdings zu ganz anderen Zwecken unternommen wurde, die aber vielleicht gerade deswegen um so objektiver die Verhältnisse beleuchtet. Die Versuche ARONS wurden unternommen, um die Stickstoff- und Mineralstoffverluste im Hunger zu studieren. Verwendet wurden neben einem Falle von alimentärer Intoxikation drei darmgesunde spasmophile Kinder mit manifester Tetanie, bei denen aus therapeutischen Gründen eine 3—4tägige Hungerkur angewendet wurde. Die Stoffwechselversuche ergaben nun: „Der in absoluten Zahlen verhältnismäßig große Verlust an P_2O_5 ist im Vergleich zum P_2O_5-Bestand des Körpers gering, bei dem die Hauptmenge P_2O_5 im Kalkphosphat der Knochen deponiert ist. Ungleich größer erscheint der Alkaliverlust, besonders der Verlust an Kalium.“ „An jedem Hungertag werden über 2 % des gesamten Kaliumbestandes im Urin ausgeschieden. Die absoluten Werte für die Verluste an Natrium sind geringer als die an Kalium, auch der Verlust an Cl ist nicht allzu bedeutend und beträgt für jeden Hungertag weniger als 1 % des gesamten Cl-Bestandes.“ Weiter: „Unsere Versuche ergaben, daß verhältnismäßig wohlgenährte Kinder im Hunger vom ersten Hungertag ab wesentlich mehr Kalium als Natrium ausschieden, also sogleich Alkaliverluste erleiden, die denen bei schweren Gewichtsverlusten entsprechen.“ (Im Original gesperrt!) „Da sich der größte Teil des Kaliumbestandes in den Körperzellen findet, der Körper also Kalium fast ausschließlich durch Zerstörung der Kalium enthaltenden Zellen herzugeben vermag, können wir die Größe der Kaliumausscheidung geradezu als Maßstab des Zellmaterialverbrauchs ansehen. Es ergibt sich nun, daß die drei spasmophilen, ganz gut genährten und leidlich gediehenen Kinder täglich über 2% ihres gesamten Kaliumbestandes verlieren, das Kind Er. z. B. in der 4 tägigen Hungerperiode etwa 10% seines Kaliumbestandes einbüßt. (Im Original gesperrt!) Derartige Abgaben sind nur möglich, wenn im Körper ganz beträchtliche Mengen Körpergewebe eingeschmolzen werden, und wir können aus diesen Befunden ermessen, einen wie schwerwiegenden Eingriff in den Zellbestand des Körpers eine mehrtägige Hungerkur darstellt."

Aus diesen Analysenzahlen Arons läßt sich wohl noch anderes ableiten. Wenn tatsächlich spasmophile und, wie Aron selbst wiederholt anführt, gut genährte und gut gedeihende Kinder, die auch, soviel aus den beigefügten Krankengeschichten hervorgeht, während des 3—4 tägigen Versuchs keine Gewichtsverluste erleiden, im Laufe dieser Zeit 10% ihres gesamten Kaliumbestandes verlieren, so läßt sich doch daraus viel eher schließen, daß bei eben diesen Kindern offenbar mehr Kalium disponibel war, daß dieses Kalium vielleicht nicht nur oder fast ausschließlich an die Körperzellen gebunden, sondern vielleicht auch in den Gewebsflüssigkeiten vorhanden war. Mit einem Worte, wir hätten gegenüber der Norm, für die die Erwägungen Arons gewiß zutreffen, bei Spasmophilie einen Überschuß an (freien?) Kaliumionen zu fordern. Mit dieser Annahme ließe sich auch zwanglos die früher immer geübte und auch in einem Teil der von Aron angestellten Versuche wirksame Hungerkur bei Tetanie erklären.

Als weitere Stütze der Anschauung, daß es sich bei der Spasmophilie nicht lediglich um Calciummangel, sondern auch um ein primäres Überwiegen der Alkalien handelt, muß die Ödemfrage kurz gestreift werden. Es ist im höchsten Grade wahrscheinlich, daß es sich bei den Ödemen der schweren Tetaniker um lokale Gewebsveränderungen handelt in dem Sinne, „daß neben einer relativen Kalkarmut im Zwischenzellwasser eine Anreicherung von Chlor und Alkalien daselbst stattfindet" (Bossert). Ließen schon die Arbeiten von Reiss diesen Zusammenhang zwischen Ödem und Übererregbarkeit durch Vermittlung nicht von Calciummangel, sondern von Alkalianreicherung vermuten, so wurde diese Annahme durch einen illustrativen, von Lust beobachteten Fall bestätigt. Die elektrische Übererregbarkeit war in diesem Falle in exquisiter Weise abhängig von dem Auftreten von Ödemen, und zwar betraf diese hauptsächlich die anodische Übererregbarkeit, die jedesmal höchstgradig notiert wurde, wenn Ödeme auftraten. Zulagen von NaCl wirkten aber nicht sehr provozierend, dagegen in mehreren Fällen ausgesprochen Kalium, und zwar KCl.

Daß es sich also bei der Spasmophilie um eine Verschiebung des Ionengleichgewichts zwischen Alkalien und Erdalkalien handelt, dürfte nach dem Vorhergegangenen nicht mehr zweifelhaft sein. Daß die Verhältnisse nicht einfach liegen, wissen wir ja seit den grundlegenden Versuchen von Loeb und seiner Schule. Daß die Wirkung der einzelnen Ionen in ihrem Ausmaße stark abgeändert, ja bisweilen durch normale oder pathologische Produkte des Stoffwechsels oder der inneren Sekretion geradezu umgekehrt werden können, lehren die neueren Untersuchungen an Tieren, einzelnen überlebenden Organen (Herz, Darm usw.) und an Modellen (Zondek, Trendelenburg und Goebel, Fröhlich und Pick, Hirschfeld, Rosenmann). Es ist weiter nach dem Gesagten klar, daß es unnütze Arbeit bedeuten würde, wenn man weiter versuchen wollte, durch Anwendung falscher oder einseitiger Methoden das komplizierte Problem lösen zu wollen, ebensowenig wie dies gelingen kann, wenn man die im Tier- oder Menschenexperiment willkürlich hervorgerufenen, mit der menschlichen Tetanie sicher große Ähnlichkeiten aufweisenden Erscheinungen in der Pathogenese voranstellt.

Und so mag es gerechtfertigt erscheinen, eine **Arbeitshypothese** aufzustellen, die dahin lautet: **Die kindliche Spasmophilie ist eine Konstitutionsanomalie, bedingt durch eine primäre Störung des Gleichgewichts der freien Alkali- und Erdalkaliionen mit starkem Überwiegen der ersteren und Zurücktreten der letzteren.** Änderung der P_H-Konzentration von Blut, Säften und Gewebe, Erscheinen von giftigen Stoffwechselprodukten (Aminobasen usw.) sind erst dadurch sekundär bedingt. Ob diese Störung des Ionengleichgewichts durch den Ausfall der Nebenschilddrüsenfunktion oder die Störung mehrerer endokriner Drüsen bedingt ist, bleibt fraglich und verschiebt die Fragestellung natürlich nur um eine Etappe nach rückwärts.

Es wird Aufgabe der künftigen Forschung sein, diese Hypothese zu stützen — eine Aufgabe, zu der beizutragen wir uns vorbehalten.

h) Die Neuro- und Psychopathie in ihren Beziehungen zur Ernährung.

Hier sollen nur kurz jene Bilder beschrieben werden, die in Abhängigkeit von einer Über- oder Untererregbarkeit des Nervensystems sich im Magen-Darmkanal abspielen oder durch Veränderungen der Ernährung bedingt sind oder Veränderungen des Ernährungszustandes hervorrufen. Da ihre Entstehung durch konstitutionelle Veränderungen des Erregbarkeitszustandes eines Teiles oder des ganzen Nervensystems unbestritten ist, ihre klinische Symptomatologie als bekannt vorausgesetzt werden darf, kann die Darstellung in aller Kürze erfolgen.

Durch Steigerung der Motilität im Bereich des Magen-Darmkanals auf nervöser Basis hervorgerufen sind Erbrechen und „Durchfälle" bei gewissen Brustkindern. Die einschlägigen Verhältnisse wurden schon oben unter der Rubrik „schlecht gedeihende Brustkinder" und Hypogalaktie besprochen. Es sei hier nochmals auf das manchmal pylorospasmusartige Erbrechen hungernder Brustkinder hingewiesen, das bei reichlicher Ernährung sofort verschwindet. Ursprünglich nur von französischer Seite erkannt (Variot), ist die Auslösung von Erbrechen und vermehrten Stühlen unter dem Einfluß einer gesteigerten Erregbarkeit des Nervensystems heute nicht mehr abzuleugnen.

Ebenso klar wird es allmählich, daß sich die Unterschiede zwischen habituellem und unstillbarem Erbrechen und Pylorospasmus nicht mehr so scharf trennen lassen wie früher. Die Unterschiede sind lediglich quantitativer und zeitlicher Natur. Jeder Reiz, sei es Unter- oder Überernährung, sei es Luftschlucken oder Hypermotilität oder Hypersekretion des Magens ist geeignet, bei einem sensiblen Kinde Erbrechen auszulösen. Und es wird dann nur eine Frage der Dauer dieses Zustandes bzw. der Masse des Erbrochenen sein, um es als habituelles oder unstillbares Erbrechen zu bezeichnen.

Auch in der Pylorospasmusfrage, die so viele Jahre strittig war, beginnt sich allmählich die Erkenntnis zu festigen, daß das Primäre der Spasmus ist. Die Hypertrophie wird von CZERNY-KELLER als gelegentliche Hyperplasie der Muskulatur bei dem ursächlich wirkenden Kontraktionszustand des Pylorus bezeichnet. FINKEL-STEIN, der ursprünglich einen Pylorospasmus ohne Stenose leugnete, anerkennt neuerdings dieses Vorkommen und meint, daß es sich am wahrscheinlichsten um einen Spasmus im primär und kongenital hypertrophischen Pylorus handelt (neuere Literatur bei WERNSTEDT und FINKELSTEIN), lehnt aber die Arbeitshypertrophie ab. Wie immer dem sei, eine konstitutionelle Übererregbarkeit des Nervensystems spielt beim Zustandekommen des Pylorospasmus zweifellos die Hauptrolle (REDLIN).

Daß das Gleiche für den ungleich selteneren und meist bei älteren Kindern vorkommenden Kardiospasmus gilt, ist selbstverständlich (GÖPPERT, BECK).

Dagegen ist bei der Rumination noch ein psychischer Faktor beteiligt (neuere Literatur bei MAYERHOFER, HULDSCHINSKY, LUST, ASCHENHEIM, CURSCHMANN, SCHIPPERS, BERNHEIM-KARRER, PEISER, LANDÉ, STERN, GÖTT). Eine erbliche Veranlagung hat CURSCHMANN nachgewiesen, indem von sechs Fällen von Rumination zwei in der Aszendenz dasselbe Vorkommnis zeigten. Das von YLPPÖ angenommene Luftschlucken kann wohl nur als gelegentlich auslösende Ursache angenommen werden, während das von den meisten Autoren angenommene habituelle Erbrechen oder ein Pylorospasmus wesentlich häufiger den ersten Anstoß zur Rumination geben. Das Wesentliche trifft wohl GÖTT, wenn er sagt, daß die Rumination das Festhalten dieses „lustbetonten" Komplexes auf psychischer Grundlage ist. Anders kann man das mit SEMON ausdrücken, der sagt, „daß bei der Rumination ein mnemisches Phänomen, nämlich die Wiedererweckung (Ekphorie) eines gelegentlich entstandenen und durch häufige Wiederholung ins Pathologische gesteigerten Dispositionskomplexes (Engrammkomplexes) vorliegt. Beim häufigen Schütten bzw. Erbrechen kommt es zunächst zum zufälligen Wiederverschlucken heraufgebrachter Nahrungsteile; diese simultanen bzw. sukzessiven Erregungsvorgänge lassen einen simultanen Engrammkomplex zurück, der sich durch häufige Wiederholung so verstärken kann, daß die bloße Wiederkehr eines Teiles des bedingenden Erregungsimpulses — hier die durch die Magenfüllung ausgelöste motorische Funktionsstörung des Magens — genügt, um den ganzen Engrammkomplex: Regurgitieren, Wiederverschlucken in endloser Wiederholung zu ekphorieren".

Eine weitere Affektion, deren Entstehung auf neurogenkonstitutioneller Basis anerkannt ist, ist die Colitis membranacea. Das klinische Bild in seinen beiden bekannten Formen, die Entleerung von häutigen Fetzen, welche harten oder geformten Stuhl umhüllen, und das anfallsweise Auftreten dieser häutigen Membranen gleichzeitig mit Schmerzen, Spasmen, allenfalls auch Durchfällen, ist bekannt. Ich darf noch hinzufügen, daß ich mehrmals Fälle beobachten konnte, wo diese letztere anfallsweise auftretende Form gleichzeitig mit starken Eruptionen von frischem Strophulus stattfand, und einen Fall, wo neben diesen beiden Affektionen gleichzeitig ein schwerer asthmatischer Anfall auftrat. Die gemeinsame neurogene Entstehung dieser drei Affektionen, das Zurücktreten des „exsudativen" Momentes wird durch dieses Vorkommnis scharf beleuchtet.

Gegenüber diesen Steigerungen des Erregungszustandes bzw. des Tonus des Magen-Darmnervensystems stehen die Herabsetzungen desselben durchaus im Hintergrund. Es kommen hier nur zwei Affektionen in Betracht, das sind gewisse Formen der habituellen Obstipation und gewisse Formen des Anusprolapses. Eine auf konstitutioneller Basis beruhende Herabsetzung des Tonus der Darmmuskulatur und dadurch bedingte Obstipation werden wohl anzunehmen sein, wenn alle anderen Formen der wirklichen und scheinbaren Obstipation auszuschließen sind, also vor allem solche durch Fehler des Ernährungsregimes, durch Unterernährung, durch Ernährungsstörung (Milch- und Mehlnährschaden), auch jene Bilder bei „gut ausnützenden Brustkindern", die noch ebensoviel Nahrung zu sich nehmen, um dabei gut an Gewicht zuzunehmen, aber doch nicht so viel, um täglich einen Stuhl zu produzieren, ferner die Obstipation bei schlaffen Rachitikern und Myxödematösen und schließlich jene Formen bei älteren Kindern, wo die Stuhlentleerung willkürlich gehemmt wird, sei es aus Zerstreutheit, sei es, weil entweder eine schmerzhafte Affektion am Darmausgang besteht (Rhagade, Fissur usw.) oder einmal bestanden hat und der „psychische Überbau" der willkürlichen Stuhlverhaltung noch fortbesteht, trotzdem die auslösende Ursache längst beseitigt ist, ferner jene Formen von Obstipation, für die eine mangelhafte Tätigkeit der Bauchpresse (große Nabelhernie, Diastase der Mm. recti) verantwortlich gemacht werden muß. Es gibt aber zweifellos Fälle von langdauernder Obstipation bei Brust- sowohl wie bei künstlich, quantitativ und qualitativ vollständig richtig ernährten Kindern, für die nur eine „Atonie", eine auf konstitutioneller Basis beruhende Herabsetzung des Tonus der Darmmuskulatur als Ursache angeschuldigt werden muß. Nach meinen Erfahrungen betreffen diese Fälle merkwürdigerweise gerade meist Kinder vom muskulären Typus.

Daß gewisse Formen des Analprolapses (nicht alle) auf eben derselben Basis beruhen können, was wichtige Fingerzeige für die Therapie gibt, wurde von der Czernyschen Schule immer wieder behauptet und auch nachgewiesen.

An Störungen, die der sensorischen Sphäre des Nervensystems im Bereiche des Verdauungstraktes angehören, wären alle jene Erscheinungen zu erwähnen, die im Kapitel des „sensiblen Kindes" einen so breiten Raum einnehmen und jedem Kinderarzt in erdrückender Monotonie täglich vorgeführt werden. MORO hat erst kürzlich in einem Fortbildungsvortrag mit Geist und Humor diese Dinge dargestellt. Hierher gehören schon die Stillschwierigkeiten der sensiblen Brustkinder, die „brustscheuen" und die trinkfaulen Kinder. Die Kinder, welche beim Übergang von Brust zur Flasche die größten Schwierigkeiten machen, die jedem neuen Geschmacks- oder Berührungsreiz den hartnäckigsten Widerstand entgegensetzen, was sich besonders beim Übergang zur gemischten Kost geltend macht, Kinder, die in der Einhaltung gewisser psychischer Bedingungsreflexe eine unerhörte Mannigfaltigkeit darbieten (Essen nur aus bestimmten Gefäßen, in bestimmten Räumen und Körperhaltungen, bei bestimmten Personen usw.) und die das Hauptkontingent der überhaupt schlecht oder nicht essenden kaufaulen Kinder ausmachen. HOCHSINGER hat schon vor vielen Jahren auf diese immer aus nervösem Milieu stammenden Kinder und die psychogen bedingte, bei langdauernder Unterernährung resultierende „Dystrophia neurotica" aufmerksam gemacht, ebenso BIRK, PFAUNDLER und ASCHENHEIM. GOETT hat gezeigt, daß durch eine solche langdauernde psychogene Perseveranz auf Milchkost, die nur aus der Flasche genommen wurde und die bis zum 13. Lebensjahr fortgesetzt wurde, durch eine zwar kalorisch ausreichende, aber qualitativ einseitige Ernährung Unterernährung nach Länge und Gewicht und Anämie resultierte.

Eine weitere konstitutionelle Störung, auf abnormem Verhalten des sensiblen Darmnervensystems beruhend, sind die sogenannten Nabelkoliken, ursprünglich von WERTHEIMBER beschrieben, von FRIEDJUNG aber eigentlich erst in ihrer neurogenen Genese richtig gewürdigt und gegen die Einwände von chirurgischer Seite (BÜDINGER führt die Nabelkoliken auf Diastase der Mm. recti zurück, KÜTTNER auf Appendicitis) verteidigt. KNOEPFELMACHER und BIEN gebührt das Verdienst, das Krankheitsbild gegen die in Betracht kommenden organischen Erkrankungen differential-diagnostisch abgegrenzt zu haben, wie Tuberkulose des Peritoneums, Gallensteine, Appendicitis, Aura bei Epilepsie, Colitis mucosa, angeborene Abnormitäten, Meckelsches Divertikel, Ulcus ventriculi et duodeni. Demgegenüber ist zu sagen, daß die sogenannten Nabelkoliken nur als neurogen bedingtes Symptom aufgefaßt werden dürfen, das durch die verschiedensten, sowohl nach Intensität als Lokalisation unspezifischen Reize bei hierzu entsprechend disponierten Kindern ausgelöst werden kann; dazu genügt natürlich unter Umständen eine leichte Obstipation, eine leichte Flatulenz, Dinge, die der Untersuchung entgehen oder entgehen können und die uns veranlassen, die Nabelkoliken als „idiopathisch" aufzufassen. Ich bin aber eher geneigt, anzunehmen, daß für die Auslösung des Krankheitsbildes immer irgendein organisch bedingter Reiz notwendig ist, der nur manchmal so geringfügig ist, daß er unserer Untersuchung entgeht und in gar keinem Verhältnis zu der subjektiven „Überreaktion“, wie sie das immerhin imponierende Bild des sich in Schmerzen windenden, verfallenen, halonierten Kindes darstellt, steht. In dieser Ansicht werde ich bestärkt durch die Beobachtung, daß Kinder, deren Nabelkoliken ich seit Jahren kannte, bei Eintritt schwerer organischer Affektionen zunächst ebenfalls Nabelkoliken bekamen.

Der Zufall wollte es, daß vor kurzer Zeit zwei derartige Fälle von mir beobachtet werden konnten. In einem Falle, ein 8jähriges Mädchen betreffend, das wiederholt seit seinem 3. oder 4. Lebensjahr schon Nabelkoliken gehabt hatte, handelte es sich um eine beginnende Spondylitis der unteren Brustwirbelsäule. Bei dem anderen Falle, ein 4jähriges Mädchen betreffend, bestanden Nabelkoliken seit 2 Jahren, die aber monatelang aussetzten. In der letzten Zeit vor Eintritt der dauernden Beobachtung hatte sie wiederholt solche Anfälle gehabt, ohne daß ein organischer Befund bei dem überaus zarten und nervösen Kinde hätte erhoben werden können. Der letzte Anfall endete sogar mit einem Zusammenfallen auf offener Straße. Bei der sofort vorgenommenen Untersuchung fand sich ein recht großer Lebertumor, der sich im Laufe von monatelanger Beobachtung als gigantisches und unheimlich rasch wachsendes primäres Adenocarcinom der Leber entpuppte.

Zu den Krankheitsbildern, bei denen eine primäre Störung des Darmnervensystems zweifellos eine Hauptrolle spielt, gehört weiter der ursprünglich von Schütz beschriebene, später von Heubner als „schwere Verdauungsinsuffizienz jenseits des Säuglingsalters“ bekannte, von Herter nicht sehr glücklich als „intestinaler Infantilismus“ bezeichnete Symptomenkomplex. Wie Stolte hervorhebt, ist es das sehr sensible Nervensystem dieser Kinder, das bei an und für sich unbedeutenden Erkrankungen des Darmes ungewöhnlich stark reagiert, und daß diese abnorme Intensität der Reaktion schließlich zu schweren Ernährungsstörungen führt. Auch Blühdorn und Lichtenstein schließen sich dieser Auffassung an, wobei beide Autoren als Unterstützung für die neurogene Entstehungsweise des Krankheitsbildes noch hervorheben, daß mehrere der beobachteten Kinder an manifester Tetanie erkrankten, ebenso wie in einem schwersten Falle Heubners eine Tetanie im Verlaufe der Erkrankung manifest wurde. Gegenüber Herter betont Blühdorn jedoch, daß die in den stark sauren Stühlen auftretende grampositive Bakterienflora lediglich als acidophile Restflora zu betrachten ist, die ätiologisch mit der Darmerkrankung nichts zu tun hat. Denn, wie Tobler-Bessau richtig hervorheben, ist die Darmflora nicht eine Funktion des Säuglings, sondern eine solche der zugeführten Nahrung. Im übrigen rechnen diese Autoren die „schwere Verdauungsinsuffizienz“ zur Gruppe der Hypotrophie.

Schließlich muß noch eines Krankheitsbildes Erwähnung getan werden, das mit der größten Wahrscheinlichkeit ebenfalls auf konstitutioneller Übererregbarkeit des Nervensystems beruht, das ist die sogenannte Kuhmilchidiosynkrasie der Brustkinder. Von Czerny-Keller als solche nicht anerkannt, wurde sie von Schlossmann und Moro, Salge, Reis, Lust, Neuhaus und Schaub, Schricker, Rhonheimer, Wernstedt als Anaphylaxie gegen das Kuhmilcheiweiß aufgefaßt, während FINKELSTEIN, MEYER die Kuhmilchmolke als die Ursache ansehen, welche eine Läsion der Darmepithelien herbeiführt, auf Grund deren sowohl Fett und Zucker, sowohl der verabreichten Kuhmilch als auch der mit zur Wirkung gelangenden Frauenmilch zur Intoxikation Veranlassung gaben. Neuerdings weist HOLSTEIN auf die Wichtigkeit des Kaliumions hin, welches geeignet ist, gerade die wesentlichsten Symptome der Kuhmilchidiosynkrasie, wie Fieber, Durchfälle, Gewichtssturz und auch Spasmophilie zur Auslösung zu bringen. Es muß aber bei dem Zustandekommen des Krankheitsbildes zweifellos entweder eine allgemeine Minderwertigkeit der Konstitution oder hauptsächlich eine solche des Nervensystems hauptsächlich im Sinne einer Übererregbarkeit desselben mit im Spiele sein, da, wie FINKELSTEIN hervorhebt, sämtliche Kinder, die das Krankheitsbild aufwiesen, ganz allgemein gesprochen, der Klasse der Neuropathen angehörten. Tatsächlich hat eine ganze Reihe von Autoren auf diese Übererregbarkeit des Nervensystems als das Hauptmoment beim Zustandekommen der idiosynkrasischen Erscheinungen hingewiesen (NETER, FREUND, ZYBELL, HALBERSTADT, PARK). Hat doch sogar jüngst ASCHENHEIM bei einem einschlägigen Fall eine Idiosynkrasie gegen Frauenmilch in Erwägung gezogen. Bemerkenswerterweise haben H. FREUND und GOTTLIEB darauf aufmerksam gemacht, daß die abnorme Reaktionsfähigkeit gegen physiologische Reize oder gegen pharmazeutische Agenzien an die Wirkung von Zellzerfalls- und Abbauprodukten gebunden sind — eine Auffassung, die für die Idiosynkrasien gegen Arzneimittel ja ohne weiteres zutrifft. Für die Idiosynkrasien gegen Substanzen aber, denen kein Antigencharakter zukommt — und hierher müssen wir wohl die angeborene Kuhmilchidiosynkrasie rechnen, wo also sicher noch keine Kuhmilch früher gegeben wurde —, erwägen die Autoren aber, daß derartige quantitative Veränderungen der Empfänglichkeit einzelner giftempfindlicher Angriffspunkte durch eine konstitutionelle Steigerung des Zellabbaues in einzelnen Geweben zustande kommt.

Literaturverzeichnis.

ABELS, H.: Zeitschr. f. Kinderheilk. Bd. 5, S. 175. — Med. Klinik. 1919. Nr. 42.
— Wien. klin. Wochenschr. 1920. Nr. 41.

ABDERHALDEN: zit. nach W. SCHULZE.

ADLER: zit. nach W. SCHULZE.

ADLER, A.: Studie über Minderwertigkeit von Organen. Urban u. Schwarzen-
berg. 1907.

ALIKHAN, M.: Jahrb. f. Kinderheilk. Bd. 95, H. 1/2, S. 120.

AMBROŽIČ, M. und H. BAAR: Zeitschr. f. Kinderheilk. Bd. 27, S. 135.

AMBROŽIČ, M. und F. WENGRAF: Ebenda. Bd. 34, H. 1—4.

APERT et LEMAUX: Bull. de la soc. de pédiatr. de Paris. Bd. 15, S. 349. 1913.

ARON, H.: Jahrb. f. Kinderheilk. Bd. 86, S. 128. — Ebenda. Bd. 87, S. 273 u.
380. — Klin. Wochenschr. 1923. Nr. 8.

ASCHENHEIM, E.: Arch. f. Kinderheilk. Bd. 68, S. 131. — Monatsschr. f. Kinder-
heilk. Bd. 11, S. 269. — Zeitschr. f. Kinderheilk. Bd. 8, S. 161. — Ebenda.
Bd. 10, S. 503. — Jahrb. f. Kinderheilk. Bd. 79. — Ergebn. d. inn. Med. u.
Kinderheilk. Bd. 17. — Jahrb. f. Kinderheilk. Bd. 101, H. 5/6. — Zeitschr.
f. Kinderheilk. Bd. 34, H. 5/6, S. 351. — Dtsch. med. Wochenschr. 1923.
Nr. 3.

ASCHENHEIM, E. und L. KAUMHEIMER: Monatsschr. f. Kinderheilk. Bd. 10, S. 435.

ASCHNER, B.: Wien. klin. Wochenschr. 1908. Nr. 44.

AUERBACH, P.: Jahrb. f. Kinderheilk. Bd. 73, Erg.-H., S. 193.

BAAR, H.: Zeitschr. f. Kinderheilk. Bd. 27, S. 143. — Wien. klin. Wochenschr.
1922. Nr. 50.

BACHENHEIMEP: Monatsschr. f. Kinderheilk. Bd. 14, S. 184.

BAHRDT, H. und F. EDELSTEIN: Jahrb. f. Kinderheilk. Bd. 72, Erg.-Bd., S. 16.

BÁLINT, A.: Monatsschr. f. Kinderheilk. Bd. 23, H. 3.

BARTEL, J.: Status thymicolymphaticus und Status hypoplasticus. Deuticke 1912.

BARRETT, A. M.: Monatsschr. f. Kinderheilk. Bd. 19, H. 5, S. 448.

BASCH, K.: Jahrb. f. Kinderheilk. Bd. 64 und 68. — Monatschr. f. Kinderheilk.
Bd. 7, S. 541.

BATKIN, S.: Jahrb. f. Kinderheilk. Bd. 82, S. 103.

BAUER, J.: Dtsch. Arch. f. klin. Med. Bd. 107, S. 39. — Zeitschr. f. angew. Anat. u.
Konstitutionslehre. Bd. 6, S. 92. — Wien. klin. Wochenschr. 1912. S. 1780. —
Med. Klinik. 1923. Nr. 13. — Konstitutionelle Disposition zu inneren Krank-
heiten. 3. Aufl. Berlin 1924. — Vorlesungen über allg. Konstitutions- und
Vererbungslehre. 2. Aufl. Berlin 1923.

BAUER, K. H.: Dtsch. med. Wochenschr. 1922. Nr. 20. — Münch. med. Wochenschr. 1923. Nr. 1.

BECK, C.: Monatsschr. f. Kinderheilk. Bd. 9, S. 555. — Ebenda. Bd. 11, S. 468.

BECKER, J.: Zeitschr. f. Kinderheilk. Bd. 30, H. 1/2 und Bd. 34, H. 5/6.

BENEKE, F. W.: zit. nach J. BAUER.

BENFEY, A.: Monatsschr. f. Kinderheilk. Bd. 11, S. 421.

BENFEY, A. und H. BAHRDT: Zeitschr. f. Kinderheilk. Bd. 7, S. 481.

BENJAMIN, E. und A. REUSS: Jahrb. f. Kinderheilk. Bd. 67, S. 261.

BENJAMIN, K.: Jahrb. f. Kinderheilk. Bd. 96, H. 3/4. — Klin. Wochenschr. 1922.
Nr. 25. — Jahrb. f. Kinderheilk. Bd. 99, S. 28 und 147. — Ebenda. Bd. 102,
H. 1/4.

BENJAMIN: Münch. med. Wochenschr. 1923. Nr. 37, S. 1189.

BEREND, N.: Monatsschr. f. Kinderheilk. Bd. 12. — Ebenda. Bd. 14, S. 417.

BERENDT, H. und E. FREUDENBEG: Klin. Wochenschr. 1923. Nr. 20.

BERGMANN, E. und R. KOCHMANN: Ebenda. 1923. Nr. 23.

BERNHEIM-KARRER, J.: Zeitschr. f. Kinderheilk. Bd. 32, S. 34. — Jahrb. f. Kinderheilk. Bd. 62, S. 769.

BETTMANN: Münch. med. Wochenschr. 1898. Nr. 39.

BEUMER, H.: Zeitschr. f. Kinderheilh. Bd. 11, S. 111. — Dtsch. med. Wochenschr. 1921. Nr. 36.

BEUMER, H. und F. SCHÄFER: Zeitschr. f. Kinderheilk. Bd. 33, S. 34.

BEZOLD: Zeitschr. f. wissensch. Zoologie. Bd. 8, S. 487.

BIEDL, A.: Innere Sekretion. 4. Aufl.

BIELING, R.: Biochem. Zeitschr. Bd. 63, S. 95.

BINSWANGER, O.: Münch. med. Wochenschr. 1922. Nr. 39.

BIRK, W.: Monatsschr. f. Kinderheilk. Bd. 12, H. 1. — Ebenda. Bd. 14, S. 363.

BIRK, W. und A. ORGLER: Ebenda. Bd. 9, S. 544.

BISCHOFF: Zeitschr. f. rationelle Med. Bd. 20, S. 75.

BLEULER, E.: Münch. med. Wochenschr. 1921. Nr. 22.

BLISS, R. W.: Zeitschr. f. Kinderheilk. Bd. 2, S. 538.

BLOCH, C. E.: Ugeskrift f. Laeger. 1922. S. 1486. Ref. Münch. med. Wochenschr. 1923. Nr. 22, S. 720.

BLÜHDORN, K.: Zeitschr. f. Kinderheilk. Bd. 29, H. 1/2. — Klin. Wochenschr. 1922. Nr. 51. — Monatsschr. f. Kinderheilk. Bd. 21, S. 431. — Münch. med. Wochenschr. 1922. Nr. 33.

BLÜHDORN und OHLEMANN: Monatsschr. f. Kinderheilk. Bd. 18, H. 6.

BLUHM, A.: Arch. f. Rassen- u. Gesellschaftsbiol. Bd. 14, H. 1.

BODE, P.: Jahrb. f. Kinderheilk. Bd. 79, S. 438.

BÖRGER, F.: Zeitschr. f. Kinderheilk. Bd. 12, S. 161.

BOGEN, H.: Monatsschr. f. Kinderheilk. Bd. 6, H. 5.

BOJESEN: I. Nord. Kongr. f. Päd. Ref. Jahrb. f. Kinderheilk. Bd. 90, S. 370.

BOLLINGER: Korresp.-Blatt d. deutsch. anthrop. Ges. 1899. Nr. 10.

BONSMANN, K.: Dtsch. Zeitschr. f. Nervenheilk. Bd. 74, H. 5/6.

BORCHERS, E.: Münch. med. Wochenschr. 1921. Nr. 50.

BOSSERT O.: Berlin. klin. Wochenschr. 1920. Nr. 2.

BOSSERT, O. und R. GRALKA: Jahrb. f. Kinderheilk. Bd. 94, S. 145.

BOYD KAY: Monatsschr. f. Kinderheilk. Bd. 22, H. 1, S. 110.

BRINCHMANN, A.: Ebenda. Bd. 25, S. 53.

BROCQ: zit. nach EPSTEIN und NEULAND.

BROWN, A., J. F. MAC LACHLAN und ROY SIMPSON: Americ. journ. of dis. of childr. Bd. 19. 1920.

BRUCK: Monatsschr. f. Kinderheilk. Bd. 8, S. 8.

BÜDINGER: zit. nach KNOEPFELMACHER und BIEN.

BULL, L. B.: Ref. Zentralbl. f. d. ges. Kinderheilk. Bd. 13, S. 253. 1923.

BUNGE: zit. nach ENGEL.

CALLUM, MC. und VOEGTLIN: Ergebn. d. inn. Med. u. Kinderheilk. 1913.

CALVIN, J. K. und M. P. BOROVSKY: Americ. journ. of dis. of childr. Bd. 23, S. 238.

CAMERER, W., JUN.: Zeitschr. f. Biol. Bd. 39, 40, 43.

CAMERER, W., SEN.: Jahrb. f. Kinderheilk. Bd. 18, S. 253. — Ebenda. Bd. 36, S. 249. — Ebenda. Bd. 53, S. 38.

CANNON: Dtsch. med. Wochenschr. 1892. Nr. 10.

CARRISON, MC. R,: Indian journ. of med. research. 1919. S. 269. — Brit. med. journ. 1920. Nr. 3103, S. 822.

CARSTANJEN: Jahrb. f. Kinderheilk. Bd. 56.

CATTANEO: zit. nach ASCHENHEIM: Ergebn. Bd. 17.

CHAILLOU, A. et L. MAC AULIFFE: Morphologie médicale. O. Doin. Paris 1912.

CHICK, H., E. DALYELL, M. HUME, H. MACKAY and H. HENDERSON SMITH: Zeitschr. f. Kinderheilk. Bd. 34, S. 75.

CHVOSTEK, F.: Wien. klin. Wochenschr. 1922. Nr. 17. — Zeitschr. f. angew. Anat. u. Konstitutionslehre. Bd. 4, S. 117.

CLENDON, MC. J. F.: Americ. journ. of physiol. Bd. 61, S. 373. — Proc. of the soc. f. exp. biol. a. med. Bd. 19, S. 356 u. 412.

CLENDON, MC. J. F. and H. BAUGUESS: Ebenda. Bd. 19, S. 59.

CLAUDE, H. et J. ROUILLARD: Presse méd. Bd. 22, S. 221. 1914.

COBLINER, S.: Zeitschr. f. Kinderheilk. Bd. 1, S. 207.
COERPER, C.: Ebenda. Bd. 33, S. 144.
COLLIP, J. B.: Ref. Monatsschr. f. Kinderheilk. Bd. 21, H. 4, S. 383.
COLLUM, Mc. and DAVIS, zit. nach OSBORNE-MENDEL: Journ. of the Americ.
	med. assoc. Bd. 76.
COLLUM, Mc., N. SIMMONDS, E. J. BECKER and P. G. SHIPLEY: Bull. of the Johns
	Hopkins hosp. Bd. 33, S. 229.
COLLUM, Mc., N. SIMMONDS, M. KINNEY, P. G. SHIPLEY and E. A. PARK: Americ.
	journ. of hyg. Bd. 2, S. 97.
COLLUM, Mc., N. SIMMONDS and H. T. PARSONS: Journ. of biol. chem. Bd. 47,
	S. 235.
COLLUM, Mc., N. SIMMONDS, H. T. PARSONS and P. G. SHIPLEY: Ebenda. Bd. 45,
	S. 333.
COLLUM, Mc., N. SIMMONDS, P. G. SHIPLEY and E. A. PARK: Ebenda. Bd. 47,
	S. 507. — Ebenda. Bd. 50, S. 5. — Ebenda. Bd. 51, S. 41. — Bull. of
	Johns Hopkins hosp. Bd. 33, S. 31 u. 296. — Proc. of the soc. f. exp. biol.
	a. med. Bd. 18, S. 275. — Ebenda. Bd. 19, S. 123. — Americ. journ. of hyg.
	Bd. 1, S. 492.
COZZOLINO, O.: Ref. Journ. of the Americ. med. assoc. Bd. 78, S. 928.
CRAMER, W., H. H. DREW, J. C. MOTTRAM: Lancet. Bd. 200, S. 963. 1921.
CROPP, F.: Arch. f. Hyg. Bd. 90, S. 279.
CURSCHMANN, H.: Dtsch. Zeitschr. f. Nervenheilk. 1920. H. 5/6. — Münch. med.
	Wochenschr. 1922. Nr. 51. — Zeitschr. f. angew. Anat. u. Konstitutions-
	lehre Bd. 6.
CYBULSKI: Monatsschr. f. Kinderheilk. Bd. 5.
CZERNY, Ad.: Jahrb. f. Kinderheilk. Bd. 61, S. 199. — Ebenda. Bd. 70, H. 1. —
	Ebenda. Bd. 85, S. 253. — Monatsschr. f. Kinderheilk. Bd. 4, H. 1. —
	Ebenda. Bd. 6, H. 1. — Ebenda. Bd. 7, H. 1.
CZERNY-KELLER: Des Kindes Ernährung, Ernährungsstörungen und Ernährungs-
	therapie.
DAJČEVA, K.: Jahrb. f. Kinderheilk. Bd. 99, H. 6.
DAVIDSON: Ref. Americ. journ. of med. soc. Bd. 161, S. 143. 1921.
DENIS, W. und A. J. MINOT: Journ. of biol. chem. Bd. 41, S. 357.
DENNSTEDT und RUMPF: Zeitsch. f. klin. Med. Bd. 58.
DEUSSING, R.: Jahrb. f. Kinderheilk. Bd. 88, S. 421.
DIBBELT, W.: Münch. med. Wochenschr. 1910. Nr. 41/42. — Berlin. klin. Wochen-
	schr. 1911. S. 2062. — Arb. a. d. Geb. d. pathol. Anat. u. Bakteriol. a. d. pathol.
	Inst. Tübingen. Bd. 7, S. 559. 1911. — Dtsch. med. Wochenschr. 1912. S. 316.
	— Ebenda. 1913. S. 551.
DIESING: Ebenda. 1913. S. 552.
DODDS, E. C.: Brit. med. journ. Nr. 3193.
DOLLINGER, A.: Zeitschr. f. Kinderheilk. Bd. 22, S. 167.
DOTTI, G. A.: Ref. Monatsschr. f. Kinderheilk. Bd. 18, S. 285.
DOXIADES, L. und R. HAMBURGER: Jahrb. f. Kinderheilk. Bd. 95, H. 5/6.
DRUMMOND, J. C. and K. COWARD: Lancet. Bd. 201, S. 698. 1921.
DUPÉRIÉ, DUBOURG et GUÉNARD: Journ. de méd. de Bordeaux. Bd. 92, S. 2. —
	Ref. Zentralbl. f. d. ges. Kinderheilk. Bd. 11, H. 8, S. 278.
ECKERT: Zeitschr. f. Kinderheilk. Bd. 7, S. 41.
ECKSTEIN, A.: Arch. f. Kinderheilk. Bd. 69, H. 6.
EDERER, St.: Monatsschr. f. Kinderheilk. Bd. 33, H. 3.
EICHHORST: Handb. d. spez. Pathol. u. Therapie. Bd. 1. 1890.
EITEL, H.: Zeitschr. f. Kinderheilk. Bd. 21, S. 25.
ELIAS, H.: Zeitschr. f. d. ges. exp. Med. Bd. 7, H. 1/2.
ELIAS, H. und F. KORNFELD: Klin. Wochenschr. 1923. Nr. 26.
ELIAS, H., F. KORNFELD und E. WEISSBARTH: Ebenda. 1922. Nr. 43—45.
ELIAS, H. und ST. WEISS: Wien. Arch. f. inn. Med. Bd. 4.
ELIASBERG, H.: Monatsschr. f. Kinderheilk. Bd. 15, S. 277.
ELLIOT, W. E., A. CRICHTON and J. B. ORR: Brit. journ. of exp. pathol. Bd. 3,
	S. 10.
ENGEL: Monatsschr. f. Geburtsh. u. Gynäkol. Bd. 23, S. 431.
ENGELMANN, G.: Wien. klin. Wochenschr. 1923. Nr. 9.

Engels: Arch. f. exp. Pathol. u. Pharmakol. Bd. 51.

Eppinger und Hess: Die Vagotonie.

Epstein, B. und W. Neuland: Jahrb. f. Kinderheilk. Bd. 93, S. 33.

Erbecke, N.: Pflügers Arch. Bd. 169. 1917.

Erdheim, J.: Frankf. Zeitschr. f. Pathol. Bd. 7, S. 175 u. 238. — Mitt. a. d. Grenzgeb. d. Med. u. Chirurg. Bd. 16.

Escherich, Th.: Die Tetanie der Kinder. Wien 1909. — Wien. klin. Wochenschr. 1909. Nr. 7.

Etienne: Journ. de physiol. et de pathol. gén. Bd. 40, S. 108. 1912. — Ref. Zeitschr. f. Kinderheilk. Bd. 3, S. 315. 1913.

Fahr: Münch. med. Wochenschr. 1921. Nr. 44, S. 1436.

Falta, W.: Die Erkrankungen der Blutdrüsen. Berlin 1913.

Farner, E. und R. Klinger: Mitt. a. d. Grenzgeb. d. Med. u. Chirurg. Bd. 32, S. 353 u. 459.

Feer, E.: Ergebn. d. inn. Med. u. Kinderheilk. Bd. 8. — Monatsschr. f. Kinderheilk. Bd. 25, S. 88. — Korresp.-Blatt f. Schweiz. Ärzte. 1904.

Fehling: Arch. f. Gynäkol. Bd. 11. 1877.

Fetscher: Zentralbl. f. Chirurg. 1921. Nr. 10.

Findlay, L.: Arch. of pediatr. Bd. 38, S. 151. — Lancet. Bd. 93, S. 955. 1915. — Ref. Arch. of pediatr. Bd. 37, S. 304. — Lancet. Bd. 202, S. 825. 1922.

Findlay, L., D. Noël Paton and J. S. Sharpe: Quart. journ. of med. Bd. 14, S. 352. 1921.

Finkelstein, H.: Lehrb. d. Säuglingskrankheiten. 2. Aufl. — Monatsschr. f. Kinderheilk. Bd. 6, S. 55.

Fischel, R.: Dtsch. med. Wochenschr. 1922. Nr. 7. — Jahrb. f. Kinderheilk. Bd. 79, S. 385 u. 589. — Monatsschr. f. Kinderheilk. Bd. 6, S. 329.

Fischer, H.: Dtsch. med. Wochenschr. 1920. Nr. 52.

Fleischmann, Wien 1877: zit. nach Rosenhaupt.

Frank, E.: Klin. Wochenschr. 1922. Nr. 7.

Frank, E., M. Nothmann und E. Guttmann: Ebenda. 1922. Nr. 43—45. — Ebenda. 1923. Nr. 9.

Frank, E., M. Nothmann und Wagner: Ebenda.

Frank, E., R. Stern und M. Nothmann: 33. Kongr. f. inn. Med. Wiesbaden 1921.

Frenkel, H. und L. Langstein: Jahrb. f. Kinderheilk. Bd. 61, S. 780.

Freudenberg, E.: Klin. Wochenschr. 1922. Nr. 28.

Freudenberg, E. und György: Münch. med. Wochenschr. 1922. Nr. 12. — Klin. Wochenschr. 1922. Nr. 9. — Biochem. Zeitschr. Bd. 110, S. 299. — Ebenda. B. 115, S. 96. — Ebenda. Bd. 118, S. 50. — Jahrb. f. Kinderheilk. Bd. 96, H. 1/2. — Klin. Wochenschr. 1923. Nr. 23.

Freudenberg, E. und Kloomam: Jahrb. f. Kinderheilk. Bd. 78.

Freund, H. und Gottlieb: Münch. med. Wochenschr. 1921. Nr. 13.

Freund, H. W.: Verhandl. d. Ges. f. Kinderheilk. Königsberg 1910.

Freund, W.: Monatsschr. f. Kinderheilk. Bd. 7, S. 602. — Jahrb. f. Kinderheilk. Bd. 59. — Monatsschr. f. Kinderheilk. Bd. 9, S. 62.

Friedberg: Arch. f. Kinderheilk. Bd. 69, H. 1.

Friedenthal, H.: Ergebn. d. inn. Med. u. Kinderheilk. Bd. 8, S. 254. — Ebenda. Bd. 9, S. 505. — Ebenda. Bd. 11, S. 685.

Friedjung, J. K.: Zeitschr. f. Kinderheilk. Bd. 7, S. 87. — Jahrb. f. Kinderheilk. Bd. 67, S. 110.

Friedjung, J. K.: zit. nach Knoepfelmacher und Bien.

Froehlich, A. und E. P. Pick: Zeitschr. f. d. ges. exp. Med. Bd. 11, H. 1/2.

Fuchs, A.: Wien. med. Wochenschr. 1909. Nr. 37/38. — Arch. f. exp. Pathol. u. Pharmakol. Bd. 97, H. 1—6. — Wien. med. Wochenschr. 1911.

Funk, C.: Ergebn. d. Physiol. Bd. 13, S. 124.

Gabschuss, G.: Monatsschr. f. Kinderheilk. Bd. 22, S. 574.

Gartje, E.: Ebenda. Bd. 26, S. 57.

Gänsslen, M.: Münch. med. Wochenschr. 1922. Nr. 32.

Gebert: Arch. f. Kinderheilk. Bd. 24.

Gebhardt, H.: Monatsschr. f. Kinderheilk. Bd. 13, S. 265.

GENCK, G.: Ebenda. Bd. 24, S. 251.

GENSLER: Arch. f. exp. Pathol. u. Pharmakol. Bd. 78.

GERHARDT, D.: Herzklappenfehler. 1913.

GESSMANN, G. W.: Katechismus der Handlesekunst. 4. Aufl. Berlin. Siegismund.

GEUSSENHAIMER: Zeitschr. f. Kinderheilk. Bd. 32, S. 215.

GILDEMEISTER, M. und M. SCHEFFLER: Klin. Wochenschr. 1922. Nr. 28.

GLANZMANN, E.: Jahrb. f. Kinderheilk. Bd. 101, H. 1. — Monatsschr. f. Kinderheilk. Bd. 25, S. 178.

GLEJZOR, J.: Jahrb. f. Kinderheilk. Bd. 89, S. 106.

GÖPPERT: Ther. Monatsh. 1908. Nr. 8.

GOTTLIEB, K.: Zeitschr. f. angew. Anat. u. Konstitutionslehre. Bd. 7, S. 60.

GÖTT, TH.: Zeitschr. f. Kinderheilk. Bd. 9, S. 457. — Ebenda. Bd. 16.

GÖTT, TH. und E. WILDBRETT: Münch. med. Wochenschr. 1922. Nr. 24.

GRALKA, R.: Jahrb. f. Kinderheilk. Bd. 100, S. 265.

GROSSER: Ebenda. Bd. 95, H. 5/6, S. 366.

GROSSER, P.: 83. Vers. dtsch. Naturforsch. u. Ärzte. Karlsruhe 1911. — Med.
Klinik. 1914. Nr. 14.

GROSSER, P. und R. BETKE: Zeitschr. f. Kinderheilk. Bd. 1, S. 458.

GROSZ, S.: Wien. klin. Wochenschr. 1899. Nr. 9.

GROTE: Münch. med. Wochenschr. 1922. Nr. 24.

GRULEE: Arch. of pediatr. Bd. 29, S. 24.

GRUNEWALD, E. und E. ROMINGER: Zeitschr. f. Kinderheilk. Bd. 33, S. 65.

GUDERNATSCH: Arch. f. Entwicklungsmech. d. Organismen. Bd. 35.

GUNDOBIN, N. P.: Die Besonderheiten des Kindesalters. Berlin 1912. — Jahrb.
f. Kinderheilk. Bd. 35.

GUTMANN, M. B. and V. F. KNEELAND: Proc. of the soc. f. exp. biol. a. med.
Bd. 19, S. 171.

GUTSTEIN, M.: Arch. f. Kinderheilk. Bd. 63, S. 351.

GYÖRGY, P.: Jahrb. f. Kinderheilk. Bd. 99, S. 1, 104 u. 109. — Ebenda. Bd. 102,
H. 1/4.

GYÖRGY, P. und VOLLMER: Arch. f. exp. Pathol. u. Pharmakol. Bd. 95, H. 3/4.

HÄBERLIN und SCHWEND: Zeitschr. f. soz. u. Gewerbe-Hyg. 1921. H. 8.

HACKEL, B.: Monatsschr. f. Kinderheilk. Bd. 23, H. 2/3.

HAECKER, V. und TH. ZIEHEN: Zur Vererbung und Entwicklung der musikalischen Begabung. Leipzig 1923.

HAGEN, W.: Dtsch. med. Wochenschr. 1922. Nr. 45.

HALBERSTADT: Arch. f. Kinderheilk. 1911. S. 115.

HAMBURGER, F.: Monatsschr. f. Kinderheilk. Bd. 13, S. 23.

HAMBURGER und STRANSKY: Ebenda. Bd. 21, H. 6.

HAMMAR: Zieglers Beitr. Bd. 66, H. 2. — Zeitschr. f. Kinderheilk. Bd. 15, S. 225.

HANDOVSKY, J.: Jahrb. f. Kinderheilk. Bd. 91, S. 432.

v. HANSEMANN, D.: Dtsch. Klinik. Bd. 1, S. 665. 1903.

v. HANSEMANN: Deszendenz und Pathologie. Berlin 1909.

HART, C.: Berlin. klin. Wochenschr. 1914. S. 1308. — Jahrb. f. Kinderheilk.
Bd. 86, S. 318. — Berlin. klin. Wochenschr. 1920. Nr. 28. — Ebenda. 1921.
Nr. 21.

HAUBERISSER und SCHÖNFELD: Arch. f. exp. Pathol. u. Pharmakol. Bd. 71.

HAYMANN: Arch. f. klin. Chirurg. Bd. 70. 1903.

HEGAR: Beitr. z. Geburtsh. u. Gynäkol. Bd. 15, S. 201.

HEIM, P.: Berlin. klin. Wochenschr. 1914. Nr. 25.

HELLER, F.: Zeitschr. f. Kinderheilk. Bd. 18, S. 159.

HELMHOLZ, H. F.: Jahrb. f. Kinderheilk. Bd. 69, S. 153.

HELMREICH, E. und K. KASSOWITZ: Zeitschr. f. Kinderheilk. Bd. 35, H. 6.

HENOCH: Vorlesungen über Kinderkrankheiten. 1903.

HERTER, C. A.: Intestinaler Infantilismus. Übers. von L. Schweiger. Deuticke
1909.

HESCHELES, J.: Zeitschr. f. Kinderheilk. Bd. 34, S. 177.

HESS, A. F.: Lancet. Bd. 203, S. 367. 1922. — Journ. of the Americ. med. assoc.
Bd. 78, S. 1177. — Journ. of biol. chem. Bd. 50, S. 44. — Arch. of pediatr.
Bd. 38, S. 427.

Hess, A. F., Mc. Cann and A. M. Pappenheimer: Journ. of biol. chem. Bd. 47, S. 395.
Hess, A. F. and P. Gutmann: Proc. of the soc. f. exp. biol. a. med. Bd. 19, S. 31.
Hess, A. F. and L. J. Unger: Journ. of the Americ. med. assoc. Bd. 74, S. 217. — Ebenda. Bd. 77, S. 39. — Ebenda. Bd. 78, S. 1596.
Hess, A. F., L. J. Unger and W. A. Pappenheimer: Proc. of the soc. f. exp. biol. a. med. Bd. 19, S. 8 u. 238.
Heubner, O.: Jahrb. f. Kinderheilk. Bd. 70. — Lehrbuch der Kinderheilkunde. 2. Aufl. Leipzig 1906.
Heubner, O. und W.: Jahrb. f. Kinderheilk. Bd. 72.
Heubner, W.: Münch. med. Wochenschr. 1921. Nr. 35, S. 1132.
Hille, G.: Arch. f. Kinderheilk. Bd. 73. H. 2/3.
Himmelreich, A.: Med. Klinik. 1920. Nr. 49.
Hirschfeld, H. und L.: Münch. med. Wochenschr. 1911. S. 1660.
Hochschild, H.: Monatsschr. f. Kinderheilk. Bd. 19, S. 449.
Hochsinger, C.: Ebenda. Bd. 12, S. 550. — Verhandl. d. Ges. f. Kinderheilk. Königsberg 1910.
Hodgson: Lancet. Bd. 201, S. 945. 1921.
Holmdahl, D. E.: Monatsschr. f. Kinderheilk. Bd. 33, H. 1.
Holst, A. und Froehlich: Zeitschr. f. Hyg. u. Infektionskrankh. Bd. 72, H. 1.
Holstein, D.: Zeitschr. f. Kinderheilk. Bd. 35, H. 1.
Hopkins, F. G.: Biochem. journ. Bd. 14, S. 721.
Howland, J. and B. Kramer: Americ. journ. of dis. of childr. Bd. 22, S. 105. 1921.
Howland, J. and Mc. Mariott: Quart. journ. of med. July 1918.
Howland, J. and K. W. Mc. Marriott: Ref. Arch. of pediatr. Bd. 33, S. 371. 1916.
Howland, J. and E. A. Park: Arch. of pediatr. Bd. 37, S. 411.
Huebner: Zeitschr. f. Kinderheilk. Bd. 25, S. 104.
Huldschinsky, K.: Zeitschr. f. orthop. Chirurg. Bd. 39, S. 426. — Zeitschr. f. Kinderheilk. Bd. 8, S. 36.
Hunziker, H.: Monatsschr. f. Kinderheilk. Bd. 21, H. 3.
Hutinel und Lesné: Hygiène infantile. Handbuch von Hutinel. I.
Jacobowitz, S.: Jahrb. f. Kinderheilk. Bd. 92, S. 256.
de Jager, L.: Ref. Zeitschr. f. Kinderheilk. Bd. 4, S. 213.
Jäger, H.: Zentralbl. f. Chirurg. 1920. Nr. 23.
Jamin, F. und E. Stettner: Jahrb. f. Kinderheilk. Bd. 91, H. 1.
Jarlöv: I. Nord. Kongr. f. Päd. — Ref. Jahrb. f. Kinderheilk. Bd. 90, S. 370.
Jellinek, H.: Zeitschr. f. Kinderheilk. Bd. 8, S. 394.
Jenny, E.: Arch. f. Kinderheilk. Bd. 68, S. 64.
Jeppsson, K.: Zeitschr. f. Kinderheilk. Bd. 28, H. 1.
Iseke, C.: Monatsschr. f. Kinderheilk. Bd. 21, H. 4.
Kaessmann, F.: Ebenda. Bd. 7, S. 313.
Kahn, H. und P. Potthoff: Klin. Wochenschr. 1922. Nr. 37.
Karger, P.: Jahrb. f. Kinderheilk. Bd. 98, S. 22. — Monatschr. f. Kinderheilk. Bd. 18, S. 21.
Karnitzky: Arch. f. Kinderheilk. Bd. 36.
Kassowitz, M.: Jahrb. f. Kinderheilk. Bd. 75, S. 194, 334, 489, 581. — Dtsch. med. Wochenschr. 1913. S. 201, 1625, 1716.
Katzenellenbogen: Zeitschr. f. Kinderheilk. Bd. 8.
Kear: Monatsschr. f. Kinderheilk. Bd. 22, H. 1, S. 110.
Keilmann, K.: Zeitschr. f. Kinderheilk. Bd. 35, S. 25.
Kern: Jahrb. f. Kinderheilk. Bd. 78.
Klein, C. J. J. G.: Dtsch. Arch. f. klin. Med. Bd. 135, H. 3/4.
Kleinschmidt, H.: Jahrb. f. Kinderheilk. Bd. 94, H. 2. — Monatsschr. f. Kinderheilk. Bd. 25, S. 324.
Kling: Zeitschr. f. Immunitätsforsch. u. exp. Therapie, Org. 1912.
Klose, E.: Jahrb. f. Kinderheilk. Bd. 82, S. 347. — Arch. f. Kinderheilk. Bd. 67, S. 439. — Monatsschr. f. Kinderheilk. Bd. 13, S. 517.
Klose, H.: Jahrb. f. Kinderheilk. Bd. 78, S. 653.

Klose, H.: Arch. f. Kinderheilk. Bd. 55, H. 1. — Zentralbl. f. allg. Pathol. u.
    pathol. Anat. Bd. 25, S. 1.
Klotz, M.: Die Bedeutung der Konstitution für die Säuglingsernährung. Würz-
    burger Abhandl. Bd. 11, H. 9.
Klotz, R.: Münch. med. Wochenschr. 1912. S. 1145.
Kneschke, W.: Klin. Wochenschr. 1923. Nr. 42.
Knoepfelmacher, W. und G. Bien: Wien. med. Wochenschr. 1915. Nr. 5.
Koch, J.: Berlin. klin. Wochenschr. 1914. S. 773, 836, 886. — Lancet. Bd. 192,
    S. 209. 1914.
Koch, W. F.: Journ. of biol. chem. Bd. 15.
Kochmann, R.: Arch. f. Kinderheilk. Bd. 73, H. 2/3.
Korenchevsky, V.: Brit. med. journ. 1921. Nr. 3171, S. 547. — Journ. of
    pathol. a. bacteriol. Bd. 25, S. 366.
Kramer, B., F. F. Tisdall and J. Howland: Americ. journ. of dis. of childr.
    Bd. 22, S. 431 u. 521.
Krasnogorski, N.: Monatsschr. f. Kinderheilk. Bd. 12. H. 3.
Kraus, F.: Med. Klinik. 1905. Nr. 50. — Berlin. klin. Wochenschr. 1917. Nr. 32.
    — Dtsch. med. Wochenschr. 1917. Nr. 37.
Krause, W.: Arch. f. Kinderheilk. Bd. 66, S. 72.
Kretschmer, E.: Körperbau und Charakter. 2. Aufl. Berlin 1922.
Kroll-Lifschütz, A.: Monatsschr. f. Kinderheilk. Bd. 12, S. 603.
Kusskopf, P. W.: Ref. Monatschr. f. Kinderheilk. Bd. 12, S. 918.
Küttner: zit. nach Knoepfelmacher und Bien.
Kundratitz, K.: Jahrb. f. Kinderheilk. Bd. 98, S. 292.
Kyrle, J.: Wien. klin. Wochenschr. 1910. Nr. 45.
Landé, L.: Monatsschr. f. Kinderheilk. Bd. 14. S. 196.
Landsberger: Arch. f. Anthropol. Bd. 17, S. 229.
Lange, C. de: Jahrb. f. Kinderheilk. Bd. 89, S. 264.
Lange, C, de und J. C. Schippers: Ebenda. Bd. 86, S. 459.
Lange, K. und H. Feldmann: Monatsschr. f. Kinderheilk. Bd. 21, H. 5.
Lange, R.: Ebenda. Bd. 18, H. 4.
Langer, H.: Münch. med. Wochenschr. 1923. Nr. 3.
Langmead, F.: Ref. Zeitschr. f. Kinderheilk. Bd. 8, S. 133.
Langstein, L.: Ebenda. Bd. 5, S. 260. — Berlin. klin. Wochenschr. 1908. Nr. 30,
    S. 1422.
Larsson, W. O. und W. Wernstedt: Zeitschr. f. Kinderheilk. Bd. 18, H. 1.
Lederer, R.: Monatsschr. f. Kinderheilk. Bd. 10. — Ebenda. Bd. 12. — Zeit-
    schr. f. Kinderheilk. Bd. 10, H. 5/6. — Ebenda. Bd. 31, H. 3/4, S. 141 u.
    150. — Ergebn. d. inn. Med. u. Kinderheilk. Bd. 19. — Jahrb. f. Kinder-
    heilk. Bd. 96, H. 3/4.
Lehnerdt, F. und M. Weinberg: Münch. med. Wochenschr. 1921. Nr. 46.
Leicher, H.: Dtsch. Arch. f. klin. Med. Bd. 141, H. 1/2.
Leiner, C.: Monatschr. f. Kinderheilk. Bd. 4, S. 113. — Arch. f. Dermatol. u.
    Syphilis. Bd. 89, H. 1/2. — Wien. klin. Wochenschr. 1922. Nr. 38/39.
Lenz, F.: Arch. f. Hyg. Bd. 93.
Lesage: zit. nach Czerny-Keller.
Leupold, E,: Zieglers Beitr. Bd. 67, H. 3.
Levy, G.: Journ. of the Americ. med. assoc. Bd. 58, S. 1958. — Arch. f. soz. Hyg.
    Bd. 8, S. 363.
Lichtenstein, A.: Acta pediatr. Bd. 1, S. 105.
Liefmann: Jahrb. f. Kinderheilk. Bd. 77.
Lindemann, E.: Ebenda. Bd. 95, H. 3/4.
Lindig, P.: Zentralbl. f. Gynäkol. 1922. Nr. 18.
Lissner: Monatsschr. f. Kinderheilk. Bd. 21, H. 1, S. 93.
Löwenthal: Jahrb. f. Kinderheilk. Bd. 93, H. 1.
Lorenz, A.: Die sogenannte angeborene Hüftverrenkung, ihre Pathologie und
    Therapie. Stuttgart 1920.
Lorenz, H. E.: Klin. Wochenschr. 1922. S. 2043.
Luithlen, F.: Wien. klin. Wochenschr. 1911. Nr. 20. — Ebenda. 1912. Nr. 18.
    — Arch. f. exp. Pathol. u. Pharmakol. Bd. 68.

Lust, F.: Jahrh. f. Kinderheilk. Bd. 78. — Monatsschr. f. Kinderheilk. Bd. 10,
S. 316. — Ebenda. S. 420. — Med. Klinik. 1912. Nr. 43. — Münch. med.
Wochenschr. 1913. Nr. 27.
Maltzahn: Dtsch. militärärztl. Zeitschr. Bd. 42, S. 912.
Mansfeld und Bosányi: Arch. f. d. ges. Physiol. Bd. 152.
Marfan: Handbuch von Hutinel. Bd. 1. — Ref. Journ. of the Americ. med.
assoc. Bd. 78, S. 1997.
Marquard, E.: Arch. f. Kinderheilk. Bd. 72, H. 4.
Martin, R.: Lehrbuch der Anthropologie. Jena 1914.
Martius, F.: Konstitution und Vererbung in ihren Beziehungen zur Pathologie.
Berlin: Julius Springer 1914.
Masanori, O.: Beitr. z. Geburtsh. u. Gynäkol. Bd. 18, S. 8.
Masslow, M.: Biochem. Zeitschr. Bd. 64, S. 106.
Mathes, P.: Der Infantilismus, die Asthenie und deren Beziehungen zum Nerven-
system. Berlin: Karger 1912.
Mathies: Jahrb. f. Kinderheilk. Bd. 78. Erg.-H.
Matti, H.: Ergebn. d. inn. Med. u. Kinderheilk. Bd. 10.
Mautner, F.: Zeitschr. f. Kinderheilk. Bd. 8, S. 461.
Mautner, H.: Klin. Wochenschr. 1922. Nr. 46. — Monatsschr. f. Kinderheilk.
Bd. 21, H. 1.
Mayer, R.: Arch. f. Kinderheilk. Bd. 70, H. 3. — Ebenda. Bd. 70, S. 212
(Sammelreferat).
Mayerhofer, E.: Ther. Monatsh. Bd. 26, S. 262.
Mellanby, E.: Lancet. Bd. 198, S. 856. 1920. — Experimental rickets. London
1921. — Ref. Ber. üb. d. ges. Phys. Bd. 10, S. 495. 1922.
Meltzer: Berlin. klin. Wochenschr. 1906. — Dtsch. med. Wochenschr. 1909.
Menschikoff: Monatsschr. f. Kinderheilk. Bd. 10.
Mertz und Rominger: Arch. f. Kinderheilk. Bd. 69, H. 2.
Meulengracht, E.: Dtsch. Arch. f. klin. Med. Bd. 136, H. 1/2.
Meyer, C.: Jahrb. f. Kinderheilk. Bd. 77, S. 28.
Meyer, J.: Verhandl. d. Ges. f. Kinderheilk. Königsberg 1910.
Meyer, L. F.: Monatsschr. f. Kinderheilk. Bd. 25, S. 454. — Zeitschr. f. Kinder-
heilk. Bd. 5, H. 1. — Jahrb. f. Kinderheilk. Bd. 65, 70, 71. — Berlin. klin.
Wochenschr. 1907. Nr. 46.
Meyer, M.: Zeitschr. f. Kinderheilk. Bd. 27, H. 5/6.
v. Meysenbug, L.: Americ. Journ. of dis. of childr. Bd. 21, S. 150.
Mircoli, St.: Ref. Zeitschr. f. Kinderheilk. Bd. 2, S. 376.
Mohr: Med. Klinik. 1905. Nr. 23.
Moll: Verhandl. d. Ges. f. Kinderheilk. 1913. S. 128.
Monrad, S.: Acta pediatr. Bd. 1, H. 3. 1921.
Morawitz, P.: Münch. med. Wochenschr. 1922. Nr. 21 u. 42.
Mori: Jahrb. f. Kinderheilk. Bd. 59.
Moro, E.: Dtsch. med. Wochenschr. 1909. Nr. 18. — Monatsschr. f. Kinderheilk.
Bd. 11. — Ebenda. Bd. 14. — Münch. med. Wochenschr. 1911. Nr. 10. —
Ebenda. 1919. Nr. 45. — Monatschr. f. Kinderheilk. Bd. 25, S. 481. — Münch.
med. Wochenschr. 1920. Nr. 23. — Ebenda. 1923. Nr. 1.
Moro, E. und L. Kolb: Monatsschr. f. Kinderheilk. Bd. 9, S. 428.
Mosse, K.: Jahrb. f. Kinderheilk. Bd. 99, S. 244.
Müller, E.: Kongr. d. dtsch. orthop. Ges. Berlin 1921.
Münzer, A.: Arch. f. Psychiatrie u. Nervenkrankh. Bd. 63, H. 2/3.
Nassau, E.: Zeitschr. f. Kinderheilk. Bd. 28, H. 5/6.
Nassauer, M.: Münch. med. Wochenschr. 1923. Nr. 2.
Nelken, L.: Klin. Wochenschr. 1923. Nr. 6.
Neter, E.: Münch. med. Wochenschr. 1922. Nr. 12.
Netter, A.: Soc. de biol. 9. III. 1907.
Neuhaus, H. und G. Schaub: Zeitschr. f. Kinderheilk. Bd. 7, S. 310.
Neurath, R.: Ebenda. Bd. 1, H. 1. — Ebenda. Bd. 19, S. 209. — Ebenda.
Bd. 32, S. 121. — Ergebn. d. inn. Med. u. Kinderheilk. Bd. 4.
Niemann, A.: Jahrb. f. Kinderheilk. Bd. 74. — Zeitschr. f. Kinderheilk. Bd. 6,
H. 5/6. — Jahrb. f. Kinderheilk. Bd. 83.

NOTHMANN, M.: Zeitschr. f. Kinderheilk. Bd. 2, S. 503. — Arch. f. exp. Pathol.
u. Pharmakol. Bd. 91, H. 3—5.

OCHSENIUS, K.: Monatsschr. f. Kinderheilk. Bd. 19, S. 27. — Münch. med.
Wochenschr. 1918. Nr. 34.

OHLMÜLLER: Zeitschr. f. Biol. Bd. 18.

OPITZ, H.: Monatsschr. f. Kinderheilk. Bd. 26, H. 3—5.

OPITZ: Über Wachstum und Entwicklung untergewichtiger ausgetragener Neugeborener. Diss. Breslau 1913. Zit. nach FINKELSTEIN und TOBLER-BESSAU.

ORGLER, A.: Monatsschr. f. Kinderheilk. Bd. 9, S. 170. — Ebenda. Bd. 12,
S. 490. — Ebenda. Bd. 25, S. 500. — Biochem. Zeitschr. Bd. 28. — Monatsschr. f. Kinderheilk. Bd. 10, S. 373. — Ergebn. d. inn. Med. u. Kinderheilk.
Bd. 8. 1912. — Jahrb. f. Kinderheilk. Bd. 87, S. 459. — Münch. med. Wochenschr. 1922. Nr. 12, S. 451.

OSBORNE, T. B. and L. B. MENDEL: Journ. of biol. chem. Bd. 41, S, 515. —
Ebenda. Bd. 45, S. 145.

OTTO, R.: Zeitschr. f. Hyg. u. Infektionskrankh. Bd. 95, H. 4, S. 378.

PAPPENHEIMER, A. M.: Journ. of exp. med. Bd. 20, S. 477. — Ebenda. Bd. 36,
S. 335.

PAPPENHEIMER, A. M., MC. CANN, T. F. ZUCKER: Ebenda. Bd. 35, S. 421 u. 447.

PARK, E. A.: Americ. journ. of dis. of childr. Bd. 19, S. 46.

PARK, E. A., P. G. SHIPLEY, MC. COLLUM and N. SIMMONDS: Journ. of biol.
chem. Bd. 50, S. 7. — Proc. of the soc. f. exp. biol. a. med. Bd. 19, S. 149.

PATON, D. N.: Brit. med. journ. 1922. Nr. 3193, S. 379.

PATON, D. N. and L. FINDLAY: Quart. journ. of exp. physiol. Bd. 10.

PATON, D. N, L. FINDLAY and A. WATSON: Brit. med. journ. 1918. S. 625.

PATON, D. N. and A. WATSON: Brit. journ. of exp. pathol. Bd. 2. S. 75. — Brit.
med. journ. 1921. Nr. 3147, S. 594.

PAULIS, J.: Zentralbl. f. d. ges. Kinderheilk. Bd. 11, H. 8, S. 280.

PEIPER, A.: Monatsschr. f. Kinderheilk. Bd. 19, H. 1 und H. 6. — Med. Klinik.
1922. Nr. 47. — Jahrb. f. Kinderheilk. Bd. 96, H. 1/2.

PEIPER, O.: Arch. f. Schiffs- u. Tropenhyg. Bd. 16, S. 385.

PEISER, J.: Monatsschr. f. Kinderheilk. Bd. 13, S. 61.

PERITZ, G.: Arch. f. Kinderheilk. Bd. 71, H. 4.

PESE, A.: Jahrb. f. Kinderheilk. Bd. 91, S. 357.

PETENYI und JANKOVICH: Monatsschr. f. Kinderheilk. Bd. 21, H. 1.

PEXA, V.: Arch. f. Kinderheilk. Bd. 54, H. 1/3.

PFAUNDLER, M.: Zeitschr. f. Kinderheilk. Bd. 4, S. 175. — Ebenda. Bd. 14, S. 1.
— Ebenda. Bd. 29, H. 5/6. — Verhandl. d. 28. Dtsch. Kongr. f. inn. Med.
1911. S. 36. — Klin. Wochenschr. 1922. Nr. 17. — Münch. med. Wochenschr.
1923. Nr. 11. — Ebenda. Nr. 37, S. 1189.

PINARD: zit. nach KLOTZ.

PINARD: Handbuch von Hutinel. Bd. I.

PINCHERLE und MAGGESI: Ref. Monatsschr. f. Kinderheilk. Bd. 21, H. 1, S. 71.

PINELES: Wien. klin. Wochenschr. 1902. Nr. 43.

PIRQUET, C.: System der Ernährung. Berlin 1917.

POHL, W.: Monatsschr. f. Kinderheilk. Bd. 26, H. 6.

POLLINI, L.: Riv. di clin. pediatr. Bd. 11, S. 721.

PORGES, O. und D. ADLERSBERG: Wien. klin. Wochenschr. 1922. Nr. 10. —
Ebenda. Nr. 20. — Ebenda. 1923. Nr. 29.

POWERS, G. F., E. A. PARK, P. G. SHIPLEY, MC. COLLUM and N. SIMMONDS:
Journ. of the Americ. med. assoc. Bd. 78, S. 159. 1922. — Bull. of the Johns
Hopkins hosp. Bd. 33, S. 125. — Proc. of the soc. f. exp. biol. a. med. Bd. 19,
S. 120.

PRIESTLEY: Brit. journ. childr. dis. Bd. 12, S. 173.

PROVINCIALI, U.: Riv. di clin. pediatr. Bd. 10, S. 349.

PULAY, E.: Med. Klinik. 1921. Nr. 39/40.

PUTZIG, A.: Zeitschr. f. Kinderheilk. Bd. 9, S. 429.

QUEST: Jahrb. f. Kinderheilk. 1905. — Monatsschr. f. Kinderheilk. 1910.

RACHMILEWITSCH, E.: Jahrb. f. Kinderheilk. Bd. 77, S. 176.

RACZYNSKI, J.: Ref. Zeitschr. f. Kinderheilk. Bd. 4, S. 36.

RAUDNITZ: Verhandl. d. 30. Vers. d. Ges. f. Kinderheilk. 1913.
RAUDNITZ, R. W.: Jahrb, f. Kinderheilk. Bd. 83, S. 259.
v. RECKLINGHAUSEN, F,: Untersuchungen über Rachitis und Osteomalazie. Jena 1910.
REDLIN, G.: Dtsch. med. Wochenschr. 1923. N. 13.
REHN, H.: Jahrb. f. Kinderheilk. Bd. 63, S. 496.
REICHE: Zeitschr. f. Kinderheilk. Bd. 12, S. 369. — Ebenda. Bd. 13, S. 332 u. 349.
REIS: Monatsschr. f. Kinderheilk. Bd. 5, S. 85.
REISS, E.: Zeitschr. f. Kinderheilk. Bd. 3, H. 1.
REITER, H.: Dtsch. med. Wochenschr. 1920. Nr. 36.
RESCH: Jahrb. f. Kinderheilk. Bd. 86.
REUSS, A.: Monatsschr. f. Kinderheilk. 1922. H. 1.
REYHER, P.: Klin. Wochenschr. 1923. Nr. 5.
RHONHEIMER, E.: Jahrb. f. Kinderheilk. Bd. 94. S. 128.
RIBBERT, H.: Dtsch. med. Wochenschr. 1913. Nr. 1.
RIEDER, H.: Jahrb. f. Kinderheilk. Bd. 97, H. 1/2.
RIESENFELD, A.: Ebenda. Bd. 86, S. 419.
RISEL: Zeitschr. f. Kinderheilk. Bd. 2, H. 2—4.
RISEL, H.: Arch. f. Kinderheilk. Bd. 48, S. 185.
RITTER: Monatsschr. f. Kinderheilk. Bd. 21, H. 1.
RITTER v. RITTERSHAIN, zit. nach CZERNY: Rachitis in Spez. Pathol. u. Ther.
ROCH, G.: Zentralbl. f. Chirurg. 1921. Nr. 36.
ROESSLE, R.: Lubarsch-Ostertag 1923.
ROGGEN, A.: Jahrb. f. Kinderheilk. Bd. 100, H. 5/6.
ROHMER, P.: Monatsschr. f. Kinderheilk. Bd. 13, S. 233.
ROKITANSKY: zit. nach BAUER.
ROMINGER, E.: Zeitschr. f. Kinderheilk. Bd. 11, S. 387.
ROMEIS: Münch. med. Wochenschr. 1921. Nr. 14. — Arch. f. Entwicklungsmech. d. Organismen. Bd. 37 u. 40. — Zeitschr. f. d. ges. exp. Med. Bd. 5.
ROSENHAUPT, H.: Arch. f. Kinderheilk. Bd. 55, S. 268.
ROSENMANN: Wien. klin. Wochenschr. 1922. Nr. 15, S. 349.
ROSENSTERN, J.: Zeitschr. f. Kinderheilk. Bd. 8, S. 167 u. 171. — Ebenda. Bd. 32, H, 3/4. — Ebenda. H. 5/6. — Ebenda. Bd. 34, H. 5/6. — Jahrb. f. Kinderheilk. Bd. 69, S. 631. — Ebenda. Bd. 72.
RUMPEL, A.: Frankfurt. Zeitschr. f. Pathol. Bd. 25, H. 1.
SABBATANI, zit. nach ASCHENHEIM: Ergebn. Bd. 17.
SACHS: Münch. med. Wochenschr. 1919. Nr. 43.
SACHS, H.: Berlin. klin. Wochenschr. 1921. Nr. 21.
SALGE, B.: Monatsschr. f. Kinderheilk. Bd. 5, S. 217. — Zeitschr. f. Kinderheilk. Bd. 19, H. 1/2. — Ebenda. Bd. 30, H. 1/2.
SAMELSON, S.: Ebenda. Bd. 10, S. 19.
SAVINI-CASTANO, TH. und E. SAVINI: Ebenda. Bd. 7, S. 321.
SAWIDOWITSCH, W.: Monatsschr. f. Kinderheilk. Bd. 13, S. 240.
SCHABAD, J.: Ebenda. Bd. 9, S. 25.
SCHABAD, J. A.: Arch. f. Kinderheilk. Bd. 52, S. 47 u. 68. — Ebenda. Bd. 53, S. 380. — Ebenda. Bd. 54, S. 83.
SCHABAD, J. A. und R. F. SOCHOROWITSCH: Monatsschr. f. Kinderheilk. 1910. S. 659. — Arch. f. Kinderheilk. Bd. 57, S. 276. — Monatsschr. f. Kinderheilk. Bd. 10, S. 12. — Ebenda. Bd. 11, S. 4.
SCHADE, H. und H. MENSCHEL: Zeitschr. f. klin. Med. Bd. 96, H. 4—6.
SCHAUMANN: Zeitschr. f. angew. Anat. u. Konstitutionslehre. 1920.
SCHEER, K.: Jahrb. f. Kinderheilk. Bd. 97, H. 3/4.
SCHEIDT, W.: Münch. med. Wochenschr. 1921. N. 51.
SCHIFF, Er.: Monatsschr. f. Kinderheilk. Bd. 14, S. 245. — Ebenda. Bd. 22, H. 1. — Med. Klinik. 1922. S. 199. — Jahrb. f. Kinderheilk. Bd. 87, S. 519. — Ebenda. Bd. 91, S. 217. — Dtsch. med. Wochenschr. 1922. Nr. 20.
SCHIFF, E.: Monatsschr. f. Kinderheilk. Bd. 26, H. 1.
SCHIFF, E. und A. BÁLINT: Arch. f. Kinderheilk. Bd. 69, H. 6.
SCHIFF und STRANSKY: Jahrb. f. Kinderheilk. Bd. 96, H. 5.
SCHIFFER, J.: Ebenda. Bd. 73, S. 601.

SCHIPPERS, J. C.: Zeitschr. f. Kinderheilk. Bd. 10, S. 92.
SCHLESINGER, E.: Ebenda. Bd. 22, S. 79. — Arch. f. Kinderheilk. Bd. 68, H. 4/5.
SCHLESINGER, E.: Zeitschr. f. Kinderheilk. Bd. 27, H. 3/4.
SCHLESINGER, H.: Wien. klin. Wochenschr. 1919. Nr. 13.
SCHLOSS, E.: Jahrb. f. Kinderheilk. Bd. 72, S. 575. — Ebenda. Bd. 78, H. 6. — Ebenda. Bd. 79, H. 1, 2 u. 5. — Ebenda. Bd. 85, S. 79. — Arch. f. Kinderheilk. Bd. 63, H. 5/6. — Monatsschr. f. Kinderheilk. Bd. 13. — Berlin. klin. Wochenschr. 1916. Nr. 27, 50, 51, 52.
SCHLOSS, E. und L. FRANK: Monatsschr. f. Kinderheilk. Bd. 13. — Biochem. Zeitschr. Bd. 60, H. 5/6.
SCHLOSSMANN und MORO: Münch. med. Wochenschr. 1903. Nr. 14.
SCHLÜTER: Die Anlage zur Tuberkulose. Leipzig 1905.
SCHMITZ, A.: Zeitschr. f. Kinderheilk. Bd. 30, H. 1/2.
SCHMORL, G.: Arch. f. exp. Pathol. u. Pharmakol. Bd. 73, S. 313.
SCHOEDEL, J.: Münch. med. Wochenschr. 1923. Nr. 37.
SCHRICKER, H.: Arch. f. Kinderheilk. Bd. 68, H. 4/5.
SCHUCANY, T.: Jahrb. f. Kinderheilk. Bd. 89, S. 30.
SCHÜTZ: Wien. klin. Wochenschr. 1913. Nr. 19. — Jahrb. f. Kinderheilk. Bd. 62, S. 794.
SCHULTZ: Arch. f. Dermatol. u. Syphilis. Bd. 113.
SCHULTZ, W.: Zeitschr. f. angew. Anat. u. Konstitutionslehre. Bd. 6, S. 131.
SCHULTZE, A.: Monatsschr. f. Kinderheilk. Bd. 22, S. 484.
SCHULZ: v. Graefes Arch. f. Ophth. Bd. 30.
SCHULZE, W.: Klin. Wochenschr. 1922. Nr. 18. — Münch. med. Wochenschr. 1922. Nr. 30.
SCHUSCIK: Arch. f. Kinderheilk. Bd. 68, S. 144.
SCHUSTROW, N.: Zeitschr. f. klin. Med. Bd. 92, H. 4/6.
SCHWARZ, E.: Jahreskurse f. ärztl. Fortbild. 1914. S. 6.
SCHWARZ, O.: Wien. med. Wochenschr. 1922. Nr. 28.
SCHWARZ und BASS: Americ. journ. of dis. of childr. Bd. 3, S. 15.
SEMON: Die Mneme. Leipzig 1911.
SHARPE, J. S.: Biochem. journ. Bd. 14, S. 46. — Ebenda. Bd. 16, S. 486.
SHERMAN, H. C. and A. M, PAPPENHEIMER: Journ. of exp. med. Bd. 34, S. 189. — Proc. of the soc. f. exp. biol. a. med. Bd. 18, S. 193.
SHIPLEY, P. G.: Journ. of the Americ. med. assoc. Bd. 78, S. 1567.
SHIPLEY, P. G., E. A. PARK, MC. COLLUM, N. SIMMONDS: Americ. journ. of dis. of childr. Bd. 23, S. 91. — Americ. journ. of hyg. Bd. 1, S. 512. — Bull. of the Johns Hopkins hosp. Bd. 32, S. 160.
SHIPLEY, P. G., E. A. PARK, MC. COLLUM, N. SIMMONDS, E. M. KINNEY: Bull. of the Johns Hopkins hosp. 1922. S. 216.
SHIPLEY, P. G., E. A. PARK, MC. COLLUM, N. SIMMONDS, H. T. PARSONS: Journ. of biol. chem. Bd. 45, S. 343.
SHIPLEY, P. G., E. A. PARK, G. F. POWERS, MC. COLLUM and N. SIMMONDS: Proc. of the soc. f. exp. biol. a. med. Bd. 19, S. 43.
SIEBURG und KESSLER: Arch. f. exp. Pathol. u. Pharmakol. Bd. 96, H. 3/5.
SIEGERT, F.: Ergebn. d. inn. Med. u. Kinderheilk. Bd. 6.
SIEMENS: zit. nach BLUHM.
SIEMENS: Einführung in die allgemeine und spezielle Vererbungspathologie. 2. Aufl. Berlin 1923.
SIGAUD, C.: La forme humaine. 1914.
SINGER, G.: Zeitschr. f. Kinderheilk. Bd. 10, H. 1.
SOMMERFELD: Arch. f. Kinderheilk. Bd. 30.
SPERK, B.: Wien. klin. Wochenschr. 1914. S. 169.
SPIELER, F.: Jahrb. f. Kinderheilk. Bd. 64.
SSOKOLOW, D.: Arch. f. Kinderheilk. Bd. 57, H. 1.
STÄUBLI, C.: Ergebn. d. inn. Med. u. Kinderheilk. Bd. 6. 1910.
STARGARDTER, J.: Jahrb. f. Kinderheilk. Bd. 95, H. 3/4. — Ebenda. Bd. 98, S. 189.
STEFKO, W. H.: Zeitschr. f. Konstitutionsl. IX, H. 3/4.
STEINITZ: Jahrb. f. Kinderheilk. Bd. 59 u. 60. — Hofmeisters Beitr. 1905.

STEINITZ und WEIGERT: Monatsschr. f. Kinderheilk. 1905, 1910.
STERN, G.: Jahrb. f. Kinderheilk. Bd. 93, S. 341.
STETTNER, E.: Ebenda. Bd. 83, S. 154. — Ebenda. Bd. 95, S. 43.
STHEEMAN, H. A.: Jahrb. f. Kinderheilk. Bd. 86.
STILLER, N.: Zeitschr. f. angew. Anat. u. Konstitutionslehre. Bd. 6, S. 48.
STOCKER, S.: Korresp.-Blatt f. Schweizer Ärzte. 1913. S. 257. — Zentralbl. f.
  Gynäkol. Bd. 35, S. 108.
STOELTZNER, W.: Jahrb. f. Kinderheilk. Bd. 63, S. 661. — Münch. med. Wo-
  chenschr. 1921. Nr. 46.
STOLTE, K.: Jahrb. f. Kinderheilk. Bd. 73, S. 164. — Monatsschr. f. Kinderheilk.
  Bd. 14, S. 168. — Jahrb. f. Kinderheilk. Bd. 78, H. 4. — Ebenda. Bd. 86,
  S. 89. — Münch. med. Wochenschr. 1912. Nr. 51. — Biochem. Zeitschr.
  Bd. 35.
STRANSKY: Arch. f. exp. Pathol. u. Pharmakol. Bd. 78.
STRANSKY, E. und O. WEBER: Jahrb. f. Kinderheilk. Bd. 96, H. 6.
STRATZ, C. H.: Der Körper des Kindes und seine Pflege. 5. u. 6. Aufl. Stutt-
  gart 1922.
SWEET, G. B.: Brit. med. journ. 1921. Nr. 3182, S. 1067.
SZONTAGH: Über Disposition. B. Karger.
TANDLER, J.: Wien. med. Presse. 1907. Nr. 15. — Wien. klin. Wochenschr.
  1910. Nr. 13.
TEZNER, E.: Monatsschr. f. Kinderheilk. Bd. 12, S. 399.
THIEMICH und MANN: Pfaundler-Schloßmann Handbuch. 2. Aufl.
THOMAS, E.: Zeitschr. f. Kinderheilk. Bd. 5 u. 10.
TICHY, H.: Münch. med. Wochenschr. 1920. Nr. 47.
TOBLER: Jahrb. f. Kinderheilk. Bd. 73. — Arch. f. exp. Pathol. u. Pharmakol.
  Bd. 62.
TOBLER-BESSAU: Allgemeine patholog. Physiologie der Ernährung und des Stoff-
  wechsels im Kindesalter. Wiesbaden 1914.
TODYO, R.: Frankfurt. Zeitschr. f. Pathol. Bd. 10, S. 219.
TOGAWA, T.: Ref. Monatsschr. f. Kinderheilk. Bd. 19, S. 357.
TÖRÖK, L. und E. LEHNER: Arch. f. Dermatol. u. Syphilis. Bd. 132, S. 401.
TOXER, F. M.: Journ. of pathol. a. bacteriol. Bd. 24, S. 306.
TOYOFUKU, T.: Frankfurt. Zeitschr. f. Pathol. Bd. 7, S. 249.
TRENDELENBURG, P. und W. GOEBEL: Arch. f. exp. Pathol. u. Pharmakol. Bd. 89,
  H. 3/4.
TRÖGELE, F.: Mitt. a. d. Hamburg. Staatskrankenanst. Bd. 13, S. 201. 1913.
UFFENHEIMER: Monatsschr. f. Kinderheilk. 1912.
UHLENHUTH, E.: Ref. Monatsschr. f. Kinderheilk. Bd. 21, H. 1, S. 91 u. 92.
UNNA: Berlin. klin. Wochenschr. 1916. Nr. 24—30.
URBACH, E. und F. SIMHANDL: Klin. Wochenschr. 1923. Nr. 34.
VARIOT: Société médicale des hôpitaux. 11. Nov. 1898.
VARIOT et PIRONNEAU: Bull. de la soc. de pédiatr. de Paris. 1911. S. 208.
VERWORN: zit. nach SCHLOSS
VIERECK: Zeitschr. f. Kinderheilk. Bd. 7, S. 433.
VIERORDT: Physiologie des Kindesalters. Gerhardts Handbuch. Bd. 1.
VOGEL, M.: Dtsch. med. Wochenschr. 1921. Nr. 14.
VOGT, H.: Arch. f. Kinderheilk. Bd. 51, S. 1.
VOIT: Hermanns Handbuch der Physiologie. 1881. S. 6.
VOLLMER, H.: Jahrb. f. Kinderheilk. Bd. 99, S 133.
VOORHOEVE, N.: Dtsch. Arch. f. klin. Med. Bd. 110. — Biochem. Zeitschr. Bd. 32,
  S. 394.
DE VRIES ROBLES, S. B.: Klin. Wochenschr. 1923. Nr. 30.
WAGNER, R.: Arch. f. exp. Pathol. u. Pharmakol. Bd, 97, H. 1—6.
WALCHER und ELSÄSSER: Zentralbl. f. Gynäkol. 1905. Nr. 7 u. 15.
WAUSCHKUHN, F.: Zeitschr. f. Hyg. u. Infektionskrankh. Bd. 91, S. 242.
WEGELIN, C. und J. ABELIN: Arch. f. exp. Pathol. u. Pharmakol. Bd. 89, H. 5/6.
WEIGERT: Jahrb. f. Kinderheilk. Bd. 61. — Monatsschr. f. Kinderheilk. Bd. 5.
WEISS, K.: Ther. Monatsh. 1913. S. 490.
WEISSENBERG, S.: Jahrb. f. Kinderheilk. Bd. 64 u. 68.

WENCKEBACH, K.: Volkmanns Samml. klin. Vortr. 1907.
WENGRAF, F.: Zeitschr. f. Kinderheilk. Bd. 34, H. 1—4.
WENGRAF, F. und K. v. BARCHETTI: Ebenda.
WERNSTEDT, W.: Zeitschr. f. Kinderheilk. Bd. 18, H. 6. — Ebenda. Bd. 19,
    H. 1. — Acta pediatr. Bd. 1, H. 2. — Monatsschr. f. Kinderheilk. Bd. 9,
    S. 345. — Ebenda. Bd. 25, S. 676.
WERTHEIMBER: zit. nach KNOEPFELMACHER und BIEN.
WETZEL, A.: Zeitschr. f. Kinderheilk. Bd. 32, H. 1/2. — Münch. med. Wochen-
    schr. 1922. Nr. 35.
WEYGANDT, W.: Münch. med. Wochenschr. 1921. Nr. 42, S. 1356.
WIELAND, E.: Zeitschr. f. Kinderheilk. Bd. 4. S. 310. — Über sog. angeborene
    und über frühzeitig erworbene Rachitis. Berlin 1910 und Jahrb. f. Kinder-
    heilk. Bd. 67, S. 675.
WIESEL, J.: Ergebn. d. allg. Pathol. u. pathol. Anat. Bd. 15, 2. Abt., S. 770. 1911.
WIMBERGER, H.: Zeitschr. f. Kinderheilk. Bd. 31, S. 216. — Ebenda. Bd. 35,
    S. 182.
WINTERNITZ, J.: Arch. f. Kinderheilk. Bd. 71, H. 2.
WITTMANN, J.: Zeitschr. f. Kinderheilk. Bd. 35, H. 5/6.
WODAK, E.: Jahrb. f. Kinderheilk. Bd. 87, S. 47.
WUNDERLICH: zit. nach BAUER.
YANASE, J.: Wien. klin. Wochenschr. 1907. — Jahrb. f. Kinderheilk. Bd. 67,
    S. 57.
YLPPÖ, A.: Zeitschr. f. Kinderheilk. Bd. 15, S. 84.
ZAHN, A. K.: Monatsschr. f. Kinderheilk. Bd. 23. S. 589. — Ebenda. Bd. 24, H. 1.
ZAPPERT, J.: Jahrb. f. Kinderheilk. Bd. 62. — Ergebn. d. inn. Med. u. Kinder-
    heilk. 1920. — Zeitschr. f. klin. Med. Bd. 23. 1893.
ZILVA, S. S., J. GOLDING, J. C. DRUMMOND and C. H. COWARD: Biochem. journ.
    Bd. 15, S. 427.
ZIPPERLING, W.: Zeitschr. f. Kinderheilk. Bd. 5, S. 31.
ZONDEK, H.: Zeitschr. f. klin. Med. Bd. 99, H. 1—3. — Klin. Wochenschr. 1924.
    Nr. 15, S. 649.
ZONDEK, S. G.: Arch. f. exp. Pathol. u. Pharmokol. Bd. 87.
ZUCKER, T. F., A. M. PAPPENHEIMER and M. BARNETT: Proc. of the soc. f. exp.
    biol. a. med. Bd. 19, S. 167.
ZWEIG, J.: zit. nach BAUER.
ZYBELL, F.: Verhandl. d. Ges. f. Kinderheilk. 1911. — Med. Klinik. 1910. Nr. 30.

Sachverzeichnis.

Abasie 73.
Acidose 124, 135.
Akromegalie 13.
Albinismus 4.
Alkalose 135, 137.
Alkaptonurie 4.
Altersdisposition 7.
Anämie, perniciöse 14.
— Schein- 10.
Anämien des frühen Kindesalters 15.
Anaphylaxie 129, 144.
Angina lacunaris 16.
Anorexie 143.
Anusprolaps 142.
Arachnodaktylie 13.
Arthritismus 93.
Asthenie 73.
Asthma 99.
Austrocknung, physiologische 89.

Bewegungsstereotypien 6.
Bewegungstrieb 5, 72.

Caput obstipum congenitum 4.
Cerebrale Rachitis 72.
Chlorose 15.
Chondrodystrophie 23.
Colitis membranacea 142.

Darmkrisen 100.
Darmneurose, sympathische 85.
Debilität 33.
Diabetes 4.
Dominanzwechsel 63.
Dysosmotische Diathese 88.

Ekzem, neurogenes 97.
Eklampsie 129.
Enuresis 12.
Entwicklungsgeschwindigkeit 3.
Eosinophilie 100.
Epilepsie 10.
Epithelkörperchen 121, 131.

Erbrechen, habituelles und unstillbares 141.
Essen, psychische Störung des 11.

Farbenblindheit 4.
Facialisphänomen 11.
Fettansatz 66, 94.
Frühgeburten 32.

Gefäßübererregbarkeit 10, 11.
Geschlechtsdisposition 8.
Geschmacksrichtung, Vererbung der 7.
Gigantismus 34.
Glykämie, alimentäre 108.
Grippe 16.
Guanidintetanie 130.

Haararmut 4.
Haarschopf, Freundscher 59.
Habituswechsel 63.
Hämophilie 3.
Handlinien 78.
Hasenscharten 4.
Herz, Größe bei Neugeborenen 15.
— angeborene Fehler 15.
— Hypoplasie des 10.
— Tropfen- 10.
Hirnsklerose, diffuse 10.
Hohlfuß 4.
Hochwuchs, eunuchoider und hypophysärer 21.
Hüftgelenksverrenkung, angeborene 4.
Hungerdiarrhoe 83.
Hydrocephalus 10.
Hydrolabilität 84, 87, 88, 91.
Hydropische Konstitution 87, 91.
Hyperplasie 34.
Hyperthermie 11.
Hypertonie 84, 110, 111.
Hypogalaktie 83, 113, 140.
Hypokolasie 11.
Hypophyse 13, 22.

Hypoplastische Konstitution 25, 28.
Hypoplasie 25, 28.
Hypothyreotische Konstitution 12.
Hypotrophie 25, 31.

Ichthyosis 16.
Icterus, hämolytischer 15.
Idiotie, familiäre amaurotische 10.
Infantilismus 23, 24, 29, 37.
Infektionskrankheiten 15.

Jactatio capitis nocturna 11.

Kalkstoffwechsel 115 ff., 130, 132 ff.
Kardiospasmus 141.
Karpopedalspasmen 129.
Keimdrüsen 22, 64 ff.
Keimschädigung 8, 21, 30.
Kinder kleiner Eltern 27.
Kleinhirn, Hypoplasie des 10.
Klumpfuß, angeborener 4.
Körperzusammensetzung 80.
Konstitution, Begriff der 2.
— Partial- 81.
— Typen 38 ff.
Krampfzustände des Kindesalters 9.
Kropf, Erblichkeit des 12.
Kuhmilchidiosynkrasie 143.
Kurzfingrigkeit 4.

Landkartenzunge 98.
Laryngospasmus 129.
Lebercirrhose 15.
Lithämie 93.
Lymphatismus 101.

Makrogenitosomia praecox 13.
Mehlnährschaden 110.
Mehrfingrigkeit 4.
Migräne 11.
Mikromelie 23.

Milchdystrophie 106.
Milchnährschaden 104.
Minderwertigkeit vonKindern alter Eltern 8.
Miniaturtyp 28.
Mongoloide Wachstumsstörung 23.
Musikalische Begabung, Vererbung der 7.
Myxödem 12, 21, 30.

Nabelgefäße, Schwäche der 15.
Nabelkoliken 143.
Nachtblindheit, angeborene 4.
Nanosomie 24, 28.
Nebennieren, Erkrankungen der 13.
Nebennieren und Wachstum 22.
Nierengefäße, Durchlässigkeit der 15.

Obstipation 142.
Ossifikationsdefekte des Scheitelbeins 4.
Osteogenesis imperfecta 23.
Osteopsathyrosis 4.

Pavor nocturnus 11.
Peristase 2.
Phosphorstoffwechsel 117.
Polydaktylie 4.
Polyletalität 8.
Poliomyelitis 16.
Proteroplasie 36.

Pseudocroup 100.
Pyknolepsie 10.
Pylorospasmus 73, 141.
Pyurie 16.

Rachitis, angeborene 123.
Retinitis pigmentosa 4.
Riesenwuchs 23, 34.
Rumination 141.

SCHANZsche Krankheit 4.
Scharlach 16.
Scharlachnephritis 16.
Scheinanaemie 10.
Schilddrüse und Wachstum 22.
SCHLATTERsche Krankheit 4.
Sensible Kinder 143.
Situs viscerum inversus 4.
Sklerose, multiple 10.
Skoliose 4, 36.
SkorbutischeDiathese 127.
Skrophulose 102.
Somnambulismus 11.
Spaltfuß 4.
Splenomegalie, familiäre 15.
Star 4.
Statische Funktionen, Erlernung der 5.
Status lymphaticus 14.
Stäupchen 10.
Strophulus 97, 98, 142.

Taubheit, angeborene 4.
Thymus 13, 22, 121.
Thyreoaplasie 12.

Todesfälle, plötzliche 11, 14.
Tonus 38.
Transitorisches Fieber 91.
Tuberkulose 16, 102.

Überventilationstetanie 135.
Urticaria 73, 98.

Vagotonie 10, 97.
Verdauungsinsufficienz jenseits des Säuglingsalters 144.
Verschmelzung der Phalangen 4.
Vitamine 87, 112, 118, 126, 127, 132.

Wachstumsblässe 11.
Wachstumsgesetze 18.
Wachstumstrieb 21.
Wasserbedarf 90.
Wassergehalt der Gewebe 88, 89.
Wasserstoffwechsel 95.

Zahnung 6.
Zirbeldrüse, Erkrankungen der 13.
Zwergwuchs 23, 24.
— hypophysärer und thymogener 22.
— temporärer 26.
Zwillinge, eineiige 4, 5, 78.
Zystinurie 4.

Konstitutionspathologie
in den medizinischen Spezialwissenschaften

Herausgegeben von

Dr. Julius Bauer
Privatdozent für Innere Medizin an der Universität Wien

Die einzelnen Hefte werden enthalten:

Otiatrie von Privatdozent Dr. **Julius Bauer,** Wien, gemeinsam mit Dozent Dr. **Conrad Stein,** Wien.

Neurosen von Dozent Dr. **Felix Deutsch,** Wien.

Psychiatrie von Professor Dr. **K. Economo,** Wien.

Ophthalmologie von Professor Dr. **W. Fleischer,** Direktor der Augenheilkunde, Erlangen.

Zahnheilkunde von Professor Dr. **Leo Fleischmann,** Wien.

Gynäkologie und Geburtshilfe von Professor Dr. **Josef Halban,** Wien, gemeinsam mit Privatdozent Dr. **Robert Köhler,** Wien.

Dermatologie von Professor Dr. **Josef Kyrle,** Wien.

Pädiatrie von Privatdozent Dr. **Richard Lederer,** Wien.

Orthopädie von Frau Dr. **Berta Aschner,** Wien und Dr. **Guido Engelmann,** Wien.

Die konstitutionelle Disposition
zu inneren Krankheiten

Von

Dr. Julius Bauer
Privatdozent für Innere Medizin an der Universität Wien

Dritte, vermehrte und verbesserte Auflage

Mit 69 Abbildungen. (XII und 794 S.) 1924
40 Goldmark, gebunden 42 Goldmark / 9.60 Dollar, gebunden 10 Dollar

---

Vorlesungen über allgemeine
Konstitutions- und Vererbungslehre

Für Studierende und Ärzte

Von

Dr. Julius Bauer
Privatdozent für Innere Medizin an der Universität Wien

Zweite, vermehrte und verbesserte Auflage

Mit 56 Textabbildungen. (II und 218 S.) 1923. 6,50 Goldmark / 1,60 Dollar

Lederer, Kinderheilkunde.

Verlag von **Julius Springer** in Berlin W 9

Einführung in die Kinderheilkunde. Ein Lehrbuch für Studierende und Ärzte. Von Dr. **B. Salge,** o. ö. Professor der Kinderheilkunde, zur Zeit in Marburg an der Lahn. Vierte, erweiterte Auflage. Mit 15 Textabbildungen. (X u. 448 S.) 1920. Gebunden 8,40 Goldmark / Gebunden 2 Dollar

Prophylaxe und Therapie der Kinderkrankheiten mit besonderer Berücksichtigung der Ernährung, Pflege und Erziehung des gesunden und kranken Kindes nebst therapeutischer Technik, Arzneimittellehre und Heilstättenverzeichnis. Von Professor Dr. **F. Göppert,** Direktor der Universitätskinderklinik in Göttingen, und Professor Dr. **L. Langstein,** Direktor des Kaiserin Auguste Victoria-Hauses zur Bekämpfung der Säuglingssterblichkeit im Deutschen Reiche in Berlin-Charlottenburg. Mit 37 Textabbildungen. (XXII u. 607 S.) 1920.
13,50 Goldmark; gebunden 15 Goldmark / 3,25 Dollar; gebunden 3,60 Dollar

Die Nasen-, Rachen- und Ohrerkrankungen des Kindes in der täglichen Praxis. Von Professor Dr. **F. Göppert,** Direktor der Universitäts-Kinderklinik zu Göttingen. Mit 21 Textabbildungen. (Aus »Enzyklopädie der klinischen Medizin«. Spezieller Teil.) (XIII u. 169 S.) 1914. 9 Goldmark / 2,15 Dollar

Die Krankheiten des Neugeborenen. Von Dr. **August Ritter von Reuß,** Assistent an der Universitäts-Kinderklinik, Leiter der Neugeborenen-Station an der I. Universitäts-Frauenklinik zu Wien. Mit 90 Textabbildungen. (Aus »Enzyklopädie der klinischen Medizin«. Spezieller Teil.) (VIII u. 550 S.) 1914. 22 Goldmark / 5.25 Dollar

Die kindliche Sexualität und ihre Bedeutung für Erziehung und ärztliche Praxis. Von Dr. **Josef K. Friedjung,** Privatdozent der Kinderheilkunde an der Universität Wien. (II u. 37 S.) (Sonderabdruck aus »Ergebnisse der inneren Medizin und Kinderheilkunde« Bd. 24.) 1923.
2 Goldmark / 0,50 Dollar

Die Masernprophylaxe und ihre Technik. Von Dr. **Rudolf Degkwitz,** Assistent an der Universitäts-Kinderklinik München. Zum Gebrauche für Krankenhäuser, Fürsorge-, Schul- und praktische Ärzte gemeinsam mit dem Autor bearbeitet von Dr. **Bernhard de Rudder.** Mit 4 Abbildungen. (36 S.) 1923. 0,90 Goldmark / 0,25 Dollar

Die Geschichte der Kinderheilkunde. Von Dr. **Johann v. Bokay,** Universitätsprofessor. Aus Anlaß des 80jährigen Bestehens des Budapester Stefanie-Kinderspitals vormals Pester Armenkinderspital und zur 100. Geburtstagswende Johann Bokais sen. Mit 99 Abbildungen. (IV u. 122 S.) 1922. 6,30 Goldmark / 1,50 Dollar

Bibliographie der gesamten Kinderheilkunde für das Jahr 1921. Herausgegeben von Dr. **H. Putzig.** (VIII u. 464 S.) 1923.
40 Goldmark / 9,50 Dollar

Vererbung und Seelenleben. Einführung in die psychiatrische Konstitutions- und Vererbungslehre. Von Dr. **Hermann Hoffmann,** Privatdozent an der Universitätsklinik für Gemüts- und Nervenkrankheiten in Tübingen. Mit 104 Abbildungen und 2 Tabellen. (VI u. 258 S.) 1922.
8,50 Goldmark; gebunden 10,50 Goldmark / 2,05 Dollar; gebunden 2,50 Dollar

Die individuelle Entwicklungskurve des Menschen. Ein Problem der medizinischen Konstitutions- und Vererbungslehre. Von Dr. **Hermann Hoffmann,** Privatdozent für Psychiatrie an der Universität Tübingen. Mit 8 Textabbildungen. (IV u. 56 S.) 1922.   1,20 Goldmark / 0,30 Dollar

Konstitution und Vererbung in ihren Beziehungen zur Pathologie. Von Professor Dr. **Friedrich Martius,** Geh. Med.-Rat, Direktor der Medizinischen Klinik an der Universität Rostock. Mit 13 Textabbildungen. (Aus »Enzyklopädie der klinischen Medizin«. Allgemeiner Teil.) (VIII u. 259 S.) 1914.   12,60 Goldmark / 3 Dollar

Einführung in die allgemeine Konstitutions- und Vererbungspathologie des Menschen. Ein Lehrbuch für Studierende und Ärzte. Von Dr. **Hermann Werner Siemens,** Privatdozent für Dermatologie an der Universität München. Zweite umgearbeitete und stark vermehrte Auflage. Mit 94 Abbildungen und Stammbäumen im Text. (IX u. 286 S.) 1923.
12 Goldmark; gebunden 13,50 Goldmark / 2,90 Dollar; gebunden 3,25 Dollar

Die Zwillingspathologie. Ihre Bedeutung. Ihre Methodik. Ihre bisherigen Ergebnisse. Von Dr. **Hermann Werner Siemens,** Privatdozent für Dermatologie an der Universität München. Mit 14 Abbildungen. (IV u. 103 S.) 1924.   3,75 Goldmark / 0,90 Dollar

Die kretinische Entartung. Nach anthropologischer Methode bearbeitet von Dr. **Ernst Finkbeiner,** praktischer Arzt. Mit einem Geleitwort von Professor Dr. Karl Wegelin, Direktor des Pathologischen Instituts der Universität Bern. Mit 17 Textabbildungen und 6 Tafeln in zweifacher Ausführung. (VIII u. 432 S.) 1923.   20 Goldmark / 4,80 Dollar

Körperbau und Charakter. Untersuchungen zum Konstitutionsproblem und zur Lehre von den Temperamenten. Von Dr. **Ernst Kretschmer,** Privatdozent für Psychiatrie und Neurologie in Tübingen. Dritte, gegenüber der zweiten unveränderte Auflage. Mit 32 Abbildungen. (VIII u. 195 S.) 1922.
7,50 Goldmark; gebunden 9 Goldmark / 1,80 Dollar; gebunden 2,15 Dollar

Die Veranlagung zu seelischen Störungen. Von Dr. **Ferdinand Kehrer,** a. o. Professor für Psychiatrie und Neurologie in Breslau und Dr. **Ernst Kretschmer,** a. o. Professor für Psychiatrie und Neurologie in Tübingen. (Monographien aus dem »Gesamtgebiete der Neurologie und Psychiatrie«, Heft 40.)   Erscheint Anfang Sommer 1924

Gregor Johann Mendel. Leben, Werk und Wirkung. Von Dr. **Hugo Iltis,** Brünn. Herausgegeben mit Unterstützung des Ministeriums für Schulwesen und Volkskultur in Prag. Mit 59 Abbildungen im Text und 12 Tafeln. (VII u. 426 S.) 1924.
15 Goldmark; gebunden 16,80 Goldmark / 3,60 Dollar; gebunden 4 Dollar

Verlag von **Julius Springer** in Berlin W 9

Die Krankheiten der endokrinen Drüsen. Ein Lehrbuch für Studierende
und Ärzte. Von Dr. **Hermann Zondek,** a. o. Professor an der Universität
Berlin. Mit 173 Abbildungen. (VII u. 316 S.) 1923.
16 Goldmark; gebunden 17,50 Goldmark / 3,85 Dollar; gebunden 4,20 Dollar

---

Die innere Sekretion. Eine Einführung für Studierende und Ärzte. Von
Dr. **Arthur Weil,** ehem. Privatdozent der Physiologie an der Universität
Halle, Arzt am Institut für Sexualwissenschaft, Berlin. Dritte, verbesserte
Auflage. Mit 45 Textabbildungen. (VI u. 150 S.) 1923.
5 Goldmark; gebunden 6 Goldmark / 1,20 Dollar; gebunden 1,45 Dollar

---

**Die biologischen Grundlagen der sekundären Geschlechtscharak-
tere.** Von Dr. **Julius Tandler** und Dr. **Siegfried Grosz,** Privatdozent für
Dermatologie und Syphilidologie an der Wiener Universität. Mit 23 Text-
figuren. (IV u. 169 S.) 1913. 8.40 Goldmark / 2 Dollar

Lehrbuch der Differentialdiagnose innerer Krankheiten. Von Professor Dr. **M. Matthes,** Geheimem Medizinalrat, Direktor der Medizinischen
Universitätsklinik in Königsberg i. Pr. Vierte, durchgesehene und vermehrte Auflage. Mit 109 Textabbildungen. (X u. 711 S.)
Gebunden 20 Goldmark / Gebunden 4,80 Dollar

Differentialdiagnose, anhand von 385 genau besprochenen Krankheitsfällen
lehrbuchmäßig dargestellt. Von Dr. **Richard C. Cabot,** Professor der Klinischen Medizin an der Medizinischen Klinik der Havard-Universität Boston.
Zweite, umgearbeitete und vermehrte Auflage nach der 12. Auflage des Origi-
nals von Dr. **H. Ziesché,** leitender Arzt der Inneren Abteilung des Josef-
Krankenhauses zu Breslau. Erster Band. Mit 199 Textabbildungen. (X u.
604 S.) 1922.
Gebunden 20 Goldmark / Gebunden 4,80 Dollar

Die Lebensnerven. Ihr Aufbau. Ihre Leistungen. Ihre Erkrankungen.
Zweite wesentlich erweiterte Auflage des Vegetativen Nervensystems.
In Gemeinschaft mit zahlreichen Fachgelehrten dargestellt von Dr. **L. R. Müller,**
Professor der Inneren Medizin, Vorstand der Inneren Klinik in Erlangen.
Mit 352 zum Teil farbigen Abbildungen und 4 farbigen Tafeln. (XI u. 614 S.)
1924. 35 Goldmark; gebunden 36,50 Goldmark / 8,35 Dollar; gebunden 8,70 Dollar

---

Allgemeine Physiologie. Eine systematische Darstellung der Grundlagen
sowie der allgemeinen Ergebnisse und Probleme der Lehre vom tierischen
und pflanzlichen Leben. Von **A. von Tschermak.**
Erster Band: **Grundlagen der allgemeinen Physiologie.**
    I. Teil: Allgemeine Charakteristik des Lebens, physikalische und chemische
        Beschaffenheit der lebenden Substanz. Mit 12 Textabbildungen. (IX
        u. 281 S.) 1916.
        (Dieser I. Teil ist einzeln nicht mehr lieferbar.)
    II. Teil: Morphologische Eigenschaften der lebenden Substanz und Zellular-
        physiologie. Mit 109 Textabbildungen. (XIV u. S. 281—796.) 1924.
        30 Goldmark / 7,15 Dollar
(Für diese beiden Teile ist eine Einbanddecke hergestellt, die zum Preise
von 2,40 Goldmark / 0,60 Dollar vom Verlag bezogen werden kann.)
Gleichzeitig sind die noch vorhandenen Exemplare des I. Teiles des ersten
Bandes mit dem II. Teile zu einem gebundenen Bande vereinigt unter dem
Titel:
Erster Band: **Grundlagen der allgemeinen Physiologie.** Mit 122 Text-
abbildungen. 1924. Gebunden 48 Goldmark / Gebunden 11,50 Dollar